Anaesthesiology and Resuscitation

Anaesthesiologie und Wiederbelebung

Anesthésiologie et Réanimation

33

Editores

Prof. Dr. R. Frey, Mainz · Dr. F. Kern, St. Gallen

Prof. Dr. O. Mayrhofer, Wien

Planung, Organisation und Einrichtung von
Intensivbehandlungseinheiten
am Krankenhaus

Bericht über das Symposion
der Deutschen Gesellschaft für Anaesthesie und Wiederbelebung
in Verbindung mit dem
Deutschen Krankenhausinstitut e. V. Düsseldorf
und dem
Institut für Krankenhausbau der Technischen Universität Berlin
vom 15. und 16. November 1968 in Nürnberg

Herausgegeben von

H. W. Opderbecke

Mit 51 Abbildungen

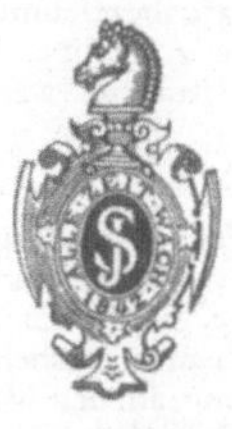

Springer-Verlag Berlin Heidelberg New York 1969

Dr. med. H. W. Opderbecke

Vorstand der Anaesthesie-Abteilung
der Städtischen Krankenanstalten Nürnberg

Dieser Band erscheint gleichzeitig als Band 12 der Schriften des Deutschen Krankenhausinstitutes e. V., Düsseldorf

ISBN-13: 978-3-540-04405-5   e-ISBN-13: 978-3-642-99955-0
DOI: 10.1007/978-3-642-99955-0

Vorwort

Am 15. und 16. November 1968 veranstaltete die Deutsche Gesellschaft für Anaesthesie und Wiederbelebung in Verbindung mit dem Deutschen Krankenhausinstitut e.V. Düsseldorf und dem Institut für Krankenhausbau der Technischen Universität Berlin in Nürnberg ein Symposion über *Planung, Organisation und Einrichtung von Intensivbehandlungseinheiten am Krankenhaus.*

Mit dieser Tagung sollte der Tatsache Rechnung getragen werden, daß die Fortschritte der Medizin auf dem Gebiet der Überwachung Schwerstkranker, der Aufrechterhaltung gestörter vitaler Funktionen und der Wiederbelebung nur dann auf breiter Basis in die klinische Praxis umgesetzt werden können, wenn hierzu zentrale Spezialeinrichtungen am Krankenhaus geschaffen werden. Diese durch die moderne Medizin bedingten Konsequenzen gehen parallel mit pflegerischen und wirtschaftlichen Notwendigkeiten: Einmal drängt der Mangel an qualifizierten Schwestern zu einer Gruppierung der Patienten nach dem Grad ihrer Pflegebedürftigkeit, zum anderen sind die für die Belange einer Intensivbehandlung erforderlichen hohen personellen und apparativen Aufwendungen im allgemeinen für ein Krankenhaus nur tragbar, wenn durch weitgehende Zentralisation ein größtmögliches Maß an Rationalisierung erreicht wird. Zur Schaffung medizinisch wie ökonomisch sinnvoller Behandlungseinheiten wird diese Zentralisation in Abhängigkeit von Größe und Struktur eines Krankenhauses unter Umständen die Grenzen einzelner Fachabteilungen überschreiten müssen. Über Bedarf, Größe, Organisationsform, ärztliche Leitung, administrative Zuordnung und Personalbesetzung solcher zentraler Intensivbehandlungseinheiten sind aber noch keineswegs klare, allgemein anerkannte Vorstellungen vorhanden. Auch die räumliche Gestaltung und technische Ausstattung bedarf noch eingehender Erörterungen.

Die Veranstalter wollten mit diesem Symposion allen am Krankenhaus verantwortlich Tätigen und an diesen Problemen Interessierten Gelegenheit zu einer solchen Aussprache geben. Sie hoffen, daß der vorliegende Gedankenaustausch dazu beiträgt, Konzeptionen zu entwickeln, die möglichst viele Krankenhäuser – vor allem auch mittlerer Größe – anregen und in die Lage versetzen, zentrale Behandlungseinheiten zur optimalen Versorgung lebensbedrohter Schwerstkranker einzurichten.

S. Eichhorn, Düsseldorf
P. Poelzig, Berlin

H. W. Opderbecke, Nürnberg
R. J. Sahl, Düsseldorf

Inhaltsverzeichnis

Verzeichnis der Referenten und Diskussionsredner

AHNEFELD, F.-W., Prof. Dr. med., Leiter der Anaesthesie-Abteilung der Universität Ulm, 79 Ulm, Prittwitzstraße 43

BACHMANN, K., Priv.-Doz. Dr. med., Oberarzt der Medizinischen Klinik mit Poliklinik der Universität Erlangen-Nürnberg, 852 Erlangen, Krankenhausstraße 12

BERG, D., Dr. med., Frauenklinik der Johann-Wolfgang-Goethe-Universität Frankfurt, 6 Frankfurt (Main), Ludwig-Rehn-Straße 14

BERKEL, H. A., Dr. med., Chefarzt der Anaesthesie-Abteilung im Städt. Krankenhaus, 588 Lüdenscheid

BRINKMANN, R., Oberin der Medizinischen Hochschule Hannover, 3 Hannover-Kleefeld, Bissendorfer Straße 9

BROGLIE, M., Prof. Dr. med., Chefarzt der Medizinischen Klinik II der Landeshauptstadt Wiesbaden, 62 Wiesbaden, Schwalbacher Straße 62

BUDING, A., Dr. med., Chefarzt der I. Inneren Abteilung am Städt. Krankenhaus Berlin-Hohengatow, 1 Berlin 22, Otto-von-Wollank-Straße 2

EICHHORN, S., Dr., Mitglied des Vorstandes des Deutschen Krankenhausinstitutes e. V., 4 Düsseldorf, Tersteegenstraße 9

FERRONI, E., Dr. techn., 852 Erlangen, Henkestraße 127

FUCHSIG, P., Prof. Dr. med., Vorstand der I. Chirurgischen Universitätsklinik Wien, 1090 Wien, Alser Straße 4

GESSLER, U., Prof. Dr. med., Vorstand der 4. Medizinischen Klinik der Städt. Krankenanstalten, 85 Nürnberg, Kontumazgarten 14–18

HALMÁGYI, M., Priv.-Doz. Dr. med., Oberarzt des Instituts für Anaesthesiologie der Universitätskliniken Mainz, 65 Mainz, Langenbeckstraße 1

HOLMDAHL, M., Prof. Dr. med., Direktor der Anaesthesie-Abteilung der Universitätskliniken Uppsala, Uppsala 14 (Schweden)

HORATZ, K., Prof. Dr. med., Direktor der Anaesthesie-Abteilung des Universitätskrankenhauses Eppendorf, 2 Hamburg 20, Martinistraße 52

IBE, K., Dr. med., Leitender Arzt des Reanimationszentrums der I. Medizinischen Klinik der Freien Universität Berlin, 1 Berlin 19, Spandauer Damm 130

JÜNGST, B.-K., Dr. med., Universitäts-Kinderklinik Mainz, 65 Mainz, Langenbeckstraße 1

JUNG, W., Direktor, Vorsitzender der Fachvereinigung der Verwaltungsleiter Deutscher Krankenanstalten e.V., 7 Stuttgart 1, Katharinenhospital, Kriegsbergstraße 60

KANZ, E., Priv.-Doz. Dr. med., Direktor des Instituts für hygienisch-bakteriologische Arbeitsverfahren der Fraunhofer-Gesellschaft zur Förderung der angewandten Forschung e. V., 8 München 27, Bad Brunnthal 3

KÖTTGEN, U., Prof. Dr. med., Direktor der Universitäts-Kinderklinik Mainz, 65 Mainz, Langenbeckstraße 1

KRONSCHWITZ, H., Priv.-Doz. Dr. med., Chefarzt der Anaesthesie-Abteilung des St.-Markus-Krankenhauses, 6 Frankfurt (Main) 50

KUCHER, R., Prof. Dr. med., Oberarzt am Institut für Anaesthesiologie der Universität Wien, 1090 Wien, Spitalgasse 23

LAWIN, P., Dr. med., Chefarzt der Anaesthesie-Abteilung des Allgemeinen Krankenhauses Altona, 2 Hamburg 50, Allee 164

LEHMANN, CH., Dr. med., Chefarzt der Anaesthesie-Abteilung der Chirurgischen Klinik und Poliklinik am Klinikum rechts der Isar der Technischen Hochschule München, 8 München 80, Ismaninger Straße 22

LOEWENICH, V. v., Dr. med., Kinderklinik der Johann-Wolfgang-Goethe-Universität Frankfurt, 6 Frankfurt (Main), Ludwig-Rehn-Straße 14

MAYRHOFER, O., Prof. Dr. med., Vorstand des Instituts für Anaesthesiologie der Universität Wien, 1090 Wien, Spitalgasse 23

MELZER, H., Dr. med., Chefarzt der Inneren Abteilung des Kreiskrankenhauses, 3579 Ziegenhain

NACHTRAB, H., Dr. med., Leitender Medizinaldirektor der Gesundheitsbehörde der Freien und Hansestadt Hamburg, 2 Hamburg, Tesdorpferstraße

NACHTWEY, W., Priv.-Doz. Dr. med., Oberarzt der I. Medizinischen Abteilung des Allgemeinen Krankenhauses Altona, 2 Hamburg 50, Allee 164

POELZIG, P., Prof. Dipl.-Ing., Direktor des Instituts für Krankenhausbau der Technischen Universität Berlin, 1 Berlin 12, Jebensstraße 1

POULSEN, H., Prof. Dr. med., Vorstand des Instituts für Anaesthesiologie der Universität Aarhus, Aarhus (Dänemark)

RÜGHEIMER, E., Prof. Dr. med., Vorstand der Abteilung für Anaesthesiologie bei der Chirurgischen Universitätsklinik Erlangen-Nürnberg, 852 Erlangen, Krankenhausstraße 12

SAHL, R. J., Architekt, Mitglied des Vorstandes des Deutschen Krankenhausinstitutes e.V., 4 Düsseldorf, Tersteegenstraße 9

SCHÖLMERICH, P., Prof. Dr. med., Direktor der II. Medizinischen Universitätsklinik und Poliklinik Mainz, 65 Mainz, Langenbeckstraße 1

STEINBEREITHNER, K., Prof. Dr. med., Oberarzt am Institut für Anaesthesiologie der Universität Wien, 1090 Wien, Spitalgasse 23

VALERIUS, Therese, Oberschwester am Institut für Anaesthesiologie der Universitätskliniken Mainz, 65 Mainz, Langenbeckstraße 1

WEISSAUER, W., Ministerialrat, 8 München, Justizpalast

WIEMERS, K., Prof. Dr. med., Direktor des Instituts für Anaesthesiologie der Universitätskliniken Freiburg, 78 Freiburg i. Br., Hugstetterstraße 55

Einleitung

Von **H. W. Opderbecke**

Unser Thema berührt die wichtige Frage, auf welche Weise unsere Krankenhäuser in die Lage versetzt werden können, mit den überaus raschen, oft geradezu sensationell anmutenden Fortschritten der Medizin unserer Tage Schritt zu halten. Diese Fortschritte ermöglichen es heute in vielen Fällen, Schwerstkranke mit lebensbedrohlichen Störungen vitaler Funktionen erfolgreich zu behandeln, Patienten, die noch vor nicht allzu langer Zeit als hoffnungslos und keiner Therapie mehr zugänglich aufgegeben werden mußten. Einige dieser neuen therapeutischen Verfahren werden zweifellos stets auf wenige große Klinikzentren beschränkt bleiben müssen, etwa Operationen mit Hilfe der Herz-Lungenmaschine oder Organtransplantationen. Anderen Verfahren möchte man in Hinblick auf die große Zahl entsprechender Krankheitszustände für die Zukunft eine weitere Verbreitung wünschen, wie z. B. die Anwendung der künstlichen Niere, wenn wohl auch hier bestimmte, enge Grenzen gezogen sind. Die zahlenmäßig größte und damit bei weitem wichtigste Gruppe aber stellen Schwerstkranke dar, die unerwartet akut von einem lebensbedrohlichen Krankheitsgeschehen betroffen werden, sei es in Form eines schweren Unfalls, einer plötzlichen Komplikation nach operativem Eingriff, eines Herzinfarktes, einer Vergiftung, um nur einige Beispiele zu nennen. Hierbei kommt es darauf an, an Ort und Stelle und ohne Verzug die gestörten vitalen Funktionen für eine bestimmte umschriebene Frist künstlich aufrecht zu erhalten oder wiederherzustellen, um Zeit für eine erfolgversprechende Therapie des Grundleidens zu gewinnen. Wir sollten erwarten, daß in Zukunft zumindest diese Gruppe lebensbedrohter Schwerstkranker in jedem durchschnittlichen Krankenhaus optimal nach den neuesten Erkenntnissen der Medizin behandelt werden kann.

Welche Voraussetzungen sind nun für eine optimale Intensivtherapie dieser Kranken erforderlich? In erster Linie ist hier selbstverständlich die *ärztliche Qualifikation* zu nennen, um so mehr als diese wiederum unmittelbare Auswirkungen auf den Leistungsstand des Pflegepersonals hat. In diesem Zusammenhang möchten wir unsere Forderung wiederholen, an jedem Krankenhaus mit operativer Abteilung einen Fachanaesthesisten anzustellen. Die *angemessene Ausrüstung* eines Krankenhauses ist als zweite

Voraussetzung zu nennen. Allerdings wird dieser Faktor häufig überschätzt. Ich kenne Zentren, die mit relativ bescheidenen Mitteln Hervorragendes leisten, und es soll andererseits Krankenhäuser geben, in denen kostspielige Apparaturen ungenutzt herumstehen. Sehr viel ausschlaggebender als die Einrichtung sind die *organisatorischen Verhältnisse* eines Krankenhauses. Die Intensivtherapie verlangt eine straff organisierte Zentralisierung, die in mancher Hinsicht nicht mit der bestehenden strukturellen Gliederung des Krankenhauses nach Fachbereichen in Einklang zu bringen ist. Die Intensivtherapie kann niemals die Domäne nur eines einzigen Fachgebietes sein. Fast alle klinischen Fächer, sei es nun die Innere Medizin oder Chirurgie, die Neurologie oder Neurochirurgie, die Frauen- oder Kinderheilkunde, haben immer wieder Patienten, die der Intensivtherapie bedürfen. Darüber hinaus stellt die Intensivtherapie so komplexe Anforderungen an die ärztliche Behandlung, daß sie optimal nur in enger und ständiger Zusammenarbeit von Vertretern verschiedener medizinischer Disziplinen realisiert werden kann. Wir Anaesthesisten beteiligen uns gerne an dieser Teamarbeit. Auf Grund unserer täglich in den Operationssälen gesammelten Erfahrungen in der Wiederherstellung und Aufrechterhaltung vitaler Funktionen glauben wir, einen Beitrag hierzu leisten zu können. Darüber hinaus eignet sich gerade der Anaesthesist als zwischen den Disziplinen stehender Fachvertreter besonders gut zum Organisator und Koordinator der Intensivtherapie.

Aber nicht nur die ärztlichen, vor allem auch die pflegerischen Probleme zwingen zu einer straffen Zentralisierung der Behandlung. Es erscheint undenkbar, eine optimale Intensivpflege auf einer Allgemeinstation durchführen zu können, auf der zugleich auch diagnostische Fälle oder Rekonvaleszenten betreut werden. Die Anforderungen an das Personal in der Intensivpflege hinsichtlich Ausbildung, Leistung und Hingabe gehen weit über den durchschnittlichen Standard der Krankenpflege hinaus, ganz abgesehen von der Notwendigkeit, eine zahlenmäßig ausreichende Besetzung über 24 Stunden zu gewährleisten. In Übereinstimmung mit den in der Intensivpflege tätigen Schwestern und Pflegern sind wir der Meinung, daß für diesen Sektor eine spezielle, reglementierte Ausbildung – oder besser gesagt Weiterbildung – des Pflegepersonals notwendig ist. Aus diesem Grunde haben wir in enger Fühlungnahme mit den maßgeblichen Schwesternverbänden hierzu eine Empfehlung erarbeitet.

Wenn ich vorhin gesagt habe, daß die Bedeutung der Ausrüstung nicht überschätzt werden sollte, so besagt dies nicht, daß der Bedarf an Geräten und Einrichtungen in der Intensivtherapie nicht doch mit recht erheblichen Kosten verbunden ist. Es sollte ein Gebot ökonomischer Rationalisierung sein, die vorhandenen Mittel, seien sie nun größer oder kleiner, auf einen Punkt im Krankenhaus zu konzentrieren, anstatt sie nach einem fachgebundenen Proporz in unzulänglicher Weise zu verzetteln.

Trotz dieser genannten Argumente stößt die Einrichtung gemeinsamer Intensivbehandlungseinheiten für mehrere oder gar alle Fachabteilungen eines Krankenhauses gelegentlich doch auf Widerstand oder zumindest Bedenken. Vielfach sind es Vorurteile gegenüber einer ungewohnt engen, über die Fachgebietsgrenzen hinausgehenden ärztlichen Zusammenarbeit. Andere Bedenken sind vielleicht begründeter und müssen diskutiert werden. Hierzu gehört die Frage der *ärztlichen Verantwortung und Kompetenz,* die in zwei Referaten zur Sprache kommen wird. Ein weiteres Problem ist der sogenannte *Hospitalismus*, hervorgerufen durch die enge räumliche Konzentration von Schwerstkranken verschiedener Krankheitsgruppen, die überdies gegenüber Infektionen meist besonders anfällig sind.

Neben den Themen Organisation, ärztliche Verantwortung, Schwesternprobleme, Hospitalismus und apparative Ausstattung wird als eine sehr wesentliche Frage auch die *räumliche Gestaltung* der Intensivbehandlungseinheit erörtert werden, eine Frage, die von der Organisation nicht getrennt werden kann. Es ist der Architekt, der bereits bei der Planung die Voraussetzungen schafft, unter denen später die Arbeit ablaufen wird. Von seiner baulichen Konzeption hängt es entscheidend ab, ob eine enge ärztliche Teamarbeit über die Fachgebietsgrenzen hinaus möglich oder sogar zwingend geboten ist, oder ob umgekehrt eine solche Kooperation durch räumliche Trennungen erschwert wird. Über dieser Diskussion soll aber nicht vergessen werden, daß es auch in Altbauten durchaus möglich ist, durch relativ geringe Veränderungen tragbare Lösungen zu finden.

In ähnlich engem Zusammenhang mit der Organisation steht die Frage der *Wirtschaftlichkeit der Intensivtherapie* und damit die Höhe der notwendigen finanziellen Investitionen. Eine organisatorische Lösung zu finden, die sowohl aus medizinischer als auch aus wirtschaftlicher Sicht her optimal erscheint, ist von entscheidender Bedeutung. Viele Krankenhäuser werden von einer befriedigenden Beantwortung dieser Frage den Entschluß abhängig machen, eine Intensivbehandlungseinheit einzurichten.

Einschlägige Erfahrungen mit der Organisation und dem Betrieb von Intensivbehandlungseinheiten sind bisher weitgehend auf große Kliniken beschränkt. Daran liegt es, daß auf diesem Symposion vorwiegend Vertreter von Universitätskliniken und großen Krankenanstalten zu Worte kommen. Darüber wollen wir aber das Ziel unserer Tagung nicht vergessen, dem Krankenhaus durchschnittlicher Größe Wege und Möglichkeiten zur Einrichtung von Intensivbehandlungseinheiten aufzuzeigen. Die großen Kliniken haben meist schon auf die ein oder andere Weise – vielfach in Form fachgebundener Einrichtungen – ihnen gemäße Lösungen gefunden und realisiert. Es liegt uns fern, ihnen gegenüber als ungebetene Ratgeber aufzutreten. Wir möchten vielmehr ihre Erfahrungen transformieren auf die Bedingungen und Bedürfnisse des allgemeinen Krankenhauses.

Allgemeine Aspekte der Intensivbehandlung

Von **P. Fuchsig**

Es fällt mir die ehrenvolle Aufgabe zu, vor Ihnen, also Ärzten, Technikern *und* Verwaltungsbeamten, die Sie gemeinsam dieses Symposium über Planung, Organisation und Einrichtung von Intensivbehandlungs-Einheiten bestreiten, einen einleitenden Vortrag zu halten. Diese Auszeichnung verdanke ich keineswegs etwa besonderen eigenen wissenschaftlichen Leistungen auf diesem Gebiete, sondern wohl allein dem Umstand, daß sich an der von mir seit 1961 geleiteten 1. chirurgischen Klinik der Universität Wien – als eine der ersten derartigen Institutionen in Mitteleuropa – eine Intensivbehandlungsstation entwickelt hat.

Dank einer vielfältigen und abwechslungsreichen chirurgischen Erfahrung im Frieden, wie auch in überreichem Maße im Krieg, brachte ich einer solchen Entwicklung Verständnis und Bereitschaft entgegen.

Vor allem aber hatte ich immer engsten Kontakt zu den im Aufbau ihrer Disziplin unbeirrten Anaesthesisten gehalten, den Ihnen allen bekannten Herren KUCHER und STEINBEREITHNER, ebenso wie dem nunmehrigen Vorstand des Wiener Anaesthesie-Institutes, Herrn Kollegen MAYRHOFER.

Ihren Anregungen folgend, war es für mich selbstverständlich, bei meinen Berufungsverhandlungen auf der Einrichtung einer Intensivbehandlungsstation zu bestehen. Sie konnte dann auch tatsächlich vor nunmehr 5 Jahren ihre Arbeit aufnehmen; in dem nunmehr bald 200 Jahre alten Josephinischen Wiener Allgemeinen Krankenhaus, in keineswegs idealen Räumen und auch zunächst mit einer recht einfachen, nicht besonders kostspieligen Ausstattung.

Damit berühre ich einen der Punkte, die ich hervorheben möchte; die Erfahrung nämlich, daß die schönste, kompletteste und teuerste Anlage einer Intensivpflegestation sinnlos ist, wenn sie nicht von Ärzten und Schwestern betrieben wird, die mit ausreichenden Fachkenntnissen – gepaart mit Enthusiasmus und Opferbereitschaft – an die Arbeit gehen. Es sind uns Beispiele bekannt geworden, wo man sehr viel Geld ausgegeben hat, man möchte sagen, um einer Mode zu folgen, ohne sich über den Begriff einer Intensivpflegestation und den für sie unerläßlichen personell-geistigen Aufwand klar zu sein. Wir haben auch wiederholt darauf hingewiesen, daß es sinnlos ist, Intensivstationen – nicht „postoperative Wachstationen" – in Krankenhäusern oder Krankenhauskomplexen einzurichten, die nicht wenigstens etwa 600–800 Betten zählen; was nicht ausschließt, daß eine „Wachstation" im Bedarfsfalle gelegentlich die Funktion der „Intensivbehandlungsstation" übernimmt.

Davon abgesehen ist zum sinnvollen und in jeder Hinsicht fruchtbringenden Betrieb von Intensivpflegestationen seitens der Chefs eine rückhaltlose geistige Überwindung herkömmlicher Einstellungen nötig. Die Redewendung von „meinem" Patienten ist im gegenwärtigen Zeitpunkt jedenfalls überlebt. An ihre Stelle ist der Begriff „unser" Patient getreten.

Mir ist diese Umstellung aus verschiedenen Erfahrungen heraus nicht schwer gefallen; unter anderem deswegen, weil ich mir einen Ausspruch des Medical Directors der Rockefeller Foundation, des leider schon verstorbenen ALLEN GREGG zu eigen gemacht habe, der besagt, daß das akademische Leben in drei Abschnitte zerfalle: Das Lernen, das Arbeiten im eigentlichen Sinne des Wortes und schließlich in seiner letzten Phase das Dirigieren. Dieser letzten Verpflichtung eben müssen wir Chefs gerecht werden, indem wir den Jüngeren die Schwierigkeiten aus dem Wege räumen, sie anregen, ihre Arbeiten nach Kräften fördern, wenn nötig auch mit gültigen Argumenten korrigieren.

Der zweite Punkt, auf den ich zu sprechen kommen will, ist die Frage der ärztlichen Verantwortung und der ärztlichen Kompetenz. Ohne den Herren HOLMDAHL und WEISSAUER vorgreifen zu wollen, halte ich es gegenwärtig für illusorisch, sie, wie es so schön heißt, „in einer Hand" behalten zu wollen und bin überzeugt davon, daß Kompetenz und Verantwortung jedenfalls in unseren großen Arbeitsstätten delegiert werden muß.

An unserer Wiener Klinik hat es sich vorzüglich bewährt, Verantwortung und Kompetenz für die Intensivbehandlungsstation einem Anaesthesie-Oberarzt zu übertragen – obwohl die Station ein Teil der chirurgischen Klinik und der Anaesthesie-Oberarzt nicht mein Untergebener sondern Angehöriger des Universitätsinstitutes für Anaesthesiologie ist! Und doch mache ich täglich Visite auf dieser Station. Auch schließt dieses kollegiale Verhältnis keineswegs aus, daß man auf Grund der Erfahrung des Älteren – nicht des Vorrechtes des Vorgesetzten – immer wieder um einen Rat oder eine Entscheidung gebeten wird, wenn bei einer gegebenen Situation von den objektiven Parametern her sich verschiedene Möglichkeiten einer Therapie anbieten.

Damit bin ich beim dritten Punkt meiner Darlegungen angelangt, der auch schon in den heutigen Eröffnungsansprachen erwähnten, für uns Mitteleuropäer völlig neuen Form der Zusammenarbeit, wie sie der Betrieb einer Intensivstation zwingend verlangt. Sir Mc MICHAEL hat diese Zusammenarbeit mit der Prägnanz seiner Sprache charakterisiert und gesagt, sie müsse darin bestehen, für jede Facette der Erkrankung eines Patienten den kompetenten Rat eines Experten einzuholen; oder mit anderen Worten: „Auf der Plattform der Intensivstation ist die Integration verschiedener Spezialisten herzustellen"!

Wer eine derartige Einordnung in ein gemeinsames Gefüge nach wie vor als Einbuße an akademischer Freiheit oder an „Selbständigkeit" betrachtet, und wer nicht gewillt ist, sein persönliches Prestige zugunsten des Prestiges der ganzen Arbeitsgruppe zurückzustellen, der hat die uns gegenwärtig in der Medizin gestellte Aufgabe nicht begriffen!

Freilich ist uns das alles nicht vorgemacht, geschweige denn gelehrt worden. Aber wenn wir unsere Augen offen halten, müssen wir doch zugeben, welches handicap das Beharren an alten Gepflogenheiten bedeutet. Erinnern Sie sich bitte in diesem Zusammenhang an die wahrhaft tragische Geschichte der Intubation!

Ich glaube, für uns alle sollte gerade die Intensivbehandlungsstation jener Ort sein, an dem wir selbst diese Form der Zusammenarbeit erlernen und in dessen Rahmen wir dafür sorgen, daß die heranwachsende Generation von Ärzten ganz von selber in diesen Geist der Funktionsteilung bei rückhaltloser Einordnung hineinwächst.

An Stelle der schriftlich festgehaltenen Antwort eines Konsiliarius im alten Stile hat die Diskussion und die Anerkennung von Argumenten nach ihrer Wertigkeit zu treten, nicht nach der Stellung desjenigen, der sie vorbringt. Entscheidungen sind kollegial zu besprechen, wobei das Beharren auf einem persönlichen „Standpunkt" auch einmal einer „ability to be wrong" Platz zu machen hat.

Nun noch ein vierter Punkt allgemeiner Aspekte. Auch wir in Wien hatten zunächst geglaubt, daß sich die Intensivstation an unserer chirurgischen Klinik vor allem mit der Beherrschung postoperativer Komplikationen zu beschäftigen habe. Wir wurden aber sehr bald belehrt, daß im Gegensatz zur Wachstation – der nicht genug unterstrichen werden kann – der Intensivstation ein eigenständiges Krankengut zukommt, und man als chirurgischer Chef großzügig genug sein sollte, die Eigenständigkeit dieses Krankengutes anzuerkennen.

Wer als Chirurg glaubt, dadurch etwas zu verlieren, der irrt. Das Krankengut unserer Klinik jedenfalls ist im Vertrauen auf die verläßliche Betreuung in unserer Intensivstation in mehrfacher Hinsicht bereichert worden; etwa durch die Zuweisung von Fällen mit Myasthenia gravis zur Thymektomie, oder von Haemophilen, sei es, daß sie sich einer Routineoperation unterziehen mußten oder, daß sich ein haemophiler Pseudotumor entwickelt hätte. Auch die Fälle von Tetanus, die wir früher nur zufällig an die Klinik bekommen haben, sammeln sich jetzt aus weitem Umkreis.

An diesem Krankengut erlernen die in chirurgischer Ausbildung stehenden und der Intensivstation zugeteilten Ärzte alles, was sie als Chirurgen heute auch in kleineren Arbeitsstätten als unumgängliches Rüstzeug der postoperativen Therapie brauchen oder brauchen können.

Wir haben demnach – aber notgedrungen – eine vorerst vorwiegend chirurgische Intensivstation; vor allem infolge der ungünstigen räumlichen Verhältnisse und der Weitläufigkeit des Josephinischen Wiener Allgemeinen Krankenhauses. Anzustreben ist indessen eine völlig interdisziplinäre Intensivstation, nicht getrennt nach Disziplinen oder gar Krankheiten, sondern tatsächlich allen Sparten zur Verfügung stehend, gegliedert allerdings in Sektoren, wie etwa für respiratorische Insuffizienz, für Dialyse, für kardiale Notfälle, einem Sektor für Vergiftungen, aber immer auch einem chirurgisch betonten Sektor für primär schwere Unfälle, den Tetanus und schwere postoperative Komplikationen. Im Idealfalle wird man diese Sektoren um einen apparativen Kern mit einem zentralen Laboratorium anordnen.

Es ist doch längst offensichtlich geworden, wie sehr alle Spezialisten aufeinander angewiesen sind; und so übersteigt es jedenfalls meine Phantasie, wie man etwa isoliert in einer inneren Klinik erfolgreich – und im Sinne der Kostenträger auch ökonomisch – eine Intensivbehandlungsstation führen sollte!

Nun noch einen letzten Punkt, der die Schwestern in der Intensivpflegestation betrifft. Nach unseren Erfahrungen trägt die Intensivstation wesentlich zu einer schon längst fälligen Erneuerung der seit Generationen erstarrten Partnerschaft zwischen Schwestern und Ärzten bei. Auch waren wir und sind immer wieder überrascht, wie zahlreich sich Schwestern zu dem gewiß nicht leichten, ja aufreibenden Dienst in der Intensivstation melden; sofern in ihr ein, ich möchte sagen „keimfreies" Betriebsklima geschaffen und bewahrt werden kann.

Und schließlich können wir uns laufend davon überzeugen, wie rasch neue Schwestern dank der Intensität der Arbeit in der Intensivbehandlungsstation, freilich auch dank einer ununterbrochenen pädagogischen Leistung der schon erfahrenen Schwestern und der Ärzte – einen hohen Ausbildungsstand und damit eine Qualifikation als Stationsschwestern auf normalen Krankenabteilungen erreichen. Daher sollten Krankenhausverwaltungen von den Intensivstationen als Fortbildungsstätten Gebrauch machen und auf diese Weise das pflegerische Niveau in ihrem gesamten Bereich heben.

Soweit einige fragmentarische, subjektive Impressionen, die ich nicht als Akteur, aber als sehr aufmerksamer Beobachter der Intensivstation gewonnen habe. Wissenschaftliche Ergebnisse und Details werden Sie nun von den eigentlichen Fachleuten zu hören bekommen.

Die Organisation der Intensivbehandlung

Von **S. Eichhorn**

I. Der Wandel in der organisatorischen und baulichen Struktur des Krankenhauses, bedingt durch Intensivpflege und Intensivbehandlung

Für die organisatorische und, daraus abgeleitet, auch für die bauliche Gliederung des Pflegebereiches ist heute neben Geschlecht (Pflegeeinheiten für Männer und Frauen), Alter (Kinderkrankenpflege und Erwachsenenkrankenpflege) und Infektionsmöglichkeit (Infektionspflegeeinheiten, septische und aseptische Pflegeeinheiten) primär die Art der Erkrankung bestimmend. Die Diagnose, die Therapie, ferner die personellen und technischen Behandlungsmöglichkeiten sind unter diesem Gesichtspunkt die wichtigsten Einteilungskriterien für den Pflegebereich. Im allgemeinen ist es üblich, die in die Behandlungszuständigkeit einer ärztlichen Fachdisziplin gehörenden Patienten zur sogenannten ärztlichen „Fachabteilung" organisatorisch und räumlich zusammenzufassen. Dabei wird innerhalb der Fachabteilung zuweilen weiter unterteilt nach der Behandlungsmethode (z. B. Zusammenfassung aller Diabetiker einer Pflegegruppe im Rahmen der Inneren Abteilung) oder nach den technischen und personellen Möglichkeiten (z. B. Zusammenfassung der Radiumtherapie-Patientinnen innerhalb der gynäkologischen Abteilung im Anschluß an eine gynäkologische Pflegegruppe).

Diese „klassische" strukturelle Gliederung des Allgemeinen Krankenhauses ist gegenwärtig in einem entscheidenden Wandel begriffen, der hervorgerufen worden ist durch die in den letzten Jahren immer stärker in den Vordergrund tretenden Gedanken der Intensivpflege und der Intensivbehandlung. Diese Wandlung ist anfänglich von der Organisation des Pflegedienstes ausgegangen. Bekanntlich richten sich Art und Umfang der pflegerischen Betreuung für den einzelnen Patienten weitgehend nach dem Grad der Erkrankung. Einmal erfordert der Schwerkranke einen höheren Grad an Grund- und Behandlungspflege als der Leichtkranke. Zum anderen ist erfahrungsgemäß die notwendige Pflegeintensität während der Aufenthaltsdauer für den Patienten nicht immer gleich hoch; im allgemeinen nimmt sie mit zunehmender Aufenthaltsdauer ab, in den letzten Tagen seines

Krankenhausaufenthaltes könnte dem Patienten oft zugemutet werden, einen Teil seiner Grundpflege selbst zu erledigen[1]. Diesen Gedanken greift die sogenannte progressive Krankenpflege (Progressive Care) auf.

Die konsequent durchgeführte anglo-amerikanische Konzeption geht von der Gliederung des Pflegebereiches nach Fachdisziplinen ab. An ihrer Stelle sieht sie baulich, technisch, einrichtungs- und ausstattungsmäßig, aber auch personell unterschiedlich ausgestattete Pflegeeinheiten vor, und zwar entsprechend der abnehmenden Pflegeintensität vier verschiedene Typen: Intensiv Care Unit für Patienten, die dauernder Beobachtung bedürfen; Intermediate Care Unit für Patienten, die nicht dauernder Beobachtung bedürfen, aber ständig gepflegt werden müssen; Minimum Care Unit für Patienten, die einen Teil oder die Gesamtheit ihrer Grundpflege selbst erledigen können; Continuation (Long Term) Care Unit für langzeit- und chronischkranke Patienten. Oft wird die Home Care als die vom Krankenhaus organisierte Hauspflege als fünfter Typ der Krankenpflege in das System der Progressive Care einbezogen. Der Patient wird entsprechend dem Grad seiner Erkrankung in die für ihn zuständige Pflegeeinheit eingewiesen und später mit sich ändernder Pflegeintensität in die dann zuständige Pflegeeinheit verlegt. Normalerweise durchläuft der akutkranke Patient während seines Krankenhausaufenthaltes also drei Pflegeeinheiten, wobei sich die Aufenthaltsdauer auf den einzelnen Pflegeeinheiten nach der individuell bedingten und sich ändernden Pflegeintensität richtet.

Diese ursprünglich in erster Linie pflegerischen Beweggründe für eine Um- oder Neugruppierung des Pflegebereiches sind im Laufe der Zeit überlagert worden von Gründen der Organisation der Behandlung. Die neuen Erkenntnisse der Medizin ermöglichen es, Krankheitsbilder zu beherrschen, die vor nicht allzulanger Zeit als hoffnungslos und keiner Therapie zugänglich angesehen werden mußten. Darüber hinaus reicht heute in vielen Fällen die übliche Therapie nicht aus, wenn es gilt, in lebensbedrohenden Notfällen, bei schwersten Krankheiten, Unfällen, Operationen oder unvorhergesehenen Komplikationen die lebenswichtigen Elementarfunktionen Atmung, Kreislauf, Temperaturregulation und Stoffwechsel zu erhalten, wiederherzustellen oder notfalls solange zu ersetzen, um das die Störung verursachende Grundleiden erfolgreich zu behandeln. In solchen Situationen kann das ursprüngliche Leiden vorübergehend zweitrangig

---

[1] Bei einer vom Deutschen Krankenhausinstitut, Düsseldorf, durchgeführten „Pilot Study" über die Pflegebedürftigkeit der Patienten in drei Allgemeinen Krankenhäusern (300–600 Betten) wurde folgendes festgestellt: 20–30 % der Patienten konnten sich vollständig selbst versorgen; rd. 20 % bedurften der Normalpflege (bettlägerige Patienten, die selbständig essen und sich waschen konnten); 18–25 % der Patienten waren bettlägerig, d. h. sie mußten voll versorgt werden; 5–6 % der Patienten bedurften der Intensivpflege.

werden, und die ärztlichen Bemühungen müssen sich primär darauf konzentrieren, die Vitalfunktionen zu erhalten oder wiederherzustellen. Die sinnvolle Anwendung der in allen diesen Fällen notwendigen Intensivtherapie ist von einer Vielzahl personeller und apparativer Voraussetzungen abhängig und drängt auf eine organisatorische und räumliche Zusammenfassung aller derjenigen Kranken, die ihrer bedürfen. Hier liegt der zweite Grund, durch den die klassische Einteilung des Pflegebereiches nach ärztlichen Fachdisziplinen an Bedeutung zu verlieren scheint.

Ein dritter Grund sei angemerkt: Im Zusammenhang mit der notwendigen Zentralisierung der ärztlichen Aufnahme entwickelt sich sozusagen als Vorfilter für den eigentlichen stationären Betrieb des Krankenhauses eine gesonderte Betriebsstelle, die sogenannte „Kurzzeitpflege". Diese Kurzzeitpflege erfüllt einmal die Funktionen der klassischen Aufnahmebetten, d. h. Klärung von Behandlungszuständigkeit (zuständige Fachdisziplin) und Behandlungskategorien (stationäre oder ambulante Behandlung). Darüber hinaus aber kann sie Patienten zur kurzfristigen Beobachtung, zur kurzfristigen stationären Voruntersuchung oder auch Nachbehandlung aufnehmen, weiterhin Patienten bis zu deren Weiterleitung an ein anderes zuständiges Krankenhaus, ferner Tagespatienten, die nur zur Diagnose oder zu geringfügigen Eingriffen ins Krankenhaus kommen. Ein Teil dieser Patienten kann sich selbst versorgen, benötigt also keine gesonderte Pflege. Auch eine solche Kurzzeitpflegeeinheit ist interdisziplinär organisiert.

Erwähnt sei hier, daß einzelne Krankenhäuser ihre Schwer- und Schwerstkranken bereits seit Jahrzehnten räumlich zusammengefaßt haben. Die neue Entwicklung ist dagegen dadurch gekennzeichnet, daß sich die Aufteilung der Patienten primär nach der Notwendigkeit der Überwachung und der Schwierigkeit der Therapie richtet, und zwar unabhängig von dem einweisenden Fachgebiet, und daß Organisation und Bau des Krankenhauses bewußt auf dieses Prinzip abgestellt werden. Während aber die konsequent durchgeführte anglo-amerikanische Konzeption der Progressivpflege die Gliederung des Pflegebereiches nach Fachdisziplinen völlig aufhebt, wird diese Einteilung durch den sich in Deutschland immer stärker durchsetzenden Gedanken, die Intensivpflege und neuerdings auch die Kurzzeitpflege räumlich zusammenzufassen, bisher nur relativiert.

II. Intensivpflege, Intensivüberwachung
und Intensivbehandlung

Die Bezeichnungen dieser neuen Form von Pflegeeinheiten für Intensivpflege und Intensivbehandlung sind höchst unterschiedlich. Man findet vor allem folgende Ausdrücke: Aufwachraum, Wachstation, Frischoperierten-

station, Überwachungsstation, Intensivbeobachtungsstation, Intensivbehandlungsstation, Station für lebensbedrohliche Zustände, Beatmungszentrum, Reanimationsstation, Vergiftungszentrale, Pflegeeinheit für Akut-
medizin, Intensivpflegestation. Ebenso unterschiedlich sind die Angaben
über die betrieblichen und baulichen Voraussetzungen, die in der Literatur
über Intensivbehandlung und Intensivpflege bisher gemacht werden. So
schwanken die Angaben über die notwendige Personalbesetzung im Pflegedienst von 1:2, d. h. eine Pflegeperson auf zwei Patienten, bis 4:1, d. h. vier
Pflegepersonen auf einen Patienten (normale Pflegeeinheit = 1:3,5 bis
1:4). Der sich daraus ergebende pflegerische Aufwand schwankt zwischen
2,9 Std und 23 Std je Patient und Tag (normaler Pflegeaufwand = 1,5 bis
2 Std). Im Arztdienst schwankt die angegebene Personalbesetzung zwischen
1:2,8 und 1:1,5, der Betreuungsaufwand zwischen 2 Std und 3,9 Std je
Patient und Tag. Als Raumaufwand je Bett werden 15 und 40 m² angegeben, als Einrichtungskosten einer Pflegeeinheit mit 12 Patienten 80000
und 280000 DM (ohne Überwachungsanlage).

Sieht man ab von übersetzten Anforderungen im Einzelfall, dann
können diese unterschiedlichen personellen und materiellen Voraussetzungen nur auf die unterschiedlichen Aufgaben zurückzuführen sein, die
dieser neue Typ von Pflegeeinheit im Einzelfall übernimmt. Und auch die
verschiedenen Bezeichnungen bestehen zwar zum Teil auf einer unterschiedlichen Begriffsbildung, in erster Linie aber sind sie nur Ausdruck
einer höchst unterschiedlichen Aufgabenstellung.

Versucht man, losgelöst von allen räumlichen und auch personellen
Vorstellungen, die fast allen Bezeichnungen zugrunde liegen, die Aufgaben
dieser Pflegeeinheiten zu systematisieren, dann ergibt sich folgendes:

A. Intensivbehandlung

Aufgabe: Intensivtherapie von Schwerstkranken aller Fachdisziplinen,
bei denen die Vitalfunktionen in lebensbedrohender Weise gestört sind
oder bei denen eine Gefahr der Störung besteht. Dabei erfordert die
Intensivbehandlung naturgemäß stets auch eine intensive Pflege.

B. Intensivüberwachung

Aufgabe: Dauerbehandlung und Dauerbeobachtung schwerkranker
Patienten der einzelnen Fachdisziplinen, und zwar im Sinne einer dauernden
ärztlichen und pflegerischen Versorgung; mit anderen Worten: Räumliche
Zusammenfassung von Schwerkranken innerhalb der einzelnen ärztlichen
Fachabteilungen. Dabei besteht die Notwendigkeit zur Intensivüberwa-
chung in der Regel sowohl aus ärztlicher als auch aus pflegerischer Sicht.

Im Einzelfall können jedoch auch pflegerische Gründe allein dafür bestimmend sein. In diesem Falle spricht man dann auch von Intensivpflege (intensive Grund- und Behandlungspflege).

C. Postoperative Beobachtung

Eine Sonderaufgabe in diesem Zusammenhang ist die Beaufsichtigung von Frischoperierten, solange bis sie aus der Narkose erwacht sind.

Es leuchtet ein, daß die personellen und materiellen Voraussetzungen der Intensivbehandlung und Intensivüberwachung naturgemäß höchst verschieden sind. So gesehen erklären sich sowohl die großen Unterschiede in der Personalbesetzung und Ausstattung als auch die verschiedenen Bezeichnungen aus den unterschiedlichen Aufgaben, die diese neuen Pflegeeinheiten im Einzelfall übernehmen, vor allem aus den Kombinationsmöglichkeiten von Intensivbehandlung, -überwachung und -pflege.

III. Bedarf an Intensivbetten

Die Angaben, die in der Literatur über den Bedarf an Intensivbetten gemacht werden, sind höchst unterschiedlich. Dies ist in erster Linie darauf zurückzuführen, daß die Zahlen einmal nur die Intensivbehandlung betreffen, zum anderen aber Intensivüberwachung und reine Intensivpflege miteinschließen. Sie schwanken zwischen 0,5 und 25% der operativen und internistischen Krankenbetten. Bei der betrieblichen und baulichen Planung ist zu berücksichtigen, daß die Möglichkeiten der Intensivbehandlung ständig zunehmen und noch lange nicht alle erkannt und erschöpft sind. Das aber bedeutet, daß Ausgangspunkt zwar die Verhältnisse in der Vergangenheit und in der Gegenwart sind, daß man darüber hinaus aber die künftig zu erwartende Entwicklung beachten muß. Dies berücksichtigend wird man davon ausgehen können, daß der Bedarf an reiner Intensivbehandlung etwa zwischen 1 und maximal 3% der operativen und internistischen Krankenbetten liegt. Für Intensivüberwachung werden weitere 7–8% vorgesehen werden müssen, so daß der Gesamtbedarf an Intensivbetten bis zu 10% aller zum operativen und internistischen Bereich gehörenden Krankenbetten ausmachen kann. Dabei werden die Grenzen zwischen Intensivbehandlung und -überwachung immer fließend sein, ein Umstand, der bei Planung, Bau und Einrichtung berücksichtigt werden muß. – Die genannten Anteilwerte sind auf den Eigenbedarf eines bestimmten Gebietes bezogen. Ärztlichpflegerische, personelle und wirtschaftliche Gründe sprechen dafür, bestimmte Formen der Intensivbehandlung nicht überall vorzusehen, sondern innerhalb eines großen Einzugsbereiches zu zentralisieren (z. B.

Einrichtung sogenannter „Vergiftungszentralen"). Das aber bedeutet, daß
der Anteil der Intensivbetten je nach der Anforderungsstufe des Krankenhauses unterschiedlich groß sein wird (in der Regel Zunahme mit steigender
Anforderungsstufe).

IV. Organisationsstruktur
von Intensivbehandlung und -überwachung

Bekanntlich wird die Organisationsstruktur maßgeblich von den
Zuständigkeiten, von den Verantwortlichkeiten bestimmt. Bei der bisherigen Gliederung des Allgemeinen Krankenhauses ist dies recht klar
geregelt. Die Leitung der Fachabteilung liegt beim jeweiligen Chefarzt. Er
ist gesamtverantwortlich für die Behandlung seiner Patienten. Diese
Gesamtverantwortung ist auch mit dem Abspalten bestimmter Funktionen,
wie Strahlendiagnostik oder Laboratoriumsdiagnostik, im Prinzip unver-
ändert erhalten geblieben. Die Intensivbehandlung aber hat hier neue
Probleme aufgeworfen: Wem obliegt die Leitung dieser Pflegeeinheiten?
Wer ist für die Behandlung der auf diesen Pflegeeinheiten liegenden
Patienten zuständig? Bleibt die Verantwortung in den Händen des jeweils
einweisenden Chefarztes oder aber geht sie in die eines anderen Arztes über,
des Facharztes für Intensivbehandlung? Diese Entscheidung muß getroffen
werden, und zwar in erster Linie im Interesse des Patienten, in zweiter Linie
aber auch im Interesse einer klaren Organisationsstruktur. Dabei sei hier nur
am Rande erwähnt, daß mit der Frage der Verantwortung auch die Frage
der administrativen Zugehörigkeit der Patienten während des Aufenthaltes
auf der Intensivpflegeeinheit verbunden ist. Auch die mit der administrativen Zugehörigkeit verbundenen finanziellen Konsequenzen für
Patient und Arzt bedürfen einer eindeutigen Klärung. Es kann nicht an-
gehen, daß ungeklärte Fragen der Liquidation einer optimalen Organisation
des Arztdienstes entgegenstehen.

Für Planung und Organisation neuer, aber auch bestehender Krankenhäuser bedarf es jedoch optimaler Leitbilder, nach denen man sich im
Einzelfall richten kann. Orientiert man sich an den Erfahrungen im Ausland, aber auch an einigen guten Lösungen im Bundesgebiet, dann zeigt sich
folgendes:

1. Leitung und Verantwortung für Intensiv*überwachung* verbleibt bei der
einzelnen ärztlichen Fachdisziplin.

2. Es erscheint nicht nur möglich, sondern auch sinnvoll, die organisatorische und technische Leitung der Intensiv*behandlung* getrennt zu sehen
von der ärztlichen Verantwortung.

3. Die organisatorische und technische Leitung wird bei zentraler
Intensivbehandlung vielfach der Anaesthesist übernehmen, da er von seiner

Ausbildung her mit der technischen Einrichtung und Ausstattung besonders vertraut ist. Auch bei dezentraler Intensivbehandlung getrennt für den operativen und internistischen Bereich ist denkbar, daß der Anaesthesist beide Pflegeeinheiten für Intensivbehandlung organisatorisch und technisch leitet. Ebenso aber ist denkbar, die Intensivbehandlung einem anderen, dafür besonders ausgebildeten Arzt organisatorisch und technisch zu übertragen.

4. Die Intensivbehandlung erfordert in jedem Fall das Zusammenwirken der verschiedenen ärztlichen Fachdisziplinen. Je nach der Art der Erkrankung des Patienten kann im Rahmen dieser Teamarbeit die Hauptverantwortung entweder bei der einweisenden Fachdisziplin verbleiben oder aber auf den für die Intensivbehandlung zuständigen Arzt übergehen.

5. Eine solche fallweise Regelung der ärztlichen Verantwortung für die Intensivbehandlung beeinträchtigt die klare, organisatorische und bauliche Struktur des Krankenhauses solange nicht, wie die organisatorische und technische Leitung der Intensivbehandlung davon unabhängig gesehen werden kann. Die eindeutige Entscheidung in der Frage der organisatorischen und technischen Leitung ermöglicht dann auch einen klaren Aufbau der organisatorischen und baulichen Struktur.

Ausgehend von der sich daraus ergebenden Regelung der Zuständigkeiten und Verantwortungen im ärztlichen Dienst, weiterhin ausgehend von dem unterschiedlichen Bedarf an Intensivbehandlung und -überwachung bieten sich für die Organisation des Intensivbereiches in der Krankenhauspraxis vorzugsweise folgende Lösungen an:

1. Krankenhäuser der Maximal- und Zentralversorgung (Universitätskliniken, Medizinische Akademien und größere Allgemeine Krankenhäuser, etwa ab 650 Betten):

Hier ist in der Regel die Intensivbehandlung für den operativen und den internistischen Bereich getrennt vorgesehen.

Daraus folgt: Zwei Pflegeeinheiten für Intensivbehandlung und -überwachung, eine für den operativen Bereich und eine für den medizinischen Bereich. Darüber hinaus sind je nach Größe des Krankenhauses weitere Pflegeeinheiten für Intensivüberwachung denkbar (z. B. „Wachstation" für Gynäkologie, für Neurochirurgie, für Neurologie).

2. Krankenhäuser der Regelversorgung (mittlere Allgemeine Krankenhäuser, etwa ab 300 bis 350 Betten):

Hier ist in der Regel die Intensivbehandlung für den operativen und den internistischen Bereich zusammengefaßt.

Daraus folgt: Eine Pflegeeinheit für Intensivbehandlung und -überwachung im operativen Bereich (organisatorische und räumliche Verbindung von operativer und medizinischer Intensivbehandlung und sogenannter chirurgischer Wachstation), eine Pflegeeinheit für Intensivüberwachung im medizinischen Bereich.

3. Krankenhäuser der Grund- und Mindestversorgung (kleine Allgemeine Krankenhäuser, etwa ab 140 Betten):

Hier sind in aller Regel sowohl die Intensivbehandlung als auch die Intensivüberwachung für das gesamte Krankenhaus zusammengefaßt.

Daraus folgt: Eine Pflegeeinheit für Intensivbehandlung und -überwachung, gemeinsam für den operativen und medizinischen Bereich (Zusammenfassung aller Aufgaben der Intensivbehandlung und -überwachung in der sogenannten chirurgischen Wachstation). Dabei ist bei der ärztlich-pflegerischen Zielsetzung dieser kleinen Krankenhäuser der Bedarf an Intensivbehandlung relativ gering.

Die Beaufsichtigung von Frischoperierten, solange bis sie aus der Narkose erwacht sind, geschieht entweder getrennt von der Intensivpflegeeinheit im Rahmen der Operationsabteilung im sogenannten Aufwachraum oder aber auch im Rahmen der operativen Intensivpflegeeinheit. Die letztere Lösung findet man öfter bei mittleren und kleinen Krankenhäusern deshalb, weil das Personal der Intensivpflegeeinheit den Aufwachraum mitbetreut.

V. Personalbesetzung im Arztdienst

Für die Intensivbehandlung muß man davon ausgehen, daß Tag und Nacht ununterbrochen wenigstens ein Arzt anwesend ist, der mit anderen Aufgaben außerhalb der Intensivbehandlung nicht beansprucht werden kann. Hinzu treten die vielen Fachärzte zur Hilfe oder zur Beratung. Die Frage der Gesamtzahl der beschäftigten Ärzte ist gegenüber der Forderung, daß ständig ein Arzt anwesend sein muß, von nachgeordneter Bedeutung. Sie richtet sich nach den Aufgaben im Einzelfall.

Für die reine Intensivüberwachung bedarf es nicht in jedem Falle der dauernden Anwesenheit eines Arztes; hier reicht die stundenweise Beschäftigung aus, wobei Art und Umfang der ärztlichen Arbeit sich nach Art und Schwere der Krankheit der auf diesen Pflegeeinheiten liegenden Patienten richten. Der fachärztliche Bereitschaftsdienst ist hier die Mindestforderung, die übrigens auch für die reine Intensivpflege gilt.

VI. Organisation der Intensivpflege
(Pflegedienst für Intensivbehandlung und -überwachung)

Waren früher primär pflegerische Gründe für die Zusammenfassung aller der Patienten, die einer ständigen und intensiven Betreuung bedurften, maßgeblich, dann stehen heute im Vordergrund meist die Notwendigkeiten der Intensivtherapie. Das besagt aber nicht, daß auch heute noch die

Funktionstüchtigkeit von Intensivbehandlung und -überwachung steht und fällt mit der Organisation des Pflegedienstes und mit der Güte der Pflegearbeit. Nachstehend wird deshalb auf die wichtigsten Fragen der Pflegearbeit im Rahmen der Intensivpflegeeinheiten eingegangen.

A. Organisationsprinzip

Im Interesse des Patienten, des Arztes und der Schwester empfiehlt sich, gerade bei Intensivpflege nicht funktionell zu arbeiten, sondern den einzelnen Schwestern oder auch jeweils einem Schwesternteam gemeinsam eine bestimmte Patientengruppe anzuvertrauen. Nur so werden die Schwestern den Krankheitsablauf intensiv verfolgen und ihre klinischen Erfahrungen vertiefen können. Bei der Visite können sie dann auch einen detaillierten Bericht über ihre Patienten geben. Gerade bei der Vielzahl der pflegerischen Verrichtungen und der oft zu ergreifenden Notmaßnahmen führt die funktionelle Verteilung der Arbeiten zu Verwirrungen, Überschneidungen und Fehlern. Vor allen Dingen fehlt das Verantwortungsbewußtsein für die Gesamtheit der auszuführenden Maßnahmen; und nur in der Gesamtheit aller ärztlichen und pflegerischen Maßnahmen liegt der Erfolg der Intensivtherapie. Darüber hinaus wären in größeren Intensivpflegeeinheiten die leitenden Schwestern überfordert, die Verantwortung für die ordnungsgemäße und rechtzeitige Abfolge aller Grund- und Behandlungspflegemaßnahmen zu übernehmen. Auch von daher empfiehlt sich also, gruppenweise zu arbeiten. Intensivpflege und Gruppenpflege bedeutet also kein Gegensatz, sondern eine sinnvolle und zweckmäßige Ergänzung. Intensivpflege heißt: Zusammenfassung aller derjenigen Patienten, die ständiger intensiver Betreuung bedürfen; Gruppenpflege heißt: Individuelle und ganzheitliche Krankenpflege. Dabei ist es gerade der Gruppenpflege vorbehalten, ein Gegengewicht gegen die Anonymität des Krankenhausbetriebes zu schaffen, die sich für den Patienten durch die Verlegung von der Normalpflegeeinheit zur Intensivpflegeeinheit ergeben kann.

B. Organisatorische Eingliederung in den Pflegebereich

Sowohl im Falle eines Neubaues als auch im Falle eines Altbaues empfiehlt es sich, Intensivpflegeeinheiten nicht isoliert anzulegen, sondern immer nur im Rahmen einer größeren Einheit, entweder einer Station oder einer Pflegeabteilung. Zwei Gründe sprechen für diese Lösung: Erstens lassen sich größere Einheiten erfahrungsgemäß organisatorisch und personell besser handhaben – Schwankungen in der Personalbesetzung durch Urlaub, Krankheit und freie Tage gleichen sich viel besser aus. Zweitens aber wird es immer wieder Patienten geben, die man zwar nicht mehr für so gefährdet hält, daß sie unbedingt der fortgesetzten personellen oder apparativen Überwachung bedürfen, die man aber nicht ganz aus der sicheren Nähe der auf den Intensivpflegeeinheiten gegebenen pflegerischen und therapeutischen Möglichkeiten entlassen möchte. Durch die Eingliederung der Intensivpflegeeinheiten in eine größere Station oder eine Pflegeabteilung läßt sich eine weitere Differenzierungsmöglichkeit der Unterbringung der Patienten je nach dem Gefährdungsgrad erreichen. Ist der Pflegebereich stationsweise gegliedert, dann sind die einzelnen Intensivpflegeeinheiten unter Leitung der dafür zuständigen Stationsschwester organisatorisch selbständig. Mehrere räumlich verbundene Intensivpflegeeinheiten werden unter einer Stationsschwester leitungsmäßig zusammengefaßt. Ist der Pflegebereich abteilungsweise gegliedert, dann sind die einzelnen Intensivpflegeeinheiten pflegerisch selbständige Pflegegruppen, die aber organisatorisch der Leitung der zuständigen Abteilungsschwester unterstehen. Innerhalb der einzelnen Intensivpflegegruppen ist dann in der Regel eine Schwester sogenannte „leitende Gruppenschwester". Mehrere räumlich verbundene Intensivpflegegruppen können zu einer eigenen Intensivpflegeabteilung zusammengefaßt werden.

C. Personalbedarf und Ausbildung

Die Anforderungen der Intensivpflege an das Pflegepersonal liegen sowohl in quantitativer als auch qualitativer Hinsicht weit über denen der Normalpflege. Mit der sogenannten Normalbesetzung (quantitativ und qualitativ gesehen) läßt sich die Intensivpflege nicht fachgerecht durchführen.

1. Personalbedarf. Für die Intensivüberwachung muß man im Tages- und Nachtdienst insgesamt mit einem Pflegeaufwand von 350 min je Patient und Tag rechnen. Danach beträgt die Anhaltszahl für die Personalbesetzung 1:1 (einschließlich 15% Vertretungen für Urlaub und Krankheit)[2].

Bei reiner Intensivpflege liegt der Zeitaufwand etwa zwischen 175 und 240 min je Patient und Tag. Daraus errechnet sich ein Personalschlüssel von 1:2 bis 1:1,5.

Für die Intensivbehandlung schwankt der Zeitaufwand je nach der Aufgabenstellung zwischen 525 und 700 min je Patient und Tag. Der Personalschlüssel liegt bei 1,5:1 oder 2:1.

Es sei darauf hingewiesen, daß der Mehrbedarf an Pflegepersonal für die Intensivpflege nicht aus dem Personal zu decken ist, das sich nach den Anhaltszahlen der Deutschen Krankenhausgesellschaft für den Personalbedarf im Pflegedienst ergibt. Für zusätzliche Aufgaben bedarf es zusätz-

---

[2] Für normale Pflege bei optimaler Organisation beträgt der Zeitaufwand für den Tages- *und* Nachtdienst rd. 118 min je Patient und Tag.

lichen Personals. Die vielfach geäußerten Hoffnungen auf mögliche Einsparungen im Personaletat durch Einrichtung von Intensivpflegeeinheiten treffen also nicht zu; Mehrleistungen für den Patienten erfordern höhere Kosten. Es sei allerdings darauf hingewiesen, daß man sich mit seinen Forderungen unter allen Umständen vor Übertreibungen hüten sollte.

2. Ausbildung. Aber auch die qualitativen Anforderungen an das Pflegepersonal liegen bei der Intensivpflege sehr hoch. Die vielseitige Tätigkeit der Schwestern setzt theoretische Kenntnisse voraus, die weit über dem Wissen liegen, das in Deutschland im Rahmen der Normalausbildung verlangt wird. Die Intensivpflege verlangt intelligente und geschulte Schwestern mit technischem Verständnis, manueller Geschicklichkeit und schnellem Reaktionsvermögen. Es empfiehlt sich daher, das Pflegepersonal auf den Einsatz in der Intensivpflege besonders zu schulen. Aufbauend auf der Basisausbildung jeder Krankenschwester ist also eine theoretische und praktische Zusatzausbildung erforderlich, ferner eine praktische Tätigkeit und darüber hinaus ständige Fortbildung. Dabei stellt die pflegerische Leitung der Intensivpflege besonders hohe Anforderungen. Ob sich auf die Dauer gesehen ein Schwesterntyp „Intensivpflegeschwester" analog zur Operationsschwester oder Anaesthesieschwester entwickelt, sei dahingestellt. Dagegen spricht, daß die in der Intensivpflege anfallenden körperlichen und psychischen Belastungen Unterbrechungen des Einsatzes erfordern und damit eine Ablösung durch andere Schwestern. Zumindest muß dann der Stamm der „Intensivpflegeschwestern" so groß sein, daß eine solche Ablösung möglich ist, ggf. auch im Rahmen des Anaesthesiedienstes.

Während es auf den Normalpflegeeinheiten möglich ist, bei optimaler Organisation bis zu 30%, bei konventioneller Organisation bis zu 40% aller Planstellen mit pflegerischem Hilfspersonal oder Schülerinnen zu besetzen, ist im Bereich der Intensivpflege sowohl von der Arbeitsgliederung als auch von der Aufgabenstellung her gesehen die Einsatzmöglichkeit für Pflegehilfspersonal begrenzt. Mit ein Vorteil der Intensivpflege besteht gerade darin, daß nichtqualifiziertes Personal nicht unbeaufsichtigt Schwerstkranke pflegen kann.

VII. Hinweise zur funktionellen Eingliederung der Intensivpflegeeinheit in den Gesamtbetrieb des Krankenhauses

A. Lage der Intensivpflegeeinheiten

Zwischen den verschiedenen Leistungsstellen im Krankenhaus bestehen unterschiedliche und vielschichtige funktionelle Beziehungen. Selten sind diese so klar, daß eine eindeutige funktionelle und damit auch räumliche

Zuordnung möglich ist. In der Regel gilt es, mehrere funktionelle Zusammenhänge abzuwägen, so auch bei den Intensivpflegeeinheiten. Es bestehen folgende wichtige Forderungen:

1. von der Organisation des Pflegedienstes her gesehen – möglichst keine Isolierung, sondern Zusammenhang mit anderen Pflegeeinheiten;
2. von der Organisation des Arztdienstes her gesehen – Zusammenhang mit der Behandlungsabteilung, für die die ärztliche Leitung der Intensivpflegeeinheit zuständig ist.

Forderung 1 drängt auf eine Einbeziehung in die jeweils zuständige Pflegeabteilung, Forderung 2 auf eine räumliche Verbindung zu der zuständigen Behandlungsabteilung.

Bei *dezentraler* Intensivbehandlung bedeutet das für den operativen Bereich eine Situierung von Intensivbehandlung und -überwachung im Anschluß an eine operative Pflegeabteilung bei möglichst guter Verbindung zur zentralen Operationsabteilung. – Für den medizinischen Bereich ergibt sich eine Situierung von Intensivbehandlung und -überwachung im Anschluß an eine medizinische Pflegeabteilung.

Bei *zentraler* Intensivbehandlung ist eine Verbindung von Intensivbehandlung und operativer Wachstation günstig; dabei wird diese Pflegeeinheit im Anschluß an eine operative Pflegeabteilung liegen mit möglichst guter Verbindung zur zentralen Operationsabteilung. – Die medizinische Intensivüberwachung verbleibt zweckmäßig im Anschluß an eine medizinische Pflegeeinheit.

B. Größe der Intensivpflegeeinheiten

Für Intensivbehandlung geht man von einer optimalen Größe von etwa 8–12 Betten je Pflegeeinheit aus. Bei Kombination von Intensivbehandlung und -überwachung kann die Bettenzahl bis zu 15 erhöht werden. Ist der Bedarf größer, dann empfiehlt sich in jedem Falle, mehrere gesonderte Pflegeeinheiten auszulegen. Dabei kann es je nachdem zweckmäßig sein, diese räumlich miteinander zu verbinden.

C. Räumliche Gliederung der Intensivpflegeeinheiten

Die Schwierigkeiten, den Bedarf an Krankenbetten für Intensivbehandlung und -überwachung insgesamt zu bestimmen und gegeneinander abzugrenzen, zwingen dazu, Bau, Einrichtung und Ausstattung möglichst flexibel zu gestalten. Denkt man ferner an die tagtäglich unterschiedlichen und wechselnden Aufgaben, so bietet sich an, offene und geschlossene räumliche Lösungen nebeneinander vorzusehen, um allen Anforderungen beim späteren Betrieb gerecht zu werden. Auch bei der in mittleren und kleinen Krankenhäusern häufig anzutreffenden Kombination von operativer Intensivüberwachung und Beobachtung Frischoperierter bis zum Erwachen aus der Narkose erscheint eine zumindest teilweise offene Lösung in jedem Falle angebracht. – Es sei noch darauf hingewiesen, daß Sonderpflegeeinheiten für Intensivbehandlung und -überwachung nicht nur bei Neubauten eingeplant werden, sondern auch bei Altbauten ohne allzu großen Aufwand auch nachträglich eingerichtet werden können.

Die Verantwortung in der Intensivbehandlung aus ärztlicher Sicht

Von **M. Holmdahl**

In einem Bericht der British Medical Association (1967) über Intensivbehandlung heißt es über den Ärztestab:

„Die meisten Intensivbehandlungsabteilungen haben einen Anaesthesiologen oder einen Internisten zur administrativen Betreuung. Dieser sollte eine Schiedsrichterfunktion über Aufnahme und Verlegung haben, aber in Spezialfragen (außerhalb der eigenen Spezialität[1]) sollte er nicht die klinische Verantwortung für die auf seine Station überwiesenen Patienten übertragen bekommen, da diese bei dem überweisenden Arzte verbleiben sollte, der den Patienten betreut. Hier ist keine Stütze für die Schaffung einer eigenen Spezialität für Intensivpflege oder für ihre Entwicklung als ein Zweig der Anaesthesiologie."

Wenn hier gestanden hätte „oder für die ausschließliche Entwicklung der Intensivbehandlung als ein Zweig der Anaesthesiologie", was, wie ich von einem der Mitglieder des Komitees, Dr. GEOFFREY SPENCER, erfuhr, die Absicht des englischen Komitees war, so stimmten diese Ansichten im großen und ganzen mit derjenigen von anderen Ländern (z. B. Nat. Acad. Sc., USA, 1964, HUGUENARD u. PICARD, 1965; WIEMERS, 1966; KUCHER, 1966; KINNAERT, ALLEGAERT u. VANDERHOEFT, 1968) und mit den früher veröffentlichten schwedischen Untersuchungen über Intensivbehandlung (1966) überein (HOLMDAHL u. DUVERNOY, 1967; HOLMDAHL, 1968).

Die Betrachtung der Intensivbehandlungsstation als Konsultabteilung zur bestmöglichen Beobachtung und Behandlung der akut versagenden vitalen Funktionen möchte ich als Ausgangspunkt meiner Betrachtungen über die geeignete Ärzteorganisation nehmen.

Die ärztliche Leitung hängt selbstverständlich von dem für die Station berechneten Patientklientel ab. In sehr großen Krankenhäusern oder Spezialkrankenhäuserr verschiedener Art kann man sich ein einheitliches Klientel denken, z. B. rein thoraxchirurgisch, neurochirurgisch, neonatal oder Dialyse, und in diesem Falle kann eine „eigene" Intensivbehandlungsabteilung vollbelegt werden und finanziell und ökonomisch berechtigt sein.

---

[1] Nachtrag vom Verfasser.

Es dürfte hier meist die beste Lösung sein, wenn der behandelnde Klinikchef auch für die „eigene" Intensivabteilung verantwortlich ist, wobei der Anaesthesiologe als Konsult herangezogen wird. Was jedoch in den meisten mittelgroßen und kleineren Krankenhäusern in Frage kommt, ist eine für zwei oder mehrere Fachabteilungen gemeinsame Intensivbehandlungsabteilung.

Bei uns hat sich folgende Organisation der ärztlichen Verantwortung eingebürgert (Holmdahl, 1962):

Jeder Arzt, der einen Fall zur Intensivbehandlung überweist, gibt damit nicht die Behandlung aus seinen Händen. Der Patient gehört weiterhin zur alten Spezialität und Station, zu der er auch nach abgeschlossener Intensivbehandlung zurückkehrt. Die Verantwortung für die Pflege des Patienten auf der Intensivstation muß von dem überweisenden Arzte und dem Spezialisten auf der Intensivstation gemeinsam getragen werden. In der Intensivbehandlungsstation arbeitet der Anaesthesiologe als Spezialist für respiratorische und zirkulatorische Notfallsituationen und zur Unterstützung dieser Funktionen mit den ihm dort zur Verfügung stehenden technischen Hilfsmitteln, genauso, wie er diese Dienste im Operationssaal ausführt. Deshalb ist er meistens der natürliche Vorstand für eine Intensivbehandlungsabteilung. Genau wie im Operationssaal muß er auch hier für die sofortige Betreuung des Patienten dasein. Weil das Pflegepersonal dieser Einheiten mit den technischen Einzelheiten in der kardiopulmonalen Akutbehandlung und der kontrollierten Beatmung vertraut sein muß, ist *der Anaesthesiologe hier natürlicher Lehrer und natürliches Oberhaupt.*

Intensivbehandlung ist ein Gebiet mit denselben therapeutischen Prinzipien wie in der Anaesthesiologie. Nur der Anaesthesiologe hat täglich Kontakt mit den therapeutischen Problemen, die für die vitalen Funktionen in akuter Notsituation die Wichtigsten sind.

In Schweden haben wir über 100 Krankenhäuser für Akutkrankenpflege, etwa 60 davon sind jetzt mit Intensivpflegestationen ausgerüstet, und in 56 Fällen ist der Anaesthesiologe der leitende Arzt. Die Zusammenarbeit seit nun 15 Jahren in der Intensivpflege zwischen Chirurgen und Anaesthesiologen ist einwandfrei gewesen. Seit einiger Zeit zeigen nun auch die Internisten steigendes Interesse daran, nicht nur die große Hilfe auszunutzen, die die Intensivpflege für ihre Patienten bedeutet, sondern auch eigene Intensivstationen zu bilden. Dies ist nur als natürlich für solche speziellen Dinge wie „coronary care" zu betrachten. Jedoch, Patienten, die konstante Kontrolle der Luftwege und Ventilation erfordern, gehören unseres Erachtens in den meisten Krankenhäusern in eine konzentrierte gemeinsame Station, wo solche Dinge, wie Respiratorbehandlung, am effektivsten eingesetzt und überwacht werden können. In großen Krankenhäusern kann man sicher oft mit Chirurgen oder Internisten rechnen, die an den Prinzipien der Intensivbehandlung besonders interessiert sind und deshalb in gewissen Fällen als administrativer Leiter einer solchen „inter-disziplinären" Intensivbehandlungsabteilung in Betracht kommen. Aber in mittelgroßen und kleineren Krankenhäusern kann es auf Schwierigkeiten stoßen, einen chirurgisch oder internistisch arbeitenden Arzt zu finden, der die Kenntnisse, das Interesse und vor allem die Zeit hat, sich der Intensiv-behandlung zu widmen, die ja den Betreffenden vollständig in Anspruch nimmt. Es ist deshalb natürlich, daß die Anaesthesiologie, die im Kenntnis-gebiet ihrer Spezialität den täglichen engen Kontakt mit der Beurteilung und richtigen Behandlung der schwindenden vitalen Funktionen einschließt und von ihren Vertretern dauernd solche Stellungsnahme in der täglichen Krankenpflege verlangt, die Spezialität mit der ersten Verantwortung dafür ist, daß eine medizinisch voll brauchbare Intensivbehandlung an jedem Akutkrankenhaus durchgeführt werden kann.

Damit der Anaesthesiologe jedoch unter seinen Intensivpflegepatienten, die ja oft komplizierte Krankheitsverläufe zeigen, keine wesentlichen Einzel-heiten übersehen kann, ist eine intime Zusammenarbeit mit den einzelnen Kliniken unbedingt erforderlich. Deshalb müssen alle Kliniken, die Patienten auf der Intensivbehandlungsabteilung liegen haben, ihr Klientel mindestens einmal täglich besuchen. Auf einer solchen Station sollte außer einem jüngeren Anaesthesiologen möglichst auch ein jüngerer Chirurg sowie Internist Dienst tun. Sämtliche Ordinationen sollten durch ein und denselben Arzt ausgeführt werden, der während seiner gesamten Arbeitszeit auf der Intensivbehandlungsabteilung stationiert sein muß.

Es ist jedoch besonders zu betonen, daß der Anaesthesiologe einer dem erweiterten Verantwortungsgebiet entsprechenden Ausbildung unterzogen werden muß, damit er den Kompetenzgrad erreicht, den die erweiterte Verantwortung erfordert. Außer einer wohlorganisierten und planierten Seitenausbildung in Chirurgie und Medizin mit speziellem Gewicht auf der klinischen Respirations- und Zirkulationsphysiologie muß die 3jährige Hauptausbildung in der reinen Anaesthesiologie effektiv und vielseitig sein. Deshalb ist jedem Anaesthesiologen während seiner Ausbildung die Möglichkeit zu geben, sowohl theoretisch wie praktisch die anaesthesiologi-schen Probleme in der Thorax-, Neuro- und Neonatalchirurgie zu studieren. Dies setzt voraus, daß mindestens ein Jahr der anaesthesiologischen Spezialausbildung an einem Krankenhaus absolviert wird, das diese Disziplinen enthält.

Diese hier vorgelegten die Intensivbehandlungsverantwortung be-treffenden Gesichtspunkte sind selbstverständlich durch meine persönliche Ausbildung als Physiologe und Anaesthesiologe beeinflußt und geprägt. Es kann deshalb interessant sein, die Gesichtspunkte eines schwedischen Chirurgen, L. RISHOLM, zu hören. In einer Äußerung, die vom Kommitee für Intensivpflege der Schwed. Chirurgischen Gesellschaft voll unterstützt wurde, schreibt RISHOLM:

„Die Leitung und Verantwortung für die Krankenpflege auf einer Intensivpflegestation, die zu einer Klinik gehört, kann einem der Oberärzte der Klinik übergeben werden, im Falle daß ein solcher vorhanden ist; genau so, wie das der Fall für andere Teile einer Klinik sein kann". (In Schweden gesetzlich festgelegt durch Gesundheitsbehörde.)

Die Frage der Leitung und Verantwortung ist bedeutend komplizierter für eine Intensivbehandlungsabteilung, die Patienten von mehreren Fachabteilungen betreuen soll. Voraussetzung hierzu ist, daß die Patienten nicht auf die Intensivbehandlungsabteilung überschrieben werden, sondern in der entsprechenden Klinik eingeschrieben bleiben, und daß sie lediglich für eine gewisse Zeit ihres Krankenhausaufenthaltes wegen einer speziellen Behandlungsart auf diese spezielle Abteilung überführt werden. Juristisch muß klar festgelegt werden, wer der administrative Chef sein soll und wer die generelle Verantwortung für die Krankenpflege auf der Intensivbehandlungsstation hat, zwei Aufgaben, die kaum voneinander getrennt werden können.

Wenn man davon ausgeht, daß derjenige leitende Arzt auf der Intensivbehandlungsabteilung Chef sein soll, der die dort verwendeten speziellen Behandlungsmethoden am besten beherrscht, so darf man als selbstverständlich ansehen, daß diese Abteilung unter den heutigen Voraussetzungen dem leitenden Narkosearzt unterstehen muß. Er ist fast immer derjenige der leitenden Ärzte, der die größte Erfahrung in den Behandlungsmethoden zur Unterstützung der vitalen Funktionen hat.

Man darf das aber nicht so auffassen, daß der Anaesthesiologe etwa der einzige wäre, der die Behandlung Schwerkranker beherrsche. Seine spezielle Sachkenntnis erstreckt sich ausschließlich auf die besonderen Behandlungsmethoden, die nur die Intensivbehandlung bieten kann, und es ist nicht die Absicht, daß er die Gesamtpflege der Patienten übernehmen soll, die auf diese Station überführt werden, denn diese brauchen immer noch mindestens genauso viel Betreuung durch den Spezialisten, dessen Klinik sie angehören. Es muß mit Nachdruck betont werden, daß die Verlegung des Patienten auf eine Intensivbehandlungsabteilung den überweisenden Klinikchef *nicht* von der Verantwortung für den überwiesenen Patienten befreit.

Selbstverständlich ist es möglich, daß sich in gewissen Fällen auch andere Ärzte als der Anaesthesiologe durch spezielles Interesse an diesen Dingen mindestens genauso gute Kenntnisse über die Therapiemethoden der Intensivbehandlung angeeignet haben. Dies gilt vor allem für besonders spezialisierte Behandlungsarten, wie beispielsweise die Dialysebehandlung bei Niereninsuffizienz. Mit solchen Möglichkeiten ist in erster Linie in den größten Krankenhäusern zu rechnen, die die Grundlagen für solche exklusive Spezialisierung bieten. Wenn jedoch die Untersuchungen danach streben, allgemein gültige Richtlinien für die Organisation der Intensivbehandlung aufzustellen, so scheint man nicht umhinzukommen, die Hauptverantwortung dem Anaesthesiologen zu übertragen.

Bei uns in Schweden haben wir uns gefragt, ob unsere Krankenpflegegesetze und Verordnungen es zulassen, die Verantwortung für Patienten aus ganz verschiedenen Kliniken, in denen sie immer noch geführt werden, teilweise auf den für die Intensivpflege verantwortlichen Arzt zu übertragen.

Eine solche Verantwortungsverteilung ist natürlich nirgendswo erwähnt, aber man kann zwischen den Zeilen lesen, daß einer solchen Verteilung, die die hier aktuelle Situation voraussetzt, nichts im Wege steht.

Die in § 27 Absatz 1 des Schwedischen Medizinalgesetzes erwähnte Pflicht des leitenden Arztes einer Klinik „die Verantwortung für eine gemäße und nach bestem Wissen und Gewissen durchgeführte Krankenpflege zu tragen" paßt zweifellos am besten in unsere Situation, besonders unter Berücksichtigung von § 27 Absatz 4, der sagt: „ein leitender Arzt, der mit der Aufgabe angestellt wird, Untersuchungen oder Behandlungen spezieller Art vorzunehmen, ohne daß für ihn eine besondere Klinik eingerichtet wird", wenn demjenigen, der die Verantwortung für die Intensivbehandlungsabteilung hat, ein gewisser Teil der Behandlung und damit auch die Verantwortung für einen bestimmten Patienten überlassen wird.

Eine solche Auslegung dieser Verordnung scheint übrigens die einzig mögliche zu sein, wenn man die stärker werdenden Forderungen der modernen Krankenpflege berücksichtigen will, daß eine immer intensiver werdende Zusammenarbeit am Krankenbett zwischen Vertretern der verschiedenen Spezialitäten immer dringender wird.

Die Verantwortung für einen auf die Intensivbehandlungsabteilung überführten Patienten wird also zwischen dem Arzte der einweisenden Klinik und dem Arzte der Intensivbehandlungsstation aufgeteilt. Dies kann zu gewissen praktischen Problemen führen.

Im Idealfall sollte jede Verordnung zwischen den beiden (oder mehreren) verantwortlichen Ärzten gemeinsam stattfinden. Eine solche Übereinstimmung muß stets zustandekommen, was die große Linie der Behandlung betrifft. Jedoch alle einzelnen kleineren Verordnungen, die laufend erfolgen, können natürlich nicht so durchgeführt werden. Um Mißverstehen und Kontradiktionen zu vermeiden, ist es wünschenswert, daß nur *ein* Arzt so weit wie möglich für die laufende Arbeit verantwortlich ist: nämlich der Arzt, der am meisten auf dieser Station zu Hause ist – der Anaesthesiologe.

Unter solchen Verhältnissen ist es selbstverständlich, daß der Anaesthesiologe jede Gelegenheit wahrnehmen soll, mit den Klinikärzten die Verordnungen zu diskutieren, genauso wie den Klinikärzten die unbegrenzte Möglichkeit gegeben sein muß, mit therapeutischen Vorschlägen zu kommen sowie direkte Ordinationen zu geben.

Generelle Angaben, was diese Fragen der Zusammenarbeit angeht, können darüber hinaus nicht gegeben werden, denn Variationen in der Erfahrung und Kompetenz der Ärzte untereinander können lokale Vereinbarungen motivieren.

Nachdem der Klinikchef letzten Endes für die Totalpflege des Patienten verantwortlich ist, wovon ein Teil der Behandlung temporär der speziellen Ausrüstung auf der Intensivbehandlungsabteilung überlassen wird, so ist er auch dafür verantwortlich, daß die Intensivbehandlung mit seinen allgemeinen Forderungen übereinstimmen. Daraus geht hervor, daß er das Recht hat, stets seinen Patienten in seine Klinik zurückzuholen, falls er mit der Intensivbehandlungsmethode nicht einverstanden ist, oder wenn er mit dem Leiter der Intensivbehandlungsabteilung nicht zum Einverständnis kommen kann. Der letztere muß wiederum die Möglichkeit haben, stets die Verantwortung für einen Patienten abzulehnen oder ihn nicht anzunehmen, wenn er auf dem Standpunkt steht „daß die sachgemäße Durchführung der Krankenpflege" solche Schritte verlangt. Aus demselben Grunde muß er auch das Recht haben, die Behandlung auf der Intensivbehandlungsabteilung abzubrechen.

Die Verantwortungsfrage auf der Intensivpflegestation unterscheidet sich für das gesamte übrige Personal nicht prinzipiell von allen anderen Pflegestationen. Man kann jedoch darauf hinweisen, daß dieses Problem in gewisser Weise akzentuiert wird durch die oft stark belastenden Arbeitsverhältnisse. Eine ganz ähnliche Aktualisierung der Verantwortungsfrage wurde bereits früher diskutiert, nämlich die der Narkoseschwestern.

Als Grundprinzip muß gelten, daß jeder für denjenigen Arbeitsumfang verantwortlich ist, den er sich durch seine Ausbildung und Erfahrung erworben hat. Im allgemeinen beurteilt derjenige die Arbeitskompetenz, der sie übergibt. Dieser Umstand fordert besonders auf der Intensivpflegestation guten Kontakt zwischen über- und untergeordnetem Personal, und zwar angefangen vom verantwortlichen leitenden Arzt über die Schwestern bis hinunter zu sämtlichen weniger qualifizierten Personalkategorien. Ein solcher Kontakt kann nur durch tägliche enge Zusammenarbeit garantiert werden.

Die tägliche Zusammenarbeit, wo der Erfahrene den minder Erfahrenen in der so oft ausgefallenen speziellen Arbeit anlernt, ist der wichtigste Teil in der Ausbildung von Intensivpflegepersonal. Nur der leitende Chef, der auf diese Weise selbst sein Personal angelernt hat, kann Kompetenz und Arbeitseinsatz seines Personals richtig beurteilen. Auch diese Tatsache unterstreicht wieder die Wichtigkeit, daß der für das Personal und die Funktion verantwortliche Arzt stark aktiv in die direkte Pflegearbeit dieser Station eingespannt ist.

Es ist wichtig zu beachten, daß der Mangel an Krankenpflegepersonal aller Kategorien zu der Tendenz neigt, vom Personal Leistungen zu erwarten, die die Kompetenzgrenzen tangieren. Unter normalen Umständen soll sich niemand zu Aufgaben gezwungen fühlen, denen er sich nicht gewachsen fühlt. Daraus folgt aber auch, daß man niemanden von der Verantwortung für ein akzeptiertes Arbeitsgebiet befreien kann mit der Motivierung, daß der Betreffende nicht kompetent war.

Akute Notsituationen können jedoch sehr schnell zu Eingriffen zwingen, wozu das Personal nicht die Ausbildung und Erfahrung hat, die unter normalen Umständen gefordert werden. Solche Fälle müssen natürlich, was die Verantwortung betrifft, mit der entsprechenden Rücksicht auf die jeweilige Lage beurteilt werden.

Ganz allgemein gilt sowohl für die Intensivpflegestationen wie für die gesamte andere Krankenpflege, daß jede Verantwortungsfrage von Fall zu Fall beurteilt werden muß, und daß für die verschiedenen Personal-kategorien keinerlei generelle Verantwortungsregeln für die verschiedenen Arbeitsmomente aufgestellt werden können, geschweige denn aufgestellt werden müßten.

Literatur

Brit. med. Ass.: Planning Unit Report nr 1, Report of the working Party on Intensive Care. 1967.

HOLMDAHL, M. H. son: The Respiratory Care Unti. Anesthesiology **23**, 559 (1962).

—, u. W. DUVERNOY: Intensivbehandlung in Schweden. Der Krankenhausarzt **40**, 131 (1967).

— Organisation of Intensive Care Units. Swedish recommendations. IV World Congr. Anaesthesiol. Excerpta Medica nr 168, p. 145, 1968.

HUGUENARD, P., et J. P. PICARD: L'organisation et le fonctionnement des services d'urgence et de soins intensifs (Services Centraux de Réanimation polyvalents). XVe Congrès Français d'Anesthésie-Réanimation. Toulouse. Masson et Cie édit. 1965.

KINNAERT, P., W. ALLEGAERT et P. VANDERHOEFT: Organisation d'une unité de soins intensifs. Acta chir. Belg. suppl. **1**, 1–60 (1968).

KUCHER, R.: Krankengut und Ergebnisse, Aufbau und Organisation der Intensiv-behandlungsstation der I. Chir. Univ.-Klinik Wien. In HORATZ, K., u. FREY, R., Ed., Probleme der Intensivbehandlung. Berlin-Heidelberg-New York: Springer 1968.

National Academy of Sciences, National research Council, Committee on Anesthesia. Workshop on Intensive care units. W. K. Hamilton, Chairman. Anesthesiology **25**, 192–222 (1964).

Schwedischer Bericht über die Intensivbehandlung, 1966. In „Medicinalstyrelsen redovisar, nr 1, 1967.

WIEMERS, K.: Allgemeine Gesichtspunkte, Organisation und Aufbau von Intensivbehandlungsstationen. In HORATZ, K., u. FREY, R., Ed., Probleme der Intensivbehandlung. Berlin-Heidelberg-New York: Springer 1968.

Die Verantwortung in der Intensivbehandlung aus juristischer Sicht

Von **W. Weißauer**

Aus rechtlicher Sicht steht bei der Intensivbehandlung im Vordergrund die Frage: *Wer* trägt die rechtliche Verantwortung? Sind mehrere Ärzte an der Behandlung beteiligt, so stellt sich die weitere Frage: *Wofür* trägt jeder der Beteiligten die Verantwortung?

Um auf dem terminologisch immer noch schwierigen Gebiet festen Boden zu gewinnen, gehe ich aus von der scharfen begrifflichen Unterscheidung zwischen den Funktionen des Aufwachraums, der Wachstation und der Intensivbehandlungseinheit. Den Begriff der Intensivbehandlung, den ich meinen Ausführungen zugrunde lege, möchte ich definieren als die stationäre Behandlung schwerstkranker Patienten in speziell dafür eingerichteten Betteneinheiten zur Aufrechterhaltung und Wiederherstellung gestörter Vitalfunktionen.

Nicht erfaßt werden von dieser Definition Behandlungsmaßnahmen am normalen, nicht selektierten Krankenbett. Sie bieten keine speziellen rechtlichen Probleme. Die Verantwortung trägt hier der leitende Arzt der Abteilung. Werden Fachärzte zur Mitbehandlung zugezogen, so vollzieht sich die Zusammenarbeit nach dem Prinzip der Eigenverantwortung und nach dem Vertrauensgrundsatz, die heute als unbestritten gelten dürfen.

Ähnliches gilt für die Intensivbehandlung in *fachgebundenen* Einheiten, die innerhalb großer oder hochspezialisierter Krankenhausabteilungen für die Patienten *einer* Fachdisziplin eingerichtet werden. Die Behandlung des Grundleidens und die Intensivtherapie liegen auch hier in einer Hand. Primär trägt der leitende Arzt der Fachabteilung die gesamte Verantwortung; die Vertreter anderer Fachgebiete tragen Verantwortung nur für den Bereich, für den sie als mitbehandelnde Ärzte zugezogen werden. Die Abgrenzung der Verantwortung bestimmt sich nach den eben erwähnten Grundsätzen.

Die in der Praxis häufigere allgemeine oder *zentrale Intensivbehandlungseinheit* nimmt im Gegensatz zur fachgebundenen als *interdisziplinäre* Einheit Patienten mehrerer oder aller Fachgebiete auf. Der interdisziplinäre Charakter der Einheit, ihre notwendige enge Zusammenarbeit mit den Fachabteilungen, aber auch die unlösbare Verbindung von Pflege und

Behandlung, die hier nahezu nahtlos ineinander übergehen, stellt den Krankenhausträger vor das Problem, wie solche Einheiten, die sich nur schwer in den traditionellen Rahmen einfügen lassen, organisiert werden sollen, welche Stellung sie innerhalb des Krankenhauses im Verhältnis zu den anderen Abteilungen einnehmen sollen und wem die ärztliche und rechtliche Verantwortung für diese Einheiten übertragen werden soll. Als Organisationsform kommen nach den bisherigen Erfahrungen offenbar zwei Systeme in Betracht, das *Belegsystem* und das System der *selbständigen oder autonomen Einheit*. Eine eindeutige und leicht faßbare Abgrenzung der beiden Systeme habe ich nicht vorgefunden. Den Ausgangspunkt und zugleich das entscheidende Kriterium für eine solche Abgrenzung möchte ich darin sehen, daß der Patient beim Belegsystem trotz seiner Verlegung auf die Intensivbehandlungseinheit weiterhin der Fachabteilung angehört, beim System der selbständigen Einheit dagegen Patient dieser interdisziplinären Einheit wird.

Aus dieser verschiedenen Ausgangssituation kann m. E. aber zunächst nicht mehr hergeleitet werden als eine unterschiedliche Verteilung der administrativen Zuständigkeiten; sie könnte über die damit verbundenen verwaltungstechnischen und verwaltungsinternen Kompetenzen hinaus Bedeutung vielleicht auch für die Entscheidung über die Behandlung des Patienten gewinnen, nämlich wenn es um die Frage geht, ob die Behandlung in der Intensivbehandlungseinheit fortgesetzt oder der Patient in die Fachabteilung zurückverlegt werden soll. Beim Belegsystem wird diese Entscheidung in die ausschließliche Kompetenz des Leiters der Fachabteilung fallen, bei der selbständigen Intensivbehandlungseinheit könnte sie dagegen an das Einvernehmen mit dem Leiter dieser Einheit gebunden sein. In der einschlägigen Literatur wird jedoch offenbar einhellig die Auffassung vertreten, der Leiter der Fachabteilung könne seinen Patienten immer zurückfordern, weil der Patient primär in seiner Behandlung gestanden habe, und die Verlegung auf die Intensivbehandlungseinheit von vorneherein als temporär begrenzte Maßnahme gedacht sei. Diese Auffassung wird man jedenfalls dort für richtig halten müssen, wo der Patient nicht bereits bewußtlos in die Fachabteilung eingeliefert wurde, sondern sich aus eigener Entscheidung in ihre Behandlung begeben hat.

Aus der unterschiedlichen Ausgangssituation und der daraus resultierenden unterschiedlichen Zuteilung administrativer Zuständigkeiten kann m. E. aber nicht gefolgert werden, auch hinsichtlich der Ausgestaltung der *organisatorischen Leitung* und der *Behandlungskompetenzen* müßten Unterschiede zwischen den beiden Systemen bestehen. Unabhängig vom System erfordert die Errichtung einer Intensivbehandlungseinheit die Bereitstellung beträchtlicher technischer Mittel und qualifizierten Personals für eine gemeinsame Aufgabe, die ohne eine *einheitliche organisatorische Leitung und Verantwortung* nicht erfüllt werden kann. Theoretisch mag es vorstellbar sein, daß sich die Leiter der Fachabteilungen, die eine Intensivbehandlungseinheit belegen, in ihre organisatorische Leitung teilen, sei es nach sachlichen Abgrenzungsmerkmalen oder indem sie sich in einem bestimmten Zeitrhythmus dabei ablösen. Dem steht jedoch entgegen, daß die Einteilung des Personals, seine systematische Überwachung, vor allem aber die Erteilung der generellen Anweisungen – um einige wesentliche Aufgaben herauszugreifen, die in den Verantwortungsbereich des Leiters fallen – sinnvoll nur nach einheitlichen Gesichtspunkten und unter Berücksichtigung größerer Zeiträume erfolgen kann. Jede Aufteilung der Kompetenzen in der Leitung eines Arbeitsvorgangs vermehrt die Gefahr der Koordinationsmängel, die im medizinischen Bereich bis zur strafrechtlichen und zivilrechtlichen Haftung führen können. Da zwingende Gründe für eine Aufteilung der organisatorischen Leitung nicht zu ersehen sind, scheint mir der Krankenhausträger gut beraten, der diesen Verantwortungsbereich in die Hand *eines* leitenden Arztes legt. Diese organisatorische Lösung liegt um so näher, als sie durch die traditionelle Gliederung des Krankenhauses in Bettenabteilungen unter der Verantwortung leitender Ärzte vorgezeichnet ist.

Kommen wir sonach zu dem Ergebnis, daß die Intensivbehandlungseinheit auch im Belegsystem unter einer einheitlichen ärztlichen Leitung stehen soll, so scheinen mir daraus Konsequenzen für die Behandlungskompetenz nahezu unvermeidlich. Intensivpflege und Intensivbehandlung stehen in einem engen, untrennbaren Zusammenhang; angesichts der Gefahren, die hier selbst durch kleine Pflegefehler heraufbeschworen werden, wird es auf der Intensivbehandlungseinheit kaum einen Bereich geben können, der dem Pflegepersonal in voller Zuständigkeit überlassen werden könnte. Die generellen Weisungen und die systematische Überwachung des Personals, die dem Leiter der Einheit obliegen, bedürfen deshalb in weitem Umfang der Ergänzung durch spezielle Weisungen und eine individuelle Kontrolle der Intensivbehandlung und Intensivpflege an Hand der Bedürfnisse des Einzelfalles durch den behandelnden Arzt. Sind für die Intensivbehandlung die Leiter der Fachabteilungen zuständig, so lassen sich wegen der breiten Überschneidung genereller und spezieller Weisungen Verständigungsfehler und vor allem die für den Patienten so gefährlichen unerkannten negativen Kompetenzkonflikte nur schwer vermeiden.

Für die Zusammenfassung der ärztlich-organisatorischen Leitung der Einheit und der Intensivbehandlung *in einer Hand* spricht weiter, daß Zahl und praktisches Gewicht der strikten Kunstregeln auch in der Intensivbehandlung deutlich zurücktreten dürften gegenüber den dispositiven Kunstregeln, die bei der Erteilung der generellen wie der speziellen Weisungen an das Personal weitgespannte Wahlmöglichkeiten einräumen. Im Idealfall können vielleicht einmal alle Ärzte, die eine Intensivbehandlungseinheit belegen, bei der Ausschöpfung dieser Wahlmöglichkeiten in allen

Einzelheiten übereinstimmen. Wahrscheinlicher wäre es aber, daß mehrere für die Intensivbehandlung zuständige Ärzte sich schwer auch nur über die prinzipiellen Fragen der technischen Einrichtung und apparativen Ausstattung einer solchen Einheit einigen könnten. Jede Meinungsverschiedenheit zwischen den behandelnden Ärzten über die zweckmäßigste Behandlungs- und Pflegemethode müßte aber den Bereich der generellen Weisungsbefugnis des organisatorischen Leiters der Einheit einengen. Eine bedenkliche Unsicherheit des Pflegepersonals und der nachgeordneten Ärzte wäre die unvermeidliche Folge, wenn bei den gleichen sachlichen Voraussetzungen die Patienten der Intensivbehandlungseinheit nur deshalb nach unterschiedlichen Methoden gepflegt und behandelt werden müßten, weil sie verschiedenen Fachabteilungen angehören. Die Sachlogik spricht m. E. entscheidend für die Zusammenfassung der ärztlich-organisatorischen Leitung der Einheit und der Kompetenz für die Intensivbehandlung in einer Hand.

Ebenso gute sachliche Gründe sprechen sowohl beim Belegsystem wie bei der selbständigen Einheit dafür, daß die *Behandlung des Grundleidens* den Leitern der zuständigen Fachabteilungen überlassen bleiben muß. Jede andere Lösung müßte die Erkenntnis negieren, daß eine optimale Behandlung des Patienten die Kenntnisse und Erfahrungen des Spezialisten erfordert. Die gemeinsame Behandlung des Patienten durch den Leiter der Intensivbehandlungseinheit, der ein Spezialist auf dem Gebiete der Intensivbehandlung sein sollte, und den Leitern der Fachabteilungen vollzieht sich nach dem bereits erwähnten Prinzip der Eigenverantwortung und nach dem Vertrauensgrundsatz, die auch sonst die Zusammenarbeit der Fachärzte bestimmen.

Als Zwischenergebnis darf ich festhalten: Die beiden Systeme der zentralen Intensivbehandlungseinheit unterscheiden sich hinsichtlich der Zuteilung der *administrativen* Zuständigkeit; sie sollten dagegen darin übereinstimmen, daß die Verantwortung für die *organisatorische Leitung* der Einheit und die Verantwortung für die *Intensivbehandlung* dem gleichen Arzt übertragen wird; die Behandlung des Grundleidens ist in beiden Systemen Aufgabe des zuständigen Fachgebietes.

In der Praxis ist, soweit ich sehe, die in der Konstruktion einfachere Organisation der zentralen Intensivbehandlung nach dem System der selbständigen Einheit weithin üblich, wobei an kleineren Häusern die Intensivbehandlungseinheit meist zugleich die Funktionen des Aufwachraums und der Wachstation wahrzunehmen hat.

Gegen die Übertragung der Zuständigkeit für die Intensivbehandlung auf den Leiter dieser Einheit habe ich gelegentlich den Einwand gehört, sie müsse daran scheitern, daß der bewußtlose Patient, der von der Fachabteilung in die Intensivbehandlungseinheit verlegt wird, die rechtlich erforderliche Einwilligung in eine Behandlung durch den Leiter dieser

Einheit nicht erteilen könne. Dieser Einwand ist unbegründet. Die Rechtslage ist hier nicht anders als bei der Einlieferung bewußtloser Patienten in eine Fachabteilung des Krankenhauses. Behandlungsmaßnahmen, die keinen Aufschub dulden, darf der Arzt durchführen, wenn nach der Lebenserfahrung anzunehmen ist, daß der Patient in sie einwilligen würde, wenn er bei Bewußtsein wäre.

Lassen Sie mich nun auf die Frage eingehen, welchem Fachgebiet die Leitung der Intensivbehandlungseinheit und nach unserem Zwischenergebnis damit auch die Intensivbehandlung selbst übertragen werden soll. Eine Antwort auf diese Frage haben uns die bisher geltenden Facharztordnungen versagt, weil sie die Aufgaben der Fachgebiete als bekannt voraussetzten. Die neue Weiterbildungsordnung definiert dagegen die Fachgebiete und gibt uns damit zumindest wertvolle Anhaltspunkte. Ausdrücklich aufgeführt wird die Intensivtherapie nur in der Definition des Fachgebietes Anaesthesie, um deren präzise Formulierung sich der Herr Tagungsleiter als Präsident der Deutschen Gesellschaft für Anaesthesie und Wiederbelebung entscheidende Verdienste erworben hat. Die Intensivtherapie steht in dieser Definition neben der Betäubung und der Wiederbelebung als eine der wesentlichen Aufgaben des Fachgebietes.

Diese Definition gibt, wie ich nachdrücklich betonen möchte, dem Fachgebiet *kein Monopol* für die Intensivtherapie; die Zuständigkeit der anderen Fachgebiete zur Intensivtherapie im Rahmen ihrer fachlichen Aufgabenbereiche, die bei den Mutterfächern sehr weit gespannt sind, bleibt unberührt. Einen Ausschließlichkeitsanspruch hat das Fachgebiet Anaesthesie insoweit offenbar weder erstrebt noch könnte er aus dem System der Weiterbildungsordnung hergeleitet werden, die mit ihren Definitionen lediglich eine Positivliste der fachlichen Zuständigkeiten jeder Disziplin aufstellt.

Hergeleitet werden kann aus dieser Positivliste dagegen eine unbestreitbare interdisziplinäre Zuständigkeit des Fachanaesthesisten für diese Aufgabe. Die Definition der Weiterbildungsordnung hat dabei lediglich einen im Prinzip ohnehin unbestrittenen Status rechtlich fixiert. Sie hat der Tatsache Rechnung getragen, daß die Anaesthesie ihrer Natur nach ein Querschnittsfach ist und wichtige Techniken der Intensivbehandlung, wie vor allem die künstliche Beatmung, zum engsten täglichen Aufgabenkreis des Anaesthesisten auch im Rahmen der modernen Kombinationsnarkose und bei der Therapie der Narkosezwischenfälle gehören.

Die neue Weiterbildungsordnung soll in Bayern am 1. Juli des nächsten Jahres und zu einem ähnlichen Zeitpunkt wohl auch in den anderen Ländern in Kraft treten. Die Zukunft hat jedoch, was die interdisziplinäre Zuständigkeit des Anaesthesisten für die Intensivtherapie betrifft, schon begonnen. In den letzten Jahren ist es offenbar nahezu zur Regel geworden, den Anaesthesisten, die als Leiter von Anaesthesieabteilungen bestellt werden, in den

Dienstverträgen die Leitung der Intensivbehandlungseinheiten zu übertragen, die Patienten mehrerer operativer Fachgebiete oder Patienten des gesamten Hauses aufnehmen. Werden in großen Häusern getrennte Einheiten errichtet, so scheint die Entwicklung dahin zu gehen, dem Anaesthesisten die Leitung der operativen und dem Internisten die der internen Intensivbehandlungseinheit zu übertragen. Alle Dienstverträge scheinen es im übrigen als selbstverständlich anzusehen, daß der Leiter der Einheit auch für die Intensivbehandlung zuständig ist.

Obwohl sich in der Praxis sonach bereits deutlich Lösungen abzeichnen, hielte ich es doch für glücklich, wenn es gelingen würde, in Absprachen zwischen den wissenschaftlichen Gesellschaften und den Berufsverbänden der in erster Linie interessierten Fächer Empfehlungen über die Abgrenzung der Fachbereiche auf dem Gebiet der Intensivbehandlung zu erarbeiten. Sie würden es wohl auch dem Krankenhausträger erleichtern, die Organisationsprobleme zu lösen.

Nachtragen darf ich noch, daß die Definition des Fachgebietes Anaesthesie in der Weiterbildungsordnung an die Zuweisung der Aufgabenbereiche „Wiederbelebung" und „Intensivtherapie" den Zusatz anfügt „in Zusammenarbeit mit den für das Grundleiden zuständigen Fachärzten". Dieser Zusatz stimmt mit den vorher aufgestellten Thesen über die Aufteilung der Verantwortung überein. Er besagt nichts, was sich nicht schon aus dem allgemeinen Gebot der Fachgebietsbeschränkung ergäbe; er wird aber dazu beitragen, die Fehlinterpretation gar nicht erst aufkommen zu lassen, der Fachanaesthesist sei als Leiter einer Intensivbehandlungseinheit für die Gesamtbehandlung zuständig.

Auf die rechtliche Verantwortung, die dem Leiter der Intensivbehandlungseinheit bei der Anleitung und Überwachung der nachgeordneten Ärzte, der Schwestern und Pfleger obliegt, brauche ich nicht einzugehen. Sie unterscheidet sich prinzipiell nicht von der anderer leitender Ärzte. Die Abgrenzung der Verantwortungsbereiche zwischen Intensivbehandlung und Behandlung des Grundleidens mag im einzelnen schwierig sein. Ist der Leiter der Einheit, wie ich dies zumindest für wünschenswert halte, zugleich für die Intensivbehandlung zuständig, so wird es in seinen Verantwortungsbereich fallen, darauf zu achten, daß sich bei der ärztlichen Versorgung des Patienten aus einer unscharfen Kompetenzabgrenzung zwischen Intensivbehandlung und Behandlung des Grundleidens keine Lücken ergeben. Im übrigen gilt für die Zusammenarbeit zwischen den beteiligten Ärzten das vorher bereits erwähnte Prinzip der Eigenverantwortung und der Vertrauensgrundsatz.

Ich möchte das Thema nicht abschließen, ohne wenigstens zu erwähnen, daß sich in der Intensivbehandlung ärztlich-ethische und rechtliche Probleme stellen, die zu den schwierigsten gehören, denen wir in der modernen Medizin begegnen. Die Technik der Wiederbelebung und die

Methoden der Intensivbehandlung haben den Aussagewert der klassischen Todeszeichen in Frage gestellt. Vor den Augen einer kritischen Öffentlichkeit, die im Zusammenhang mit der Transplantation lebenswichtiger Organe argwöhnt, der Tod des Organspenders könne zu einer manipulierbaren Größe werden, muß im Rahmen der Intensivbehandlung entschieden werden, ob Wiederbelebungsmaßnahmen im Einzelfall durchzuführen sind, und vor allem wie lange der Kreislauf eines Bewußtlosen durch eine künstliche Beatmung aufrechterhalten werden muß. Ich glaube nicht, daß sich z. Zt. eine überzeugende Antwort auf diese letztere Frage durch eine Fixierung des Todeszeitpunktes in Abweichung von den klassischen Todeszeichen finden läßt. Wichtig erscheint es mir deshalb, die Frage erneut zu durchdenken, wann der Arzt in Würdigung des ihm erteilten hohen ethischen Auftrags mit seinen Bemühungen enden darf, einzelne Lebensfunktionen mittels seiner ärztlichen Kunst aufrechtzuerhalten und geradezu bildlich gesehen den erlöschenden Lebensfunken immer wieder anzufachen. Es geht hier also nicht um die Entscheidung, ob der Arzt das Sterben des Patienten abkürzen darf, sondern ausschließlich darum, ob der Arzt verpflichtet ist, das Sterben durch Maßnahmen der Intensivbehandlung zu verlängern. Die Frage so pointiert stellen, heißt sie beantworten. Dabei verkenne ich nicht, daß uns diese Antwort mit dem Problem konfrontiert, ob es signifikante Kriterien dafür gibt, daß der Ausfall lebenswichtiger Funktionen irreversibel und das Leben des Patienten auch mit den Methoden der Intensivbehandlung nicht mehr zu retten ist.

Näher will ich auf diesen außerordentlich schwierigen Problemkreis hier nicht eingehen. Das Ziel meiner Erörterungen konnte es nur sein, zur Klärung der grundlegenden rechtlichen Fragen beizutragen, die sich bei der Errichtung von Intensivbehandlungseinheiten ergeben.

Die Organisation der Intensivpflege aus der Sicht des Arztes

Von **Charlotte Lehmann**

Bisher wiesen Krankenhäuser eine herkömmliche Gliederung in Fachabteilungen auf, die sich ihrerseits aus Pflege- und Behandlungsbereichen zusammensetzten. Mit den zentralen Intensivbehandlungseinheiten dagegen – ich möchte mich nur mit ihnen befassen – wurden interdisziplinäre Einrichtungen geschaffen, bei denen Pflege und Behandlung des Kranken untrennbar sind.

Die Begriffe „Intensivbehandlungseinheit" und „Intensivpflegeeinheit", die in oft verwirrender Weise nebeneinander aufgeführt werden, sind identisch. Sie bezeichnen den gleichen Bereich aus dem Aspekt ihrer beiden wesentlichsten, hier miteinander verbundenen Funktionen, der Behandlung und der Pflege. Die „Reanimation" wieder ist ein Teilgebiet der Intensivbehandlung. Der Begriff wurde bei der Neuschaffung dieser Disziplinen aus der französischen Sprache entlehnt und später durch das umfassendere und für uns geläufigere Wort „Intensivbehandlung" ersetzt.

Die enge Verbindung von Behandlung und Pflege, die durch das gemeinsame Arbeiten von Arzt und Hilfskräften am gleichen Ort bedingt ist, zwingt den Arzt, sich hier mehr als in anderen Krankenhausbereichen mit der Organisation des Arbeitsablaufes und der Situation des Pflegepersonals zu befassen.

Im Vordergrund stehen Überlegungen zur Zahl und Qualifikation der benötigten Hilfskräfte. Daß die Intensivpflege eine sowohl in die Breite als auch in die Tiefe gehende Intensität der Arbeit, also ungewöhnlichen Zeitaufwand, entsprechende Eignung und spezielle Schulung verlangt, wird allgemein anerkannt. Eine unterbesetzte Intensivbehandlungseinheit überfordert Schwestern und Pfleger physisch und psychisch, ohne den Aufgaben nachkommen zu können, die einer zur Aufnahme schwerstkranker Patienten bestimmten Abteilung gestellt werden müssen.

Den Erörterungen zur Zahl des benötigten Pflegepersonals darf vorausgeschickt werden, daß auch die zentralen Intensivbehandlungseinheiten hinsichtlich der Schwere der ihnen überwiesenen Fälle je nach der Struktur des Krankenhauses beträchtliche Unterschiede aufweisen. Das Ausmaß der vom einzelnen Patienten benötigten Pflege differiert also erheblich. Die erforderliche Anzahl des Personals ist bei Kranken, die in einem Raum gepflegt werden können, niedriger als bei isolierungsbedürftigen Patienten. Den größten Zeitaufwand wieder verlangen Beatmungsfälle.

Normale Intensivbehandlungsfälle fordern in einem Zeitraum von 24 Std als Minimum einen Schlüssel von 1,5 Pflegekräften pro Bett.

Beatmungsfällen, die eine ständige Kontrolle der Atmung und der Beatmungsgeräte voraussetzen, ist pro Bett und pro Schicht je eine Pflegekraft zur Verfügung zu stellen. Unter Einberechnung von Wochenend-, Nachtdienst-, Urlaubs- und Krankheitsablösungen erfordert das Beatmungsbett also 4 Schwestern in einer Zeiteinheit von 24 Std.

Gehen wir davon aus, daß jedes fünfte Bett von einem Beatmungspatienten beansprucht wird, kommen wir zu einem Schnitt von zwei Pflegepersonen pro Bett und Tag, also zu einem Ergebnis, das dem Schlüssel, den Herr EICHHORN mit 1,5:1 oder 2:1 angab, naheliegt. Diese Verhältniszahlen allerdings betreffen durchschnittliche Bedingungen. Die Berücksichtigung spezieller Strukturen kann – wie gesagt – erheblich höhere Personalforderungen ergeben.

Der eben angegebene Schlüssel setzt voraus, daß das Personal der Intensivbehandlungseinheit von den Dienstleistungen entlastet wird, die durch Sekretärinnen, Schwesternschülerinnen und Hausmädchen ausgeführt werden können. Auch die pflegerischen Maßnahmen, die das Grundleiden erfordert, also Verbandwechsel, Gipse und anderes sollten nicht den Intensivpflegeschwestern zugemutet werden, sondern dem Personal der zuständigen Fachabteilungen überlassen bleiben. Diese Forderung trägt zugleich der Tatsache Rechnung, daß auch die ärztliche Zuständigkeit sich in die Intensivbehandlung und in die Behandlung des Grundleidens teilt.

Bei der Einteilung des Pflegedienstes darf auf keinen Fall von der Annahme ausgegangen werden, daß nachts weniger Personal erforderlich ist. Der Tag-Nacht-Rhythmus verliert in dieser Materie, in der die subjektiven Forderungen des Patienten kaum mehr eine Rolle spielen, an Bedeutung. Dagegen sind kritische Situationen gerade nachts wesentlich schwerer zu beherrschen, weil insgesamt weniger Personal zur Verfügung steht und der ärztliche Dienst schwächer besetzt ist.

Obwohl gerade in der Intensivbehandlungseinheit das Teamwork angestrebt wird, sollte eine Zusammenfassung von 4–6 Schwestern in einer Pflegegruppe erfolgen, um die älteste und erfahrenste mit der Aufsicht betrauen zu können. Bei kleineren Einheiten mit einem ständigen Personalangebot von etwa 6 Personen empfiehlt es sich, diejenigen Schwestern, die sich im Laufe von 24 Std im Schichtdienst ablösen, in einer solchen Gruppe zu vereinen. Größere Abteilungen, in denen während einer Schicht mindestens 3–4 Schwestern tätig sind, geben die Möglichkeit, jede Schicht in einer Gruppe zusammenzufassen.

Eine Intensivbehandlungseinheit, die mindestens vier Pflegegruppen umfaßt, sollte der Leitung einer Oberschwester unterstellt werden. In solchen Fällen ergäbe sich die Formel: Bettenzahl $\times 2 + 1$.

Krankenschwestern in Intensivbehandlungseinheiten oder Anaesthesieabteilungen werden nach einjähriger Bewährung nach Kr. IV vergütet. Die Fallgruppe 4 in der Vergütungsgruppe Kr. V und die Fallgruppe 5 in der Vergütungsgruppe Kr. VI dagegen kommen bisher nur dann zur Anwendung, wenn Krankenschwestern 2 bzw. 5 Anaesthesiegruppen unterstellt sind, ohne daß sie von einem Facharzt für Anaesthesie beaufsichtigt werden. Diese Tarifregelung ist in der Praxis nicht mehr anwendbar und erscheint dringend verbesserungsbedürftig.

Man sollte also von der Bedingung, daß die aufsichtsführende Tätigkeit nur dann nach Kr. V oder Kr. VI vergütet wird, wenn kein Fachanaesthesist zur Verfügung steht, abgehen und die gleichen Möglichkeiten auch den Schwestern der Intensivbehandlungseinheit einräumen, wenn sie der erforderlichen Anzahl von Pflegegruppen (Anaesthesiegruppe = Pflegegruppe) vorstehen.

Wenn wir uns mit der Qualifikation des Pflegepersonals befassen, dürfen wir die Auffassung voraussetzen, daß die Intensivpflege eine Fülle spezieller theoretischer Kenntnisse und praktischer Erfahrungen erfordert, die nur dann vermittelt werden können, wenn eine systematische Schulung und Ausbildung erfolgt. Dieser Unterricht der Krankenschwestern wurde bisher ausschließlich in großen Anaesthesieabteilungen geübt und auch hier nach verschiedenen Prinzipien durchgeführt. Die Deutsche Gesellschaft für Anaesthesie und Wiederbelebung (DGAW) versucht mit ihrer „Empfehlung zur Ausbildung von Anaesthesieschwestern und Anaesthesiepflegern", Dauer und Qualität dieser Ausbildung zu vereinheitlichen.

Veranlassung zur Schaffung der Empfehlung war die Überlegung, daß die Kenntnisse und Erfahrungen, die vom Anaesthesiehilfspersonal sowohl in der Intensivbehandlungseinheit als auch im Operationssaal benötigt werden, in weiten Bereichen übereinstimmen und sich wechselseitig ergänzen. Beide Aufgabengebiete überantworten ihm die Sorge um den bewußtlosen, seiner Schutzreaktionen beraubten Patienten, dessen vitale Funktionen überwacht und aufrechterhalten oder aber wiederhergestellt werden müssen. Sowohl die klinischen Behandlungsmethoden als auch die Technik und Bedienungsweise der benötigten Geräte und Instrumente stimmen in beiden Gebieten überein. Die Gründe, die dazu veranlaßten, daß die Weiterbildungsordnung dem Fachanaesthesisten auch die Intensivbehandlung zuwies, sind für eine Verbindung dieser beiden Aufgaben im Bereich des Pflegedienstes genauso maßgeblich.

Eine weitere und wesentliche Erwägung ist die, daß die außerordentlich hohen physischen und psychischen Belastungen im Rahmen der Intensivpflege einen Ausgleich innerhalb eines zweiten Aufgabenbereiches fordern.

Auch hier stellt die turnusmäßige Ablösung zwischen den Operationssälen mit dem dazugehörigen Aufwachraum und der Intensivbehandlungseinheit eine geeignete Lösung dar. Die bisher geführten Diskussionen mit den Schwesternverbänden ergaben in dieser Hinsicht weitgehende Übereinstimmung.

Die Empfehlungen der DGAW sehen ein Jahr praktischer Tätigkeit an einer Anaesthesieabteilung und eine theoretische Ausbildung von 100 Unterrichtsstunden vor. Im Hinblick auf die Fülle des Stoffes erscheint auch uns die Anzahl der theoretischen Stunden knapp bemessen. Die Stundenzahl zu erhöhen, stößt in der Praxis jedoch zumindest jetzt noch auf Schwierigkeiten, weil die Schwestern überlastet sind und sich dem Unterricht in den meisten Fällen neben der normalen Arbeitszeit unterziehen.

Die Anaesthesieärzte nehmen deshalb jede sich während der praktischen Arbeit bietende Gelegenheit wahr, das theoretische Wissen der Schwestern zu vertiefen. Da sich das Krankengut einer zentralen Intensivbehandlungseinheit vorwiegend aus Ateminsuffizienten und Bewußtlosen zusammensetzt, die Freihaltung der Luftwege und die Beatmung also den schwerwiegendsten Bestandteil des Aufgabenbereiches bilden, eignet sich gerade der Fachanaesthesist in hohem Maße dazu, die Schwesternausbildung in der Intensivbehandlungseinheit zu übernehmen.

Die Ausarbeitungen der DGAW empfehlen, den Schwestern nach Beendigung der Lehrzeit eine Prüfung aufzuerlegen und ein Abschlußzeugnis zu erteilen. Später sollte diese zunächst auf der Initiative unseres Fachgebietes beruhende Schulung allerdings durch eine staatliche Ausbildung ersetzt werden. Die Empfehlungen der DGAW wollen einer solchen Entwicklung also nicht vorgreifen, sondern ihr den Weg ebnen.

Da räumliche Gliederung und apparative Ausstattung von Intensivbehandlungseinheiten in Spezialvorträgen behandelt werden, darf ich mich auf wenige wesentliche Hinweise beschränken.

Bei der Planung neuer Intensivbehandlungszentren sollte darauf geachtet werden, daß dem Einzelbett eine Mindestfläche von 20 m² zuzugestehen ist. Experten fordern bis zu 50 m² pro Bett, schließen die Nebenräume allerdings ein. Die Wege des Pflegepersonals sind so kurz als möglich zu halten.

Apparate und Geräte sollten so ausgewählt werden, daß ihre Bedienung weder die technischen Kenntnisse eines Ingenieurs noch das physiologische Wissen des Arztes voraussetzt. Schwere, auch tödliche Komplikationen während der Beatmung zum Beispiel sind häufig auf Bedienungsfehler des Pflegepersonals oder mit der Materie ungenügend vertrauter Ärzte zurückzuführen.

Gekammerte Pflegeeinheiten haben, auch wenn die Trennung durch Glas erfolgt, den Nachteil, daß optische und akustische Wahrnehmungen leiden. Diese Beeinträchtigung des unmittelbaren Kontaktes mit den

Kranken läßt auch zentrale Überwachungsanlagen problematisch erscheinen.

Die Arbeit des Hilfspersonals wird erleichtert, wenn die auf den Verordnungsbögen fixierten ärztlichen Anordnungen so frühzeitig erfolgen, daß sie eine rationelle Zeiteinteilung ermöglichen. Die Sondenernährung zum Beispiel sollte nicht gerade während der Visiten und der Umbettungen verlangt werden, Röntgenuntersuchungen und physiotherapeutische Behandlungen sind in freie Intervalle zu verlegen.

Die Überlappungen der Schichtdienste um mindestens 30 min geben Gelegenheit zu ausführlichen Berichterstattungen und gemeinsamer Verrichtung schwerer körperlicher Tätigkeiten.

Auch die hygienischen Probleme werden in Spezialvorträgen behandelt. Ich möchte lediglich erwähnen, daß der Arzt in seiner Sorge um die Gesundheit des Pflegepersonals an die Möglichkeiten denken sollte, ihm tarifrechtlich zustehende Vergünstigungen wie die Zusatzverpflegung nach § 33 Abs. 4 BAT zukommen zu lassen, wenn die ständige Gefahr der Übertragung pathogener Keime gegeben ist.

Wesentlicher als alle diese Erwägungen über Zahl und Qualifikation der Pfleger und Schwestern bzw. die Verbesserung ihrer äußeren Arbeitsbedingungen ist das Einfühlen in ihre psychologische Situation. Die in den Intensivbehandlungseinheiten geläufige hohe Mortalitätsrate von über 50% wird ihnen den Sinn ihrer aufopfernden Arbeit oftmals fragwürdig erscheinen lassen. Deshalb gerade sind das Einfühlungsvermögen und das unausgesetzte Bemühen des Arztes, der ihnen bei der Bewältigung dieser Probleme helfend zur Seite stehen sollte, eine Grundvoraussetzung für die enge tägliche Zusammenarbeit, ohne die eine erfolgreiche Intensivbehandlung und Intensivpflege nicht denkbar ist.

Die Organisation der Intensivpflege aus der Sicht der Schwester*

Von **Therese Valerius**

Das Ziel jeder Organisation ist die optimale Wahrnehmung gestellter Aufgaben.
Dazu bedarf es:

1. Einer klaren *Analyse* der gegebenen Situation.
2. Einer *Organisationsform*, deren Struktur ohne Überforderung optimale
Leistung ermöglicht.
3. Den Einsatz aller *Mittel*, um die Ausgangsbasis zu verbessern und die
Vermeidung aller Faktoren, die diese verschlechtern.

1. Die Analyse der gegebenen Situation zeigt das Schwesternproblem
schon im normalen klinischen Bereich als einen Circulus vitiosus. Der
dramatische Fortschritt, den die Intensivtherapie für die ärztliche Aufgabe
der Erhaltung des menschlichen Lebens darstellt, bedeutet gleichzeitig eine
Verschärfung der vorhandenen Probleme und ist in der Lage, den Teufels-
kreis sich gegenseitig ungünstig beeinflussender Ursachen und Wirkungen
zu einem noch rasanteren Ablauf bis zur Katastrophe zu treiben. Die Entwicklung der Medizin stellt uns die Aufgabe der *Intensivtherapie* und die
damit unlösbar verknüpfte Aufgabe der *Lösung des Schwesternproblems* für
diese Arbeit. Schwesternmangel besteht fast in allen europäischen Ländern,
wobei die angegebenen Zahlen zwar nicht immer ein objektives Bild ver-
mitteln. Um die fehlende Zahl wirklich festzustellen, müßte zuerst klar
definiert werden, welche Arbeiten nur von einer Schwester verrichtet
werden können. Wenn wir dann ausschließlich für diese Arbeiten die
vorhandenen Schwestern einsetzten, sähe die Situation um vieles besser
aus.

Daß die Qualität viele Wünsche offenläßt, merken Sie in der täglichen
Zusammenarbeit noch mehr als andere Ärzte, weil Sie höhere Forderungen
stellen müssen. Ihre ganze Arbeit steht und fällt mit der Zahl und Qualität
Ihrer Schwestern. Leider wurde von den Schwesternschulen und den
Kliniken lange Zeit das Notwendigste versäumt: Um den Mangel an *Zahl* zu
beheben, wurde der Anspruch an die *Qualität* herab- statt heraufgesetzt.

---

* Die Bezeichnung Schwester steht in den folgenden Ausführungen gleicherweise für den **Beruf des Krankenpflegers**.

Keine Aufbesserung der Ausbildung, der Vergütung und des Sozialprestiges kann die Schäden wiedergutmachen, die durch eine falsche Berufspolitik entstanden sind. Hoffen wir, daß die neuen Ausbildungsbestimmungen, die keineswegs optimal sind, uns für die Zukunft eine bessere Qualität als Grundlage bieten.

Die schlechten Voraussetzungen führen leider oft zu Kompromissen; sie dürfen jedoch nie zur Ausgangsbasis der Konzeption werden, diese darf einzig und allein von den Forderungen des *Zieles* bestimmt sein.

Darum müssen wir als erstes uns selbst und den zuständigen Verwaltungsbehörden die für unsere Arbeit benötigte Zahl und Qualität klarmachen und für die Auswahl und Ausbildung immer die Kriterien des Zieles in Anwendung bringen.

Das Angebot einer systematischen *Spezialausbildung*, wie sie die Deutsche Gesellschaft für Anaesthesie und Wiederbelebung propagiert, wird sicher in zunehmendem Maße junge und intelligente Schwestern anziehen. Die besonderen Anforderungen der Ausbildung und die mit der Intensivtherapie verbundenen physischen und psychischen Belastungen schränken jedoch die Auswahl ein.

2. Der Mangel an Zahl und Ausbildung erhöht die Bedeutung des zweiten Punktes, der *Organisation*:

Kontinuierliche Überwachung und Pflege, sachgemäße und korrekte Ausführung der ärztlichen Anordnungen, gute informierende Berichterstattung und die Verhütung jeder zusätzlichen Gefährdung des Patienten fordern eine Organisationsstruktur der Intensivtherapiestation, die wesentlich von der üblicher Stationen abweicht. Nur die konsequenteste Form der *Gruppenpflege* ermöglicht die optimale Versorgung des Patienten und die Befreiung der Schwester von jeder berufsfremden Arbeit.

Eine Stationsschwester im alten Sinne ist ein Fehler. Sie würde nur als unnötig zwischengeschaltetes Glied eine Störung der Berichterstattung bedeuten, die schon durch den Schichtwechsel genügend erschwert ist. Sie wäre außerdem ein Hemmnis für die notwendige und schwere Erziehung aller Schwestern zu eigenverantwortlichem Denken und Handeln und die Erlangung eines möglichst gleichwertigen Ausbildungsniveaus.

Trotzdem ist für 4–6 Betten eine eigene *organisatorische Leiterin* zu erstreben. Ihre Aufgabe liegt in der Gewährleistung einer möglichst konstanten Dienst- und Freizeitordnung, in der Lehre und Weiterentwicklung der Pflegemethoden, dem systematischen Anlernen neuer Schwestern und in der Hilfe bei Notsituationen. Größere Pflegeeinheiten sollten entsprechend geteilt werden. Jeder Verlust an Überschaubarkeit gefährdet die pflegerische Leistung.

Ein sog. *Außendienst* übernimmt die Arbeiten außerhalb des Zimmers, wie Materialbeschaffung, Reinigung und Sterilisationsvorbereitung der benötigten Gegenstände. Hierfür können Hilfskräfte wie Schwestern-helferinnen oder Studenten angelernt werden.

Die auf diesen Stationen vermehrt anfallende Schreibarbeit sollte von einer *Schreibkraft* übernommen werden. Dies muß keine, es kann aber eventuell eine Schwester sein.

Eine *Pflegegruppe*, deren Zusammensetzung möglichst konstant zu halten ist, besteht aus 4 Schwestern. Hiervon befinden sich 3 im Schichtdienst und die vierte gilt als Freiablösung.

Eine Stunde Zeit zur Dienstübergabe ist nach unserer Erfahrung nicht zu lang. Diese Zeitspanne wird benötigt für eine detaillierte Berichterstattung, die Ausführung pflegerischer Maßnahmen, die zu zweit erfolgen müssen, sowie für die Kontrolle und Übergabe der Überwachungs- und Behandlungsbogen, der Geräte und des benötigten Materials.

Die schriftliche Fixierung aller ärztlicher Anordnungen in einem 24stündigen Behandlungsplan und einem Konsiliarbogen und eine übersichtliche und *unveränderte Plazierung* aller Gegenstände und Geräte erleichtern die Dienstübergabe. Somit ergibt sich in 24 Std eine *pflegerische Dienstleistung von 25 Std*.

Die notwendigen Pausen, die unbedingt alle 3 Std ermöglicht werden sollten, sind dabei noch nicht berücksichtigt.

Diese Berechnung stimmt mit der zur Zeit gültigen 47-Std-Woche überein.

Wir glauben, daß bei beatmeten und relaxierten Patienten nur *ein* Patient in die Verantwortung *einer* Pflegegruppe übergeben werden darf. Abgesehen von der erhöhten Gefahr der Kreuzinfektion bedeutet die Pflege mehrerer beatmeter Patienten durch eine Schwester eine Überforderung, die immer zu Lasten der Erhaltung der Einsatzfähigkeit und der Einsatzwilligkeit, wie ebenso zu Lasten der gesamten Versorgung des Patienten geht. Es dürfte ein Kardinalfehler sein, auf diesen Stationen die Personalbesetzung nachts einzuschränken oder zu gewissen Zeiten überwiegend mit Studenten zu arbeiten. Kräfte ohne Spezialausbildung dürfen hier, wenn überhaupt, nur mit einer ausgebildeten Schwester zusammen arbeiten.

Eine Intensivtherapiestation hat nur dann eine Daseinsberechtigung, wenn sie für alle Tages- und Nachtzeiten eine gleichwertige und eine *bessere* Überwachung und Behandlung gewährleistet als eine andere Station. Sie erfordert eine Schwesternzahl, die im Hinblick auf den bestehenden Mangel erschreckend wirkt. Die Ausschöpfung aller Möglichkeiten der Rationalisierung und Arbeitserleichterung – sei es durch Organisation oder durch technische Hilfe – muß darum auch gegen Widerstände angestrebt werden. Zentrale Einheiten bieten hierfür die besten Voraussetzungen.

3. Wenden wir uns nun dem 3. Punkt, den Möglichkeiten der Verbesserung der *Ausgangsbasis* und der Vermeidung der Faktoren, die diese

verschlechtern, zu. Nach unserer Erfahrung ist es ein Fehler, Schwestern *nur* für die Intensivtherapie zu spezialisieren. Spätestens nach einem halben Jahr sollte ein zeitweiser Wechsel in die Narkoseassistenz oder in den Aufwachraum erfolgen. Die Kombination dieser Einsatzgebiete, die dasselbe Wissen und Können fordern, bedeutet eine gewisse Balance für die körperliche und seelische Belastung der Intensivpflege. Ebenso ist hier eine Pufferkapazität gegeben, die die schwierige Organisation erleichtert und die Vermeidung allzu häufiger Nacht- und Wochenenddienste und abrupter Dienständerungen ermöglicht.

Weil wir diese *Kombination* für notwendig halten, scheint uns *1 Jahr Spezialausbildung zu kurz.*

Die Erhaltung der Arbeitsfreude und -kraft muß durch eine klare Dienst- und Freizeitordnung, mit Vermeidung plötzlicher Änderungen, durch gute Raumverhältnisse und beste Arbeitsbedingungen, durch Befreiung von berufsfremder Arbeit und durch eine gute Atmosphäre erstrebt werden.

Wenn die Anaesthesie als Disziplin eine Vorkämpferin für Teamwork innerhalb der medizinischen Fachgebiete ist oder doch sein sollte, so muß diese geistige Haltung durch eine beispielhafte *Zusammenarbeit in den eigenen Reihen* deutlich werden. Dies bedeutet auch, daß die *Schwester als Mitarbeiterin* angesehen und gewertet wird. Wir brauchen diese Mitarbeit in allen Aufgabenbereichen der Anaesthesie, am dringendsten jedoch in der Intensivtherapie. Die erforderliche Zahl an Spezialschwestern ist im Verhältnis zu anderen Disziplinen sehr hoch, auch bei sparsamsten Einsatz in allen Bereichen.

Die Verwaltungen müssen diese Tatsache anerkennen durch die Bewilligung ausreichender Planstellen.

Die Intensivtherapie bietet in ihrem Kern alle Voraussetzungen für eine ideale Lehrstätte der Teamarbeit und der fachlichen Weiterbildung. Die volle Entfaltung dieser Möglichkeiten für Schülerinnen im dritten Ausbildungsjahr und die Vorbereitung diplomierter Schwestern für leitende und lehrende Funktionen im klinischen Bereich bedeutet einen positiven Beitrag für die gesamte Entwicklung der optimalen Patientenbehandlung und werden ein Anreiz sein für alle, denen die bessere Versorgung der Patienten ein Anliegen ist.

Eine leistungsgerechte Anerkennung in der täglichen Umgangsform und in der Besoldung bieten die Voraussetzungen für eine längere Mitarbeit nach erfolgter Spezialausbildung.

Die *Eingruppierung* sollte in allen Funktionen wie: Pflege, Gruppenleitung, Leitung einer Einheit von 4–6 Betten, Leitung der Spezialausbildung und organisatorische Leitung des gesamten Schwesternsektors eines selbständigen Anaesthesie-Institutes um *eine Stufe höher* liegen als in der normalen Krankenpflege.

Für die gehaltliche Einstufung ist statt der bisher üblichen Patienten- oder Untergebenenzahl die berufliche Ausbildung und die fachliche Leistung im klinischen Bereich als Grundlage zu werten.

Lassen Sie mich zum Schluß noch eine wichtige Betrachtung anschließen, der wir nicht ausweichen dürfen: Die Wiederbelebung und die Intensivtherapie werfen Fragen auf, die vielleicht allgemeingültig nicht zu beantworten sind. Sie als Ärzte haben sich in der ganzen Zeit Ihres Studiums naturwissenschaftliches Denken angeeignet. Dieses naturwissenschaftliche Denken, das für Sie eine Selbstverständlichkeit ist, ist dies aber keineswegs in gleichem Maße für die Schwestern. Was immer auch die Berufsentscheidung einer Schwester bestimmt, es ist sicher mehr ein sozialer, denn ein naturwissenschaftlicher Aspekt. Die Arbeit in der Intensivtherapie, die manchmal auch den Arzt an den Rand einer Depression bringen kann, ist für die Schwester noch viel belastender. Sie ist brutaler als der Arzt vor die Frage der Sinnhaftigkeit ihrer Arbeit gestellt; denn sie steht täglich über Stunden unausweichlich diesem Leben gegenüber, das oft kein „menschliches" Leben mehr ist.

Diese psychische Belastung in Verbindung mit der physischen Belastung bedeutet einen ständigen Stress. In den Fällen, in denen eine Heilung den Einsatz aller Kräfte belohnt, wird der Patient sehr schnell der Obhut der Schwester entzogen und sie muß sich abrupt dem nächsten zuwenden.

Ein Kontakt zum Patienten ist oft unmöglich; darum ist der gute Kontakt der Mitarbeiter untereinander sehr wichtig. Besonders in kritischen Situationen, die so leicht die Gefahr bieten, daß man seine Nerven nicht mehr in der Kontrolle behält, können unbeherrschte Ausbrüche die Situation zusätzlich erschweren. Gerade dann ist gegenseitige Hilfe sehr wichtig. Es bedarf oft nur eines verstehenden und aufmunternden Wortes.

Mit der Zuwendung zur Intensivtherapie nimmt der Anaesthesist – gleichzeitig neben der schweren Verantwortung für die Patienten – auch die für die Menschen auf sich, von denen er die Ausführung seiner ärztlichen Anordnungen fordert. Diese Verantwortung erstreckt sich nicht nur auf die *physische* Gesunderhaltung, sie erstreckt sich gleicherweise auf die Verhütung *psychischer* Schäden. Leider läßt sich hier Soll und Haben nicht genau so bilanzieren wie im Säure-Basen-Haushalt.

Eine physische oder psychische Überforderung gesunder Menschen ist nirgendwo gerechtfertigt; sie ist es am allerwenigsten dort, wo die Aussicht auf die Erlangung eines menschenwürdigen Lebens für den Patienten nicht mehr gegeben ist. Dies bedeutet keinen Abbruch, sondern im Gegenteil einen verstärkten Einsatz aller verfügbaren Kräfte, wo eine, wenn auch noch so geringe Chance für die Erhaltung oder Wiedererlangung des Lebens besteht.

Die Problematik der Intensivbehandlung aus der Sicht des Krankenhaushygienikers

Von **E. Kanz**

Für den Krankenhaushygieniker, dessen Hauptaufgabe es ist, der Entstehung und Verbreitung von Hospitalinfektionen entgegenzuwirken, beinhalten Intensivbehandlungseinheiten eine Fülle schwer zu lösender Probleme. Besonders schwierig sind die Verhältnisse in hygienischer Sicht bei der *Langzeitbeatmung,* wobei ich auf die Aufzählung des hier erfaßten Patientenkreises verzichten kann. Die wesentliche hygienische Charakteristik bei der Langzeitbeatmung liegt darin, daß sie als *Infektionsquelle* erster Ordnung zu gelten hat und zu entsprechenden hygienischen Konsequenzen zwingt.

Im Durchschnitt beträgt die Verweildauer der Kanüle etwa 6 Wochen vom Anlegen der Tracheotomie bis zum Dekanülement. Bei Tetanuspatienten kann es unter Umständen wesentlich länger dauern.

Diese Trachealkanüle bzw. die Notwendigkeit ihrer Verwendung über die Dauer der Behandlung und ganz besonders aber die Tatsache, daß die Kanüle *laufend* im Rahmen der Pflege gereinigt und durchgängig gemacht werden muß, ist der Ausgangspunkt der hygienischen Problematik. Diese kann aber viel besser verstanden werden, wenn man sich vorher über die bakteriologische Situation ein Bild gemacht hat.

Zur bakteriologischen Problematik bei Tracheotomierten

An Hand des Materials aus der Beatmungsstation an der Chirurgischen Universitätsklinik München konnten wir uns einen guten Überblick verschaffen über die bakteriologische Situation der Trachea sowohl bezüglich des *Keimspektrums,* wie auch hinsichtlich ihres hartnäckigen Bestehenbleibens praktisch über die ganze Zeit der Behandlung.

Das Material umfaßt die bakteriologischen Untersuchungsergebnisse aus insgesamt 325 Trachealabstrichen, die von 66 Patienten im Laufe ihres Klinikaufenthaltes im Zeitraum 1966/67 zu uns geschickt wurden. Von diesen Patienten wurden im Abstand von einigen Tagen wiederholt (maximal bis 15) Trachealabstriche zur bakteriologischen Untersuchung eingesandt.

Obwohl bei allen durchgeführten bakteriologischen Untersuchungen von jeder Keimart die Resistenz ermittelt, d. h. ein *Antibiogramm* erstellt wurde, ist es in den meisten Fällen trotz gezielter Antibiotika-Therapie nicht gelungen, die bei der ersten Untersuchung gefundene Keimart zum Verschwinden zu bringen. Die einzige pathogene Keimart, die sich hier offenbar chemotherapeutisch wirksam beeinflussen ließ, waren die pathogenen Staphylokokken. Die gramnegativen Keimarten aber, an ihrer Spitze die Klebsiellen, daneben aber auch Pyocyaneus und Proteus und in seltenen Fällen E. coli, scheinen, soweit das aus dem bakteriologischen Ergebnis der Trachealabstriche gesagt werden kann, nicht verschwunden zu sein.

Soweit bei sepsisbedingten Exitusfällen die Keimart ermittelt werden konnte, handelte es sich in erster Linie um Klebsiellen.

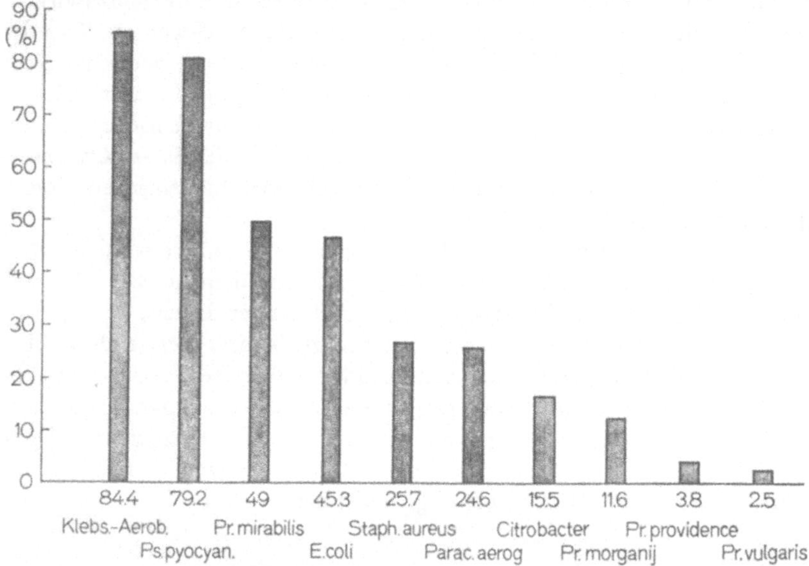

Abb. 1. Prozentualer Anteil der verschiedenen Keimarten aus Trachealkanülen

Abbildung 1 gibt die *Keimverteilung* dieser Trachealabstriche der beiden Jahre 1966/67 wieder. Der prozentuale Anteil der vorwiegend bei Mischinfektionen gefundenen Keimarten zeigt folgende Reihenfolge:

Klebsiella aerobacter	84%
Ps. pyocyanea	79%
Pr. mirabilis	48%
E. coli	45%
Staph. aureus	25,7%

Danach kommen noch einige gramnegative Keime, von denen die letzten drei verschiedene Proteusarten darstellen.

Vergleicht man damit die Keimverteilung bei Wundabstrichen aus der übrigen Chirurgie, so findet man dort die Staphylokokken immer noch mit Abstand an erster Stelle. Die weitere Reihenfolge der gramnegativen Keime ist dann ungefähr gleich, wobei wiederum die Klebsiellen am häufigsten vorkommen.

Das urologische Keimspektrum wird vergleichsweise wieder beherrscht von gramnegativen Keimen (Coli, Klebsiellen, Proteus, Pyocyaneus) und zeigt Staphylococcus aureus erst an 8. Stelle.

Was die Antibiotika-Resistenz der bei Trachealinfektionen gefundenen gramnegativen Keime betrifft, so möchte ich besonders auf das unterschiedliche Resistenzbild der beiden am häufigsten gefundenen Proteusarten (Pr. mirabilis und Pr. morganii) hinweisen.

Soweit die *bakteriologische* Situation, wie sie sich aus der Analyse der Trachealabstriche ergibt. Hieraus einen Rückschluß auf Erfolg oder Mißerfolg der in jedem Fall gezielt durchgeführten Antibiotika-Therapie ziehen zu wollen, scheint mir nicht berechtigt, da Gewebsspiegel und Trachealabstrich sehr verschiedene Dinge sind. Demgegenüber ergeben sich daraus aber klare *hygienische Aspekte.* Aus den bisherigen Ausführungen resultieren drei wesentliche Feststellungen:

1. Nach einer, spätestens aber innerhalb von zwei Wochen zeigt die Trachea meist schon eine massive Infektion.

2. Die gramnegativen Keime, an ihrer Spitze Klebsiellen und Pyocyaneus, bleiben in den meisten Fällen über die gesamte Behandlungszeit nachweisbar und fungieren somit im hygienischen Sinne als laufend aktive Infektionsquellen.

3. Über den Beobachtungszeitraum von 2 Jahren waren auch bei den später eingelieferten Patienten die Keimarten praktisch immer die gleichen.

Die hygienische Problematik auf der Beatmungsstation

Aus den eben genannten drei Feststellungen ergeben sich aus krankenhaus-hygienischer Sicht zwei wesentliche Gesichtspunkte:

I. Die Intensivbehandlung in Form einer Beatmungsstation stellt eine *Infektionsquelle erster Ordnung* dar.

Diese Tatsache muß sowohl *qualitativ* bezüglich der Keimart wie auch *quantitativ* bezüglich der durch die Pflegetechnik gegebenen Verschleppungsmöglichkeiten in ganz anderen Größenordnungen gesehen werden als auf der übrigen Chirurgie. Bei der Planung neuer Krankenhäuser empfehlen wir deshalb als wichtigste *bauliche* Maßnahme, die Beatmungsstation so weit wie möglich vom aseptischen Bereich der Klinik zu entfernen und wie eine Infektionsstation abzuschirmen. *Organisatorisch* gehört dazu das Schleusenprinzip (Händedesinfektion und Kleiderwechsel) bei Verlassen der Station wie *laufende* Desinfektionsmaßnahmen.

II. Auf der anderen Seite ist die Infektion von Bett zu Bett als sog. *Kreuzinfektion* innerhalb der Intensivbehandlungseinheit besonders gefürchtet.

Robinson u. a., Autoren mit langer Intensivpflegeerfahrung, fordern deshalb eine isoliert eingerichtete Intensivpflegeabteilung mit zahlreichen größeren Einzelräumen.

Entscheidend aber sind für die Verhinderung von Kreuzinfektionen die *organisatorischen* Maßnahmen, wobei der Akzent auf den „*gezielten*" Bekämpfungsmaßnahmen liegt, weil nur diese zu einem tatsächlichen Erfolg führen können. Um aber gezielt vorgehen zu können, ist es eine Voraussetzung, das Ziel zu kennen, mit anderen Worten, wir müssen wissen, auf welchen Wegen die Keime sowohl auf Station wie in einer Klinik schlechthin verschleppt werden, um diese Infektionswege wirksam und rechtzeitig ausschalten zu können.

Die Keimbesiedlung an den verschiedensten Gegenständen eines Krankenzimmers, an Untersuchungs- und Behandlungsgeräten wie aber auch an Wäsche oder am Pflegepersonal ermitteln wir mittels Abklatschkulturen. Die auf der Agarfläche haftenden Kontaktkeime wachsen im Brutschrank zu makroskopisch sichtbaren Bakterienkolonien heran, so daß nach einem, spätestens nach zwei Tagen ein Spiegelbild der abgeklatschten Keimbesiedlung vorlegt.

Eine Modifikation der Abklatschmethode stellen die *Abklatschfolien* dar. Die Methodik besteht darin, daß eine weiße, sterile Cellophanfolie, die auf einer transparenten Schutzfolie liegt, auf den zu untersuchenden Gegenstand aufgedrückt wird, wobei die kontaktfähigen Keime auf der weißen, mit Kochsalzlösung befeuchteten Folie hängenbleiben. Die weiße Folie wird dann so auf einen Agarnährboden aufgelegt, daß die keimhaltige Seite oben ist. Die Nährstoffe dringen von unten nach oben durch die Folie durch und lassen die Keime wie auf Agar zu Kolonien heranwachsen. Der Vorteil dieser Abklatschfolien ist der, daß man damit auch Hohlkörper und scharfkantige Gegenstände abklatschen kann, ohne den Nährboden zu verletzen.

Im folgenden seien 4 Beispiele über die Staphylokokkeninfektion auf Beatmungsgeräten der Intensivbehandlungseinheit in München erwähnt:

	Staph. aureus	
	Koag. neg.	Koag. pos.
1. *von Trachealkanüle wegführender*		
Schlauch:	206	3
2. *Tussomat-Schalttafel:*		43
3. *Ambubeutel:*		7
f. manuelle Beatmung im Notfall		(nur geringe
(selten gebraucht)		Gesamtkeimzahl)
4. *Glasplatte von Engström:*		575

Diese hier gezeigten Abklatschergebnisse wurden mittels eines Elektiv-nährbodens für Staphylokokken (Mannitol-Salt-Agar) ermittelt.

Die wichtigsten Keimverbreitungswege

Welche Haupt- und Nebenstraßen der Keimverbreitung auf einer Beatmungsstation unterschieden werden können, d. h. welche suspekten Infektionswege neben latenten Verbreitungswegen bestehen und wie wirksam sich geeignete Desinfektionsmaßnahmen auswirken können, darf ich Ihnen auf den nächsten Tabellen zeigen:

Tabelle 1. Staphylokokkenwerte bei *suspekten* Infektionswegen

Bett d. Pat. S	Keimz.	penic.
Beatmung mit Engström		
Ulcus cruris		
(Bett frisch bezogen)		
Bettlaken, Kopfende	41	+
Bettlaken, Fußende	92	+
Bettbezug	18	+
Pflegepersonal		
Dr. 1		
li. Hand	24	
re. Hand	1/25	—
Kittel	7	
Schuhrücken	1/40	+
Schw. E.		
re. Hand	7	+
Kittel	10/3	+ —
Schuhrücken	1	+
Schw. R.		
re. Hand	3/17	—
Schürze	5/18	—
Stirnhaare	22	
Schuhrücken	10/37	—

Tabelle 1 zeigt die sog. *suspekten* Infektionswege, die in der Regel jedem geläufig sind und bei einiger Routine auch relativ leicht ausgeschaltet werden können. In den unteren zwei Drittel sind die Untersuchungen am Pflegepersonal dargestellt, wobei immer wieder Hände, Kittel und Schuhrücken zu den wichtigsten Infektionswegen zählen. Im oberen Teil der Tabelle sind die nicht verwunderlichen hohen Staphylokokkenwerte auf den *Bettlaken* und am *Bettbezug* zu sehen.

Tabelle 2. Staphylokokkenwerte bei *latenten* Infektionswegen

Neuüberzogenes leeres Bett	Keimz.
Räder	20
Holzgriff	34
Kurventafel (Leder)	13
Kurventafel (Ränder)	40
Fußboden vor Bett	22
Bett von Pat. B.	
Holzgriff	76
Bettbezug (1 Tag)	6
Bett von Pat. S.	
Sandsack	18
Tischplatte	1
Müllsack (Deckel)	∅
Spülbecken	∅
Pflegepersonen	
Dr. 1	
re. Hand	3
Schw. a)	
re. Hand	4
Haare	∅

Anders ist es mit den *latenten* Infektionswegen, die der Aufmerksamkeit des Personals allzu leicht entgehen. Einige davon sind in Tabelle 2 dargestellt, wobei ein frisch überzogenes leeres Bett mittels Mannitol-Salt-Agar auf Staphylokokken untersucht wurde. Wie die Tabelle zeigt, sind sowohl an den *Rädern*, besonders an dem *Holzgriff* über dem Bett, aber auch an der *Kurventafel*, und hier wiederum im Bereich der Ränder und der Lederriemen, erhebliche Staphylokokkenmengen gefunden worden. Auch der *Sandsack* dieses für die Neuaufnahme eines Patienten bestimmten Bettes zeigt reichlich Staphylokokken. Interessant ist, daß der Deckel des *Müllsackes*, der für jedermann als äußerst suspekt gilt, keine Keime aufweist.

Ein anderer wichtiger Verschleppungsweg auf dieser Station sind die *Beatmungsgeräte* mit den zu den Patienten führenden Schlauchverbindungen:

Tabelle 3 zeigt die Abklatschergebnisse von 5 Beatmungsgeräten, wobei die beiden oberen (*Tussomat* und *Spiromat*) zur Zeit der Untersuchung in Gebrauch waren und besonders im Bereich der *Schalttafel* relativ hohe Staphylokokkenwerte zeigen.

Anschließend werden die Abklatschergebnisse von einem *Engströmgerät* wie von einem *Tussomat* aufgezeigt, die beide vor längerer Zeit desinfiziert,

Tabelle 3. Staphylokokkenwerte auf Beatmungsgeräten: a) in Gebrauch,
b) einige Tage nach Desinfektion, c) kurz nach Desinfektion (keimfrei)

a)	Tussomat: bei Pat. S.	Keimz.
	Schalttafel	14
	Gummiatembeutel	5
	Atembeutel, Ventil	7
a)	Spiromat: bei Pat. E.	
	Schalttafel	12
	Ex- u. Inspirat.-Knopf	8
	Knopf zur Verstellung der Hubhöhe	$\emptyset$
	Uhr, Innenseite	$\emptyset$
	Polyäth.-Schlauch für O_2	10
b)	Engström: vor längerer Zeit desinfiziert (nicht in Betrieb)	
	Schaltknöpfe	10
	Atembeutel	$\emptyset$
	Volumeneinstellrad	1
b)	Tussomat: vor längerer Zeit desinfiziert (nicht in Betrieb)	
	Schalttafel	43
	Atembeutel	20
c)	Engström: kurz nach Desinfektion	
	Schaltknöpfe	$\emptyset$
	Volumeneinstellrad	$\emptyset$

seitdem aber nicht mehr in Gebrauch waren. Es zeigt sich, daß es hier
wiederum im Bereich der Schalttafel zu einer erheblichen aerogenen
Infektion gekommen ist.

Ganz unten das Abklatschergebnis von einem *Engströmgerät* kurz nach
der Desinfektion. Hier konnten keinerlei Keime ermittelt werden.

Die praktische Bedeutung der hier gezeigten Ergebnisse besagt, daß nur
eine *laufende* Desinfektion *aller* Geräte zu einem Erfolg führen kann, und daß
diese laufende Desinfektion mit zur wichtigsten hygienischen Aufgabe der
Beatmungsstation gehört. Alle Tabellen zeigen Staphylokokkenwerte, die
mittels des Elektivnährbodens Mannitol-Salt-Agar ermittelt wurden. – Die
Staphylokokken sind gegen Austrocknung ziemlich resistent und lassen sich
deshalb länger an infizierten Gegenständen nachweisen.

Bei Verwendung von gewöhnlichem Nähragar läßt sich, wie neuere
Untersuchungen zeigen, das gesamte Keimspektrum entsprechend Abbildung 1 an den verschiedenen Gegenständen wie aber auch an den Händen
und an der Kleidung des Personals feststellen. Zahlenmäßig treten dabei in

4*

der Regel die gramnegativen Keime vor den Staphylokokken zurück, da sie im angetrockneten Zustand relativ bald zugrunde gehen. Nur an feuchten Stellen halten sich die gramnegativen Keime relativ lang und vermehren sich dabei.

Zusammenfassend läßt sich auf Grund unserer Untersuchungen sagen, daß sowohl das Personal wie auch die Geräte einer Intensivbehandlungseinheit zu beachtlichen Keimverschleppern werden können, von wo aus die Keime sowohl in die übrige Klinik wie auch auf der gleichen Station von Bett zu Bett im Sinne einer Kreuzinfektion weiterverschleppt werden können, wenn nicht wirksame Vorbeugungsmaßnahmen getroffen werden.

Gleichzeitig und abschließend darf ich vermerken, daß keine Station oder Abteilung einer Klinik die Krankenhaushygiene vor so schwer zu lösende Aufgaben stellt, wie gerade die Intensivpflege.

Zur hygienischen Problematik der Intensivbehandlung aus der Sicht des Klinikers

Von **H. Poulsen**

Intensivbehandlungsstationen, in denen schwerkranke Patienten verschiedener Abteilungen konzentriert sind, führen behandlungsmäßig unbestreitbare Vorteile mit sich. Diese Vorteile fallen so sehr ins Auge, daß kein verantwortungsbewußter Krankenhausarzt, Verwalter, Architekt oder Ingenieur sich heute denken könnte, ein neues Krankenhaus ohne solche Intensivbehandlungseinheiten zu planen.

Die starke Spezialisierung innerhalb der ärztlichen Wissenschaft hat ganz zwangsläufig die Errichtung intensiver Behandlungsabschnitte notwendig gemacht, denn hier kann sich eine interdisziplinäre, integrierte Wirksamkeit unter aktiver Teilnahme der Spezialärzte vieler verschiedener Fachrichtungen entfalten. Konzentration und Zentralisation sind die Kodeworte bei der Beschreibung moderner Krankenhauskonstruktionen. Die kompakten Mammutkrankenhäuser mit kurzen Transportwegen ermöglichen eine Beschleunigung der gesamten Kommunikation, wenn eine ausreichende Transportkapazität, insbesondere was den vertikalen Transport angeht, gesichert ist. Es ist ein absoluter Vorteil, daß Patienten, Personal und Versorgungsgüter schnell und leicht von einem Abschnitt zum anderen gelangen können. Wie aus dem vorhergehenden Referat hervorging, wird jedoch auch den pathogenen Mikroorganismen die Möglichkeit einer schnellen ungehinderten Verschleppung gegeben, wenn Konzentration und Zentralisation vorherrschen.

Aus hygienischer und bakteriologischer Sicht waren die „alten", nach Pavillonweise gebauten Krankenhäuser, die organisatorisch als isolierte Kliniken betrieben und durch hohe Mauern getrennt wurden, durchaus zweckmäßig. Aus klinisch-therapeutischer Sicht muß man jedoch heute fordern, daß ein Krankenhaus den großen Bedarf, der für zentralisierte und integrierte Krankheitsbehandlung besteht, auch rein baumäßig befriedigen kann. Die Wünsche des Hygienikers und des Klinikers befinden sich also in bezug auf die Prinzipien des Krankenhausbaues im Gegensatz zueinander, und ähnliche Gegensätzlichkeiten ergeben sich, wenn die hygienische Problematik der Intensivbehandlung zur Diskussion steht.

Die zentrale Intensivbehandlungsstation wird nicht selten als Quelle des Hospitalismus mit der Möglichkeit bakterieller Querinfektionen angesehen, was durch den großen Durchzug schwerkranker, oft infizierter Patienten verschiedener Abteilungen zu erklären ist. Es besteht kaum Zweifel, daß das erhöhte Risiko von Kreisinfektionen – Infektionen von Bett zu Bett – der einzige ernstliche Nachteil der zentralisierten Intensivbehandlung ist. Als Kliniker müssen wir konstatieren, daß wir auf die aus therapeutischen Gründen notwendige Konzentration der Patienten nicht verzichten können, wir können also den innersten, wenn auch selten ausgesprochenen Wunsch des Hygienikers nicht erfüllen. Dieser Wunsch kann wohl am besten folgendermaßen ausgedrückt werden: Totale Isolation des einzelnen Patienten, ob septisch oder aseptisch, und seines Pflegepersonales, der Krankenschwestern und Ärzte. Auf der anderen Seite müssen wir uns konsequenterweise verpflichtet fühlen, die Maßnahmen der Hygiene und Desinfektion einzuführen, die der Bakteriologe empfiehlt, um Kreuzinfektionen zu verhüten, sofern diese Maßnahmen in der klinischen Praxis überhaupt realisierbar sind.

Das Problem der Hygiene wird fast alle Punkte der Planung, Einrichtung und Organisation von Intensivbehandlungseinheiten direkt oder indirekt berühren, es kann nur durch eine enge Zusammenarbeit der Ärzte, Architekten, Ingenieure und Verwalter, und das bereits zur Zeit der Planung und Projektierung, gelöst werden. In der täglichen Arbeit muß außerdem eine strenge hygienische Disziplin des Personals nicht nur eingeführt, sondern auch aufrechterhalten werden. Die eingeführten hygienischen Regeln müssen von allen, die an der Abteilung arbeiten oder diese besuchen, befolgt werden, vom ältesten Professor bis zum jüngsten Pfleger.

Im folgenden will ich versuchen, die hygienische Problematik der Intensivbehandlung zu schildern, so wie sie sich aus meinen Erfahrungen als Chef einer intensiven Behandlungsabteilung, die nun 14 Jahre lang bestanden hat, ergibt. Die Abteilung besteht heute aus einer zentralen Intensivbehandlungsstation mit 20 Betten, die unter anderem mit chirurgischen und medizinischen Patienten belegt ist und das Beatmungszentrum der Universitätskliniken darstellt. In der gleichen Etage und in räumlicher Verbindung mit dieser Intensivbehandlungsstation liegt eine Intensiveinheit mit 8 Betten für Hämodialysefälle, und eine Coronarstation mit 6 Betten wird zur Zeit eingerichtet. In Aarhus haben wir also nicht nur primär eine interdisziplinäre, zentralisierte Intensivabteilung aufgebaut, sondern uns auch entschlossen, diese Konzeption beim weiteren Ausbau beizubehalten. Wenn ich gleichzeitig betonen muß, daß die Abteilung baulich nicht ideal ist, daß wir nur wenige Isolationsräume haben, daß eine effektive Trennung von septischen und aseptischen Fällen nur selten möglich ist, und daß die Belegung beinahe konstant maximal war, kann man verstehen, daß wir in den 14 Jahren in Angst vor einer Ausbreitung nosokomieller Infektionen gelebt haben. Eine enge Zusammenarbeit mit unseren Hygienikern und daraus folgende häufige Kontrolle der „Bakterienzahl" in den Räumen, sowie eine Bestimmung der Bakterientypen bei Kranken und Personal, außerdem weitgehende Maßnahmen gegen Infektionsverschleppung, die nicht zumindest vom Schwesternpersonal minutiös befolgt wurden, sind wahrscheinlich die Faktoren gewesen, die dazu geführt haben, daß wir den vorgenannten baulichen Schwächen zum Trotz keine ernstlichen Epidemien innerhalb der Intensivabteilung zu verzeichnen hatten.

Bakteriologische Untersuchungen an der Intensivbehandlungsstation in Aarhus

Herr KANZ hat bereits über seine sehr schönen bakteriologischen Untersuchungen auf Intensivbehandlungseinheiten berichtet, ich möchte trotzdem gern kurz einige der Untersuchungen, die unsere Hygieniker in Aarhus, Prof. BONDE und Dr. HELMS, an meiner Abteilung vorgenommen haben, erwähnen, da diese hygienischen Analysen die Basis unserer Infektionsprophylaxe bilden. Eine epidemiologische Untersuchung muß folgendes beleuchten: 1. die Art der pathogenen Mikroorganismen, 2. Infektionsquellen und Infektionsträger, 3. die Infektionswege, 4. die Infektionsbereitschaft des Patientenmaterials.

Alle pathogenen Mikroorganismen, die innerhalb des gesamten Hospitalkomplexes vorkommen, können in der Intensivbehandlungsabteilung Infektionen verursachen. Die aktuellen Pathogene sind von Herrn KANZ ausführlich beschrieben worden; wir haben uns besonders für den Staphylococcus aureus interessiert, um die hygienischen Probleme unserer Abteilung zu beleuchten.

Die *Bakterienreservoire*, welche die Hospitalinfektionen verursachen, finden sich vor allem als humane Infektionsträger in Gestalt von infizierten Patienten und gesunden Bakterienträgern z. B. unter dem Personal. Bei Staphylokokkeninfektionen der Haut, Respirationsorgane, des Magen-Darmkanals und der Urinorgane werden große Mengen von Bakterien ausgeschieden; auch gesunde Personen können den Staph. aureus in die Umgebung ausstreuen, indem größere oder geringere Mengen von der Nasenschleimhaut oder der Haut abgegeben werden. Eine Beurteilung der relativen Bedeutung dieser verschiedenen Bakterienreservoire muß auf quantitativen Züchtungen beruhen. Tabelle 1 zeigt das Resultat von 1800 Züchtungen aus verschiedenen Hospitalabteilungen; es wurden 5×5 cm große Abklatschfolien angewendet.

Die Tabelle illustriert den Kontaminationsgrad, also die Anzahl von Bakterien auf jeweils 25 cm² und das prozentuale Vorkommen von Staph. aureus.

Das Bettenaufbereiten gibt Anlaß zu einer starken Bakterienverstreuung in der Luft des Krankenzimmers. Wie zu erwarten, sind Toilettenartikel

Tabelle 1. *Quantitative Bestimmung des Bakterienwachstums im Hospitalmilieu.*
Prozentsatz von Staphylococcus aureus

	Art der Abt.	Anzahl Proben	Durchschn. Kolonien-anzahl	% Proben mit Staph. aureus
I. Bettzeug				
Bezüge	Interne	540	130	20
Matratzen	Verschiedene	120	21	9
II. Toilettenartikel				
Waschlappen				
f. Gesicht u. Gesäß	Obstetr.	105	510	25
Handtücher f. Pat. A	Obstetr.	130	137	18
Handtücher f. Pat. B	Obstetr.	130	74	11
Handtücher f. Personal A	Obstetr.	130	27	12
Handtücher f. Personal B	Obstetr.	130	8	5
III. Fußböden und Möbel				
Fußböden				
vor d. Reinigung	Neurol.	380	67	39
	Interne	28	350	63
	Chirurg.	75	122	67
	Intensive	24	40	67
Möbel	Chirurg.	14	55	71

A: Waschung mit Toilettenseife; B: Waschung mit Phisohex.

stark kontaminiert. Alle Handtücher waren 24 Std lang gebraucht worden. Es geht aus der Tabelle hervor, daß Einführung eines Hexachlorophenpräparates zur Handwäsche als Ersatz für Seife eine erhebliche Reduktion der Menge von Bakterien, die von den Händen des Benutzers abgegeben wurde, mit sich führte und gleichzeitig den Prozentanteil an Staphylokokken herabsetzte. Der Fußboden und die Möbel (Nachttische, Stühle usw.) werden durch Staubpartikel, die vom Bettzeug, eingetrockneten Sekreten usw. stammen, kontaminiert.

In Abteilungen, in denen die Reinemacheprozedur des Krankenzimmers effektiv ist, kann man die Bakterienanzahl der Fußböden, Möbel und Apparaturen niedrig halten, die Art der Patientenbelegung wird jedoch den Prozentsatz an Staphylokokken bestimmen; man vergleiche die Bakterienzahlen der Intensivbehandlungsabteilung in der Tabelle mit denen der chirurgischen und medizinischen Abteilungen, aus denen die Patienten zur Intensivbehandlung überwiesen wurden.

Die Infektionswege gehen auch aus den Zahlen der Tabelle hervor. Kontaktinfektion kann indirekt durch Handtücher oder direkt durch die Hand erfolgen. Wenn Hände Handtücher infizieren können, müssen sie auch

Tabelle 2. *Quantitative Bestimmung des Bakterienwachstums von Fußbodenabstrichen eines Einzelzimmers der Intensivbehandlungsstation in Aarhus*

Ort	28. 4. 64 Fußboden mit sterilem Salzwasser gereinigt			30. 4. 64 Fußboden mit TEGO 103G gereinigt		
	Anzahl Kolonien	Staph. aureus Anzahl	Typus	Anzahl Kolonien	Staph. aureus Anzahl	Typus
Vor der Tür	1	0	—	5	2	83A
1 m von der Tür	31	21	83A	4	0	—
2 m von der Tür	12	5	83A	0	0	—
Am Fußende des Bettes	15	3	83A	2	0	—
Rechts neben dem Bett	34	21	83A	51	50	83A
Links neben dem Bett	20	15	83A	4	2	83A
Vor dem Waschbecken	8	0	—	5	0	—
Vor dem Abfalleimer	15	0	—	5	1	83A

Patienten infizieren können. Die aerogene Keimverbreitung wurde bereits erwähnt. Der Prozentsatz an Proben mit Staph. aureus ist der Anzahl der Patienten, die dieses Bakterium ausscheiden, direkt proportional. Dieser Zusammenhang wird durch Tabelle 2 illustriert, die das Wachstum von Fußbodenproben aus einem Isolationsraum unserer Intensivbehandlungsstation, in dem ein Patient nach einer Nierentransplantation lag, zeigt. Trotz Desinfektion des Fußbodens – und daraus folgender niedriger Gesamtbakterienanzahl – fand man Staph. aureus vom eigenen Phag-typus des Patienten überall im Raum, doch besonders in der Nähe des Bettes.

Was schließlich die *Infektionsbereitschaft der Patienten* betrifft, muß man festhalten, daß das Klientel der Intensivbehandlungsstation unvermeidlich prädisponiert sein muß, und daß die intensive Aktivität und Behandlung im einzelnen Krankenzimmer zu hohen Bakterienzahlen und erhöhter Möglichkeit sowohl der Kontakt- als auch der aerogenen Infektion tendiert.

Ehe ich zu den klinischen Verhältnissen übergehe, will ich ganz kurz eine Untersuchung, die BONDE 1966 an unserer Abteilung vornahm, erwähnen. Destilliertes und demineralisiertes Wasser wird von Klinikern oft als nahezu sicher keimfrei angesehen. Man untersuchte nun 51 Proben von destilliertem Wasser, welches von Anfeuchtern verschiedener Art, die in Respiratoren, Couveusen usw. Anwendung finden, stammte. Tabelle 3 zeigt das Resultat dieser Untersuchung. Ich will nicht in Einzelheiten gehen, sondern nur konstatieren, daß in 48 von diesen 51 Proben Bakterienwachstum auftrat mit oft sehr hohen Bakterienzahlen. Obwohl keiner der nachgewiesenen Bakterienstämme bekannte pathogene Organismen darstellte, muß man doch schließen, daß Luft, die solche Wasserbehälter passiert, kontaminiert und danach direkt in die Trachea von extrem schwachen Patienten geblasen werden kann. Destilliertes Wasser ist daher an unserer Abteilung durch steriles Wasser ersetzt, und die Reinigungsprozedur für Wasserverdampfer und Zerstäuber ist revidiert worden.

Tabelle 3. *Kolonien per ml*

Objekt der Untersuchung	Anzahl	Größenordnung	Geom. Mittel	Art
1. Pleuradrainage	2	0– 60	3	Bacillus
2. Sauerstoff-anfeuchter	17	0– 71000	170	Bacillus, Achromob. Pseud., Staph., Xanth., Flavobact.
3. Plastikbehälter	13	0– 54000	800	Bacillus, Achromob., Staph., Lophom., Comam., Vibrio, Pseud., Alcalig.
4. Trinkbecher	5	300–470000	14000	Bacillus., Achromob. Alcalig., Xanth.
5. Vorlageflasche f. Pleuradrainage	2	7000– 90000	8000	Bacillus, Xanth., Lophomonas
6. Engström-respirator	3	90– 38000	2000	Lophomonas, Pseud., Vibrio
7. Couveuse	7	700–130000	41000	Achromob., Bacillus, Staph., Pseud., Vibrio, Alcaligenes
8. Kaltdampf-befeuchter	2	80000–360000	180000	Bacillus, Pseud., Flavobact.

Hygienische Maßnahmen

Ich werde nun versuchen, eine Übersicht über die hygienischen Maßnahmen zu geben, die in der klinischen Praxis realisierbar sind und sich als zweckmäßig erwiesen haben. In diesem Zusammenhang wären folgende Problemkomplexe zu behandeln:

1. Die Planung und Einrichtung von Intensivbehandlungseinheiten.
2. Apparaturen und sanitäre Installationen.
3. Desinfektionstechnik und allgemeine Hygiene.
4. Organisation.
5. Kontrolluntersuchungen.

1. Planung und Einrichtung

Viele fungierende Intensivabteilungen sind in älteren, vorhandenen Gebäuden eingerichtet worden und erfüllen nicht die Bedingungen, die man bei Neubauten stellen muß.

Das erste Problem ist die *Lage innerhalb der Anstalt*. Aus klinischen Gründen müssen Intensivabteilungen zentral gelegt werden, d. h. im Schwerpunkt der Anstalt, in dem die „Ärztedichte" am größten und der Abstand zu den Laboratorien und übrigen Behandlungsabteilungen am geringsten ist. Die Abteilung sollte, wie oft betont, nicht innerhalb des Areals der Operationsabteilung liegen. Die Forderung nach zentraler Lage macht es wichtig hervorzuheben, daß die Abteilung nicht dem unnötigen Durchgang von Personen, Patienten oder Versorgungsgütern ausgesetzt wird. Sie muß prinzipiell als eine isolierte, epidemiologisch abgeschirmte Einheit betrachtet werden. Dies läßt sich durch passende bauliche Maßnahmen und durch die Errichtung von *Schleusen* am Eingang zur Abteilung erreichen. Optimal wäre, daß alles Personal, welches die Schleuse passiert, sich nach einem Brausebad vollständig umkleidet und diese Prozedur bei Verlassen der Abteilung wiederholt. In der Klinik ist dies zeitraubend und kann in akuten Situationen dem Patienten gefährlich werden, wenn dessen Zustand bei Atmungs- oder Kreislaufversagen schnelles Eingreifen erfordert. Schleusen an den Eingängen zur Abteilung sind jedoch zu empfehlen, und Überziehkittel, Plastikschutzhüllen für das Schuhzeug und anderes sind zu benutzen. Können derartige Schleusen aus irgendeinem Grunde nicht eingerichtet werden, dann kann man am Eingang eine „chemische Barriere" anlegen, in Gestalt eines saugfähigen Nylonteppichs von mindestens 2 m Passagelänge. Dieser wird mit Non-Idet Öl (einem Shellprodukt), in dem 5 % Zantophen aufgelöst ist, getränkt. Wir haben mit derartigen eingelassenen Teppichen gute Erfahrungen gemacht, und die Fußbodenkontamination durch die Schuhe der Passanten läßt sich auf ca. ein Fünftel senken.

Das nächste Problem bei der Planung ist die *Größe der Abteilung*. Hier wäre zuerst die notwendige *Bodenfläche je Bett* zu diskutieren. In Mehrbettzimmern ist ein Minimum von 2,5 × 3,5 m Fußbodenplatz, also etwa 9 m² zu berechnen. Für Isolationsbetten muß dieses Areal sogar noch größer sein. Abbildung 1 zeigt den Grundriß eines Isolier- und Beatmungszimmers mit vorgeschalteter Durchgangsschleuse. Das Gesamtareal ist hier 3 × 4 = 12 m², und der Plan zeigt deutlich, daß zu wenig Platz vorhanden ist. Da der Bedarf an Nebenräumen in einer Intensivstation relativ groß ist, muß das Areal für diese ungefähr die gleiche Größe haben, wie das von den Betten eingenommene. Für jeden Patienten muß also eine Gesamtfläche von mindestens 20 m² berechnet werden. Wo die Zahl von Einbettzimmern hoch ist, sollte man lieber mit 30 m² je Bett rechnen. Der genannte Flächen-

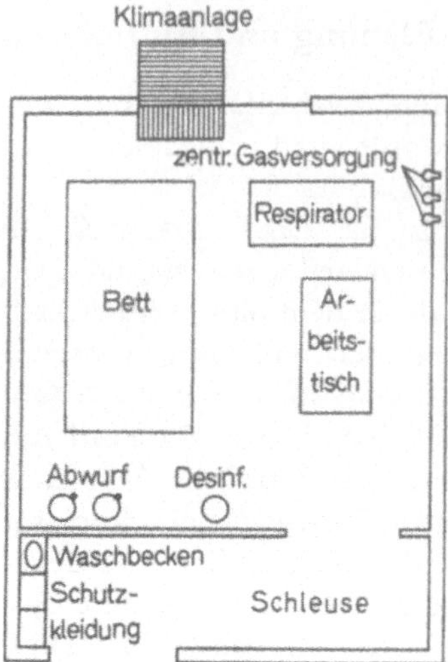

Abb. 1. Grundriß eines Isolier- oder Beatmungs-Zimmers mit vorgeschalteter Durchgangsschleuse (nach H. Lutz u. S. Wysocki)

bedarf wurde an Hand klinischer Erfahrungen ermittelt. Ist die Bodenfläche pro Bett kleiner, dann erschwert sie die Behandlung und Pflege des Patienten, und es wird unmöglich, einen passenden hygienischen Standard aufrechtzuerhalten. Was die *Bettenzahl* der Abteilung betrifft, so gilt, daß die funktionelle Einheit die Zahl von 8 Betten nicht überschreiten darf, sofern eine effektive Intensivpflege gewährleistet werden soll. Ist eine größere Anzahl von Betten notwendig, um den Bedarf an Intensivbehandlung im Krankenhause zu decken, dann muß die betreffende Intensivbehandlungseinheit durch Einrichtung von mehreren solcher 6–8 Betteneinheiten erweitert werden, und jede Untereinheit muß ihre Stationsschwester haben. Bauliche, organisatorische und personalmäßige Gründe sprechen dafür, eine Anzahl derartiger Einheiten geschlossen zu plazieren, so daß sie zusammen das Intensivbehandlungszentrum der Anstalt bilden. Was die hygienischen Maßnahmen betrifft, so muß bei der Bauplanung die einzelne Pflegeeinheit, und bis zu einem gewissen Grade auch das einzelne Krankenzimmer als eine epidemiologische Einheit, die gegen die Umwelt abgegrenzt und beschützt werden muß, aufgefaßt werden.

Wir kommen jetzt zu der wichtigen Frage der *Raumaufteilung* der Abteilung. Hier macht sich ein Gegensatz geltend zwischen dem Wunsch des Hygienikers nach Isolation des einzelnen Patienten und dem Wunsch des behandelnden Klinikers nach schnellem und ungehindertem Zugang zum Patienten für sowohl Schwestern als auch Ärzte. Eine annehmbare Zwischenlösung scheinen Einheiten mit 4–8 Betten darzustellen, die jedoch durch halbverglaste Zwischenwände in sicht- und geräuschgeschützte

Boxen oder Isolationsräume unterteilt sind. Aus hygienischen Gründen müssen am Eingang zu jeder Pflegeeinheit Schleusen mit Waschbecken und Schutzkleidung vorgesehen werden. Aus arbeitsmäßigen und praktischen Erwägungen empfehle ich die Anwendung von Schleusen vor einzelnen Isolierräumen nur, wenn diese Räume für Transplantationspatienten oder ähnliche angewandt werden sollen.

Eine optimale Lösung des *Klimatisierungs- und Belüftungsproblems* einer Intensivbehandlungsstation bringt oft technische Schwierigkeiten mit sich und hat bedeutende ökonomische Konsequenzen. Das Ideal wäre, wenn jeder einzelne Krankenraum eine unabhängige, effektive Klima- und Ventilationsanlage mit dazugehöriger Kühldecke hätte. Der Luftdruck im Raume sollte so regelbar sein, daß ein Überdruck appliziert werden kann, wenn aseptische oder von Infektionen besonders bedrohte Patienten gegen Kontamination aus benachbarten Räumen beschützt werden sollen. Entsprechend wendet man Unterdruck an, wenn man verhindern will, daß ein septischer Patient andere Patienten oder Räume infiziert.

An meiner eigenen Abteilung haben wir eine billigere, jedoch hygienisch gesehen weniger zufriedenstellende Lösung gewählt. Wir haben eine Luftkonditionierungsanlage installiert, die die Flure unter Überdruck und die Krankenzimmer unter Unterdruck hält. Theoretisch sollte dieses System die Gefahr aerogener Infektion von Raum zu Raum vermindern. In den Isolationsräumen, in denen unsere Transplantationspatienten behandelt werden, ist die Installation so geändert worden, daß die Räume jetzt unter Überdruck stehen. An unserem Hygienischen Institut in Aarhus ist im Augenblick eine größere Untersuchung der Probleme im Gange, die sich aus dem Wunsch nach einem behaglichen, hygienisch zufriedenstellenden und therapeutisch anwendbaren Klima in Krankenzimmern, nicht zuletzt denen einer Intensivstation, ergeben. Im Laufe des nächsten Jahres werden diese Untersuchungen beendet sein, und erst zu diesem Zeitpunkt wird man sich zu diesen Fragen konkreter äußern können.

Was die *Nebenräume* der Intensivabteilung angeht, möchte ich nur darauf hinweisen, daß diese Räume reichlich dimensioniert sein müssen, und daß auf eine scharfe räumliche Trennung von reinen und unreinen Spülräumen gedrungen werden muß.

2. Apparaturen und sanitäre Installationen

Die Intensivbehandlungseinheit ist durch eine Anhäufung von Geräten, Überwachungs- und Behandlungsapparaturen gekennzeichnet. Es muß festgestellt werden, daß diese Geräte in der Regel äußerst schwer zu reinigen und zu desinfizieren sind. Bis vor kurzem ist von seiten der Fabrikanten nichts unternommen worden, um den wichtigen hygienischen Forderungen an Formgebung, Materialwahl usw. nachzukommen.

Ich habe oben bereits die Wasserkontamination in Verdampfern und Zerstäubern genannt, und jeder Anaesthesiologe kennt die erheblichen Schwierigkeiten, die die Sterilisation von Respiratoren, elektronischen Überwachungsgeräten und ähnlichen mit sich bringt. Zukünftig muß man bei Neuanschaffungen bedeutendes Gewicht darauf legen, ob die auf dem Markt angebotenen Geräte leicht gereinigt und warmsterilisiert werden können.

Was die Zentralanlagen für Sauerstoff, Druckluft und Vakuum betrifft, müssen diese im Raume so installiert werden, daß die Raumdesinfektion nicht erschwert wird, und Bakterienfilter müssen an passende Stellen im Leitungssystem angebracht werden. Es ist klar, daß sanitäre Installationen, z. B. die Waschbecken, Fuß- oder Ellenbogenbedienung der Hähne haben müssen, auch die Toilettenspülung sollte Fußbedienung haben, die Ausschlagkummen in den Spülräumen müssen selbststerilisierend sein, usw. Die Zeit erlaubt mir nicht, hier ins Detail zu gehen; jeder Architekt und Ingenieur weiß jedoch, wie er die strengen hygienischen Maßstäbe, die wir auf diesem Feld stellen müssen, erfüllen kann.

3. Desinfektionstechnik und allgemeine Hygiene

Eine vor kurzem vorgenommene Analyse der Desinfektionsmethoden, die an den verschiedenen Abteilungen des Universitätshospitals in Aarhus angewandt werden, zeigte, daß gemeinsame Richtlinien auf diesem Gebiet erforderlich waren. Derartige *Desinfektionsrichtlinien* sind nun von unseren Hygienikern ausgearbeitet, von allen Klinikchefs akzeptiert und überall im Hospital eingeführt worden. Unsere Intensivbehandlungsstation, die Patienten – und Bakterien – von allen anderen Abteilungen der Anstalt aufnimmt, war an solchen für die gesamte Klinik einheitlichen Richtlinien für die Desinfektion sehr interessiert. Wir hoffen, daß die neuen, strammen Regeln eine Verminderung in der Anzahl der unserer Abteilung überwiesenen septischen Fälle ergeben werden.

Es ist mir nicht möglich, die Desinfektionsinstruktion in extenso zu behandeln, ich möchte jedoch einzelne Punkte erwähnen.

Einleitend wird die Methodik der *Desinfektion durch Wärme* und der *Desinfektion durch chemische Mittel* geschildert. Von den letzteren wenden wir nur folgende an: Chloramin 1%, Glutaraldehyd 2%, Benzalkoniumchlorid 0,5% und 62%igen Alkohol. Die *mechanische Reinigung* vor und in gewissen Fällen nach der Desinfektion wird behandelt, und in einer umfangreichen Liste über Utensilien, Apparate usw. wird beschrieben, welche Methode für die einzelnen Geräte obligatorisch anzuwenden ist.

Hierauf folgt ein Abschnitt über *Handhygiene des Personals*. Ein Hexachlorophenhaltiges Spezialpräparat wird jetzt an Stelle von Handseife überall gebraucht, und Handtücher zum einmaligen Gebrauch sind allerorts im Krankenhaus obligatorisch. Regeln für die *Desinfektion der Hände*, wenn das Personal mit infizierten Patienten Kontakt gehabt hat, stellen den nächsten Punkt dar. Nach einigen Abschnitten über die *Konservierung und Desinfektion von Wasser* in Blumenvasen mit Chlorhexedin und Regeln für die *Verpackung von Gegenständen, die sterilisiert werden sollen,* schließt die Instruktion mit einer *Anleitung zum Verbandwechsel.*

Es könnte vielleicht unnötig scheinen, soviele Worte über das Thema Desinfektionsrichtlinien zu verlieren, unsere Analyse zeigte jedoch, daß auf diesem Gebiet, auf dem die Schwestern der einzelnen Abteilungen bisher alleinherrschend und individualistisch handelten, erhebliche Mängel zu verzeichnen waren, daß das wohlbekannte Küchenprinzip „über den Daumen gepeilt" bei der chemischen Desinfektion angewendet wurde usw.

Innerhalb der Intensivbehandlungsabteilung müssen Einmalgeräte aus Plastik, wie Spritzen, Absaugkatheter und Sauerstoffinsufflationskatheter, Infusions- und Transfusionsbestecke, sterile und unsterile Handschuhe in größtmöglichem Umfange angewendet werden.

Aseptische und antiseptische Maßnahmen, sowie ein hoher Standard in der persönlichen Hygiene müssen aufrechterhalten werden.

Was die Kleidung des Personals angeht, müssen sowohl Ärzte als auch Schwestern täglich die Berufskleidung wechseln können. Spezialschutzkleidung soll beim Bettenmachen und beim Verbandwechsel der Patienten mit septischen Erkrankungen benutzt werden. In Zimmern mit Transplantationspatienten oder Verbrennungsverletzten muß das Personal sterile Schutzkleidung tragen.

Auch bei der gewöhnlichen täglichen Reinigung und Desinfektion der Krankenzimmer muß größte Sorgfalt und Energie walten. An meiner Abteilung wird 2mal täglich der Fußboden naß gewischt und staubgesaugt. Chemische Desinfektion durch Abwaschen von Inventar und Apparaturen erfolgt ebenfalls 2mal täglich, und wenn nötig wird Spraydesinfektion angewandt. Die Bakterienzahl kann dadurch im gesamten Raum erheblich reduziert werden. In bezug auf die *Ultraviolettbestrahlung* haben wir nur geringe Erfahrungen und wenden diese Methode in der täglichen Praxis nicht an. Ich bin mir vollständig im Klaren darüber, daß die Ultraviolettlampe in den USA, in Deutschland und verschiedenen anderen Ländern in weitem Gebrauch ist; in Dänemark wendet man sie auch mehrfach an, jedoch nur in Laboratorien ohne ständige Luftbewegung und Geschäftigkeit. Der Wert der Ultraviolettbestrahlung innerhalb der Intensivbehandlungsstation, in der 24 Std ununterbrochen gearbeitet wird, erscheint zweifelhaft.

4. Organisation

Die sehr wichtigen Probleme in Verbindung mit der Organisation der Intensivbehandlung und Intensivpflege sind bereits früher in diesem Symposium behandelt worden. Ich darf mich daher auf die Erwähnung einiger organisatorischer Fragen, die direkt mit den hygienischen Problemen verknüpft sind, beschränken. Die erste Frage ist die von der hygienischen Seite wünschenswerte *Trennung von septischen und aseptischen Fällen.* Prinzipiell gesehen muß eine solche Trennung angestrebt werden. In der Praxis liegt das Problem jedoch so, daß viele primär aseptische Patienten, die z. B. der Respiratorbeatmung in der Intensivabteilung bedürfen, nach einer Tracheostomie infiziert werden und als septisch betrachtet werden müssen. Man kann meistens nicht für alle tracheostomierten Respiratorpatienten Isolationsräume schaffen, und da man aus Gründen der Arbeitsverteilung die verschiedenen Pflegeabschnitte innerhalb der Intensivabteilung gleichmäßig belasten muß, wird man oft die Regel von der Trennung septischer und aseptischer Fälle durchbrechen müssen. Verfügt man über einen Überschuß an Bettplätzen, Isolationsräumen und Pflegepersonal, dann besteht keine Schwierigkeit, die Hauptregel – Trennung – einzuhalten. Der Kliniker muß jedoch der Tatsache ins Auge sehen, daß es ihm oft an Betten, Isolationsraum und Pflegepersonal fehlt, und daß er sich daher mit Kompromißlösungen durchfechten muß.

Die effektive Trennung von infizierten und nicht-infizierten Patienten muß auch für das Krankenpflegepersonal gelten. Wie von LAWIN angeführt, darf Pflegepersonal, das Patienten mit septischen Erkrankungen zugeordnet ist, keinen Kontakt mit nicht-infizierten Patienten haben. Wenn in diesem Zusammenhang die Ärzte nicht erwähnt werden, dann ist dies nur Ausdruck von Sinn für die Realitäten. Was das Krankenpflegepersonal angeht, versuchen wir, die Regel von der Trennung einzuhalten, müssen in der Nacht jedoch oft davon abweichen, da dann weniger Personal zur Verfügung steht. In bezug auf die Ärzte haben wir im Voraus aufgegeben, sie daran zu hindern, septische und aseptische Fälle konsekutiv zu behandeln.

Der Chef der Intensivabteilung hat die eigentliche Verantwortung für deren Organisation, und diese Organisation muß so beschaffen sein, daß auch die hygienische Forderung nach Isolation von infektionsgefährdeten und septischen Patienten berücksichtigt ist. Auf der anderen Seite muß die Organisation so flexibel sein, daß der notwendige Bedarf an Intensivbehandlung und -pflege zu jeder Tages- und Nachtzeit und unter allen Umständen gewährleistet ist.

5. Kontrolle des hygienischen Standards der Abteilung

Regelmäßige Kontrollen des Keimgehaltes der Raumluft, des Fußbodens, Inventars und der Apparaturen und gleichzeitige bakteriologische Kontrolle von Patienten und Personal der Abteilung durch Nasen-Rachenabstriche und nicht zuletzt hygienische Disziplin des Personals während der Arbeit sind erforderlich.

Die von KANZ durchgeführten Untersuchungen von Klinikpersonal ergaben bis zu 80% Staphylokokken-Keimträger unter dem Personal. Entsprechende Untersuchungen unseres Personals ergaben eine geringere Keimträgerfrequenz, nämlich 20–30%; gesunde Keimträger stellen jedoch ein klares Risiko für die Hygiene der Abteilung dar. Es ergibt sich daraus die Frage, ob Besuche von Angehörigen der Patienten zu gestatten sind. Obwohl es vom hygienischen Standpunkt aus gesehen zweckmäßig wäre, derartige Besuche zu unterbinden, muß man aus psychologischen Gründen wiederum auch hier einen Kompromiß eingehen. Die meisten Patienten einer Intensivbehandlungsabteilung schweben zwischen Leben und Tod, und aus menschlichen Gründen erlauben wir den Besuch von einem, höchstens zwei Angehörigen 5–10 min lang, wenn dies mit Rücksicht auf Behandlung und Pflege möglich ist. Besuche sind bei uns nur bei Transplantations- und Verbrennungspatienten verboten. In Verbindung mit der Intensivabteilung muß ein Aufenthaltsraum mit Übernachtungsmöglichkeit für Angehörige eingerichtet werden; die Besucher müssen ebenfalls mit Schutzkitteln und Schuhhüllen versehen werden.

Die Erfahrung hat gezeigt, daß die genannten, regelmäßigen Kontrolluntersuchungen der Räumlichkeiten, des Personals und der Arbeitsprinzipien große Bedeutung für die Aufrechterhaltung des hygienischen Standards der Abteilung haben. Die Zusammenarbeit mit unseren Hygienikern war fruchtbar, Verbesserungen sind schrittweise eingeführt worden, und Ärzte, Krankenpflege- und andere Personalgruppen sind hygienisch „wach" geworden und interessiert, die strengen hygienischen Vorschriften einzuhalten, selbst wenn diese nicht selten die tägliche klinische Arbeit erschweren.

Zusammenfassung

1. Intensivbehandlungsstationen sind an allen Krankenhäusern mit akuten Patienten notwendig; nur hier kann eine optimale Behandlung von Schwerkranken erfolgen. Multidisziplinäre Aktivität innerhalb einer solchen Abteilung ist unumgänglich.

2. Das erhöhte Risiko nosokomieller Infektionen ist der einzige Nachteil der zentralisierten Intensivbehandlung.

3. Die verantwortlichen Kliniker sind daher verpflichtet, die Maßnahmen der Hygiene und Desinfektion einzuführen, die von seiten der Hygieniker empfohlen werden, um Kreuzinfektionen zu verhüten, sofern diese Maßnahmen in der klinischen Praxis überhaupt realisierbar sind.

4. Die hygienische Problematik der Intensivbehandlung berührt direkt oder indirekt fast alle Punkte der Planung, Einrichtung und Organisation derartiger Einheiten.

5. Bei der Planung und Einrichtung neuer Intensivstationen müssen folgende Punkte genügend berücksichtigt werden: a) Die Lage der Abteilung, b) der Bedarf an Bodenfläche, c) der Bedarf an Isolierräumen, d) unabhängige, effektive Klima- und Ventilationsanlagen in den einzelnen Räumen, e) Nebenräume.

6. Die Ausrüstung und die sanitären Installationen müssen zumutbare, jedoch strenge hygienische Maßstäbe, was die Möglichkeit ihrer Reinigung und Desinfektion betrifft, erfüllen.

7. Die Desinfektion der Abteilung und die allgemeine Hygiene müssen auf einem hohen Niveau festgelegt und auch dort gehalten werden.

8. Die Organisation der Intensivabteilung muß die hygienischen Forderungen nach Isolation septischer oder infektionsgefährdeter aseptischer Patienten berücksichtigen.

9. Regelmäßige Kontrolluntersuchungen der Räumlichkeiten, des Personals und der Patienten, sowie der angewandten Behandlungsmethoden müssen den hygienischen Standard durch effektive Zusammenarbeit mit Hygienikern und klinischen Bakteriologen sichern und verbessern.

Literatur

Bonde, G.: Water Problems in Anaesthesiology, Acta anaesth. Scand. **10**, Suppl. XXIII, 88 (1966).

Helms, P.: Hygiene in an Intensive-Care Unit, Acta anaesth. Scand. **10**, Suppl. XXIII, 104 (1966)

Lawin, P.: Praxis der Intensivbehandlung. Stuttgart: Thieme 1968.

Lutz, H. u. S. Wysocki: Die medikamentöse Zusatztherapie sowie pflegerische und bakteriologische Probleme. In: Die Ateminsuffizienz und ihre klinische Behandlung. Hrsg.: Just, O. H., H. Stoeckel. Stuttgart: Thieme 1967.

Poulsen, H.: Abteilung für intensive Therapie, Einrichtung und Funktion. Anaesthesist **14**, 9 (1965).

— Allgemeine Problematik der Intensivbehandlung. In: Die Ateminsuffizienz und ihre klinische Behandlung. Hrsg.: Just, O. H., H. Stoeckel. Stuttgart: Thieme 1967.

Technische Probleme der apparativen Patientenüberwachung

Von **E. Ferroni**

Für den Schutz der Patienten auf Intensivbehandlungsstationen und für ein störungsfreies Funktionieren der apparativen Überwachungseinrichtungen sind eine sorgfältige Planung und Ausführung der elektrischen Installation und ein überlegter Einsatz von Überwachungs- und Therapie-Geräten erforderlich. Unter Installation ist dabei die Gesamtheit von Netz- und Lichtleitungen, fest verlegten Verbindungsleitungen zwischen den Überwachungsgeräten sowie das System der Erdleitungen im Bereich einer Intensivbehandlungseinheit zu verstehen. Über die zahlreichen Gesichtspunkte, die bei der Planung einer Installation berücksichtigt werden müssen, ist bereits an anderer Stelle ausführlich berichtet worden. Es sei hier nur an die Ausführungen von SEIP auf der Tagung „Technik im Krankenhaus" im März d. J. erinnert. Hinzuweisen ist hier auch auf die für das „Errichten elektrischer Anlagen in medizinisch genutzten Räumen" herausgegebenen Bestimmungen des Verbandes Deutscher Elektrotechniker, bekannt unter der Bezeichnung VDE-Bestimmung 0107. Die letzte Ausgabe dieser Bestimmungen stammt vom März d. J. In ihr werden medizinisch genutzte Räume als Räume definiert, die bestimmungsgemäß bei der Untersuchung oder Behandlung von Mensch oder Tier benutzt werden. Hierzu gehören u. a.

Operationsräume mit Vorbereitungs- und Aufwachräumen,
Intensivüberwachungsstationen,
Intensivpflegestationen,
Intensivuntersuchungsräume.

Leider wird nicht selten bei Planung und Ausführung von Intensivbehandlungseinheiten, was deren Installation betrifft, manchen Punkten zu wenig Beachtung geschenkt. Es seien daher an dieser Stelle stichwortartig die wichtigsten Maßnahmen, die hierbei zu berücksichtigen sind, aufgeführt:

1. ⁻Sicherung gegen Ausfall der Stromversorgung bei einem Fehler (Masseschluß) in einem elektrischen Gerät durch eine besondere Stromversorgung für die betreffenden Räume oder für eine zusammenhängende Raumgruppe über einen Transformator mit getrennten Wicklungen in der Weise, daß die an den Steckdosen zur Verfügung stehende Spannung nicht einpolig geerdet ist, sondern, bildlich gesprochen, frei in der Luft schwebt.

5*

Eine solche Stromversorgung fällt erst aus, wenn gleichzeitig zwei Masseschlüsse (Schluß zwischen einer Netzleitung und dem geerdeten Gehäuse) an verschiedenen Polen der Netzleitung auftreten. Das ist äußerst selten.

2. Vermeiden von Einstreuungen elektrischer und magnetischer Art, die sich bei EKG- oder EEG-Ableitungen als „Brumm" bemerkbar machen, durch Verlegung verdrillter und abgeschirmter Netzleitungen sowie genügendem Abstand der Patientenbetten von allen magnetischen Störfeldern, zu deren Urhebern auch Vorschaltdrosseln von Leuchtstoffröhren zu zählen sind. Bei solchen Maßnahmen sind nicht nur die innerhalb des betreffenden Raumes liegenden Leitungen und Beleuchtungskörper zu berücksichtigen sondern auch die im Boden des darüber und in der Decke des darunter befindlichen Raumes. Besondere Maßnahmen sind bei elektrischen Fußbodenheizungen erforderlich.

3. Potentialausgleich zwischen allen Schutzkontakten an den Steckdosen, allen Gerätegehäusen und allen großflächig berührbaren Metallteilen durch Verlegung von Schutzleitern, die von der Stromversorgung unabhängig und sternförmig mit einer Potentialausgleichsschiene verbunden sind. Mit dieser Potentialausgleichsschiene werden, gleichfalls sternförmig, um Schleifenbildungen möglichst zu vermeiden, alle fest eingebauten leitenden Teile, wie Rohrleitungen, Heizkörper usw. verbunden.

Abbildung 1 zeigt schematisch, wie ein derartiger Potentialausgleich in einem Raum einer Intensivbehandlungsstation ausgeführt werden kann. Durch eine solche Anordnung werden Spannungen zwischen den ver-

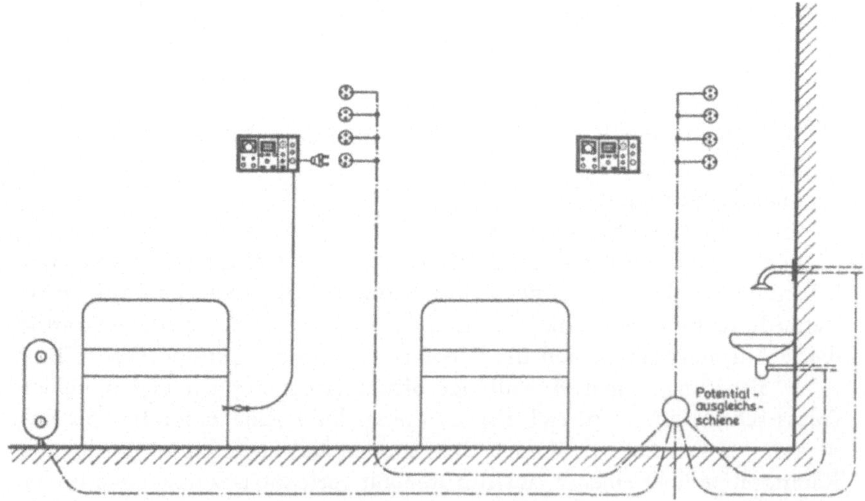

Abb. 1. Schematische Darstellung eines Potentialausgleichs in einem Raum einer Intensivbehandlungsstation

schiedenen Erdungspunkten auf ein Minimum herabgesetzt. Bei sorgfältiger Ausführung liegen sie, wie z. B. NICKEL und SPANG berichteten, in der Größe von 10 mV. Ganz vermeiden lassen sie sich nicht. Das hängt mit den über die Geräteschirmungen abfließenden Erdströme zusammen und mit Spannungen, die von den überall vorhandenen 50 Hz-Magnetfeldern in den Leitungen induziert werden.

Es empfiehlt sich, wenn mehrere Geräte beim gleichen Patienten eingesetzt werden, diese an dieselbe Steckdosengruppe anzuschließen, damit die Spannungen zwischen den einzelnen Endpunkten so klein wie möglich sind.

Abbildung 2 zeigt, wie leicht zwischen den Anwendungsteilen zweier Geräte eine kleine Spannung entstehen kann, wenn die Geräte an verschiedenen Stellen des Raumes angeschlossen werden. Die Netzleitungen der beiden Geräte, genauer gesagt die in ihnen enthaltenen Schutzleiter, bilden in diesem Fall zusammen mit den zur Potentialausgleichsschiene führenden Schutzleitern der Steckdosen eine Schleife. Diese kann etwa 10 m² betragen. In großen Gebäuden mit vielen elektrischen Einrichtungen muß nun fast in jedem Raum mit dem Vorhandensein von kleinen magnetischen Störfeldern gerechnet werden. Im Beispiel ist ein Wert der magnetischen Induktion – es handelt sich dabei um ein 50 Hz-Wechselfeld – von 1 mGauß angenommen. Dieser Wert kann noch als harmlos bezeichnet werden. Stellenweise können um eine Größenordnung höhere Werte der magnetischen Induktion gemessen werden. Das angenommene Magnetfeld

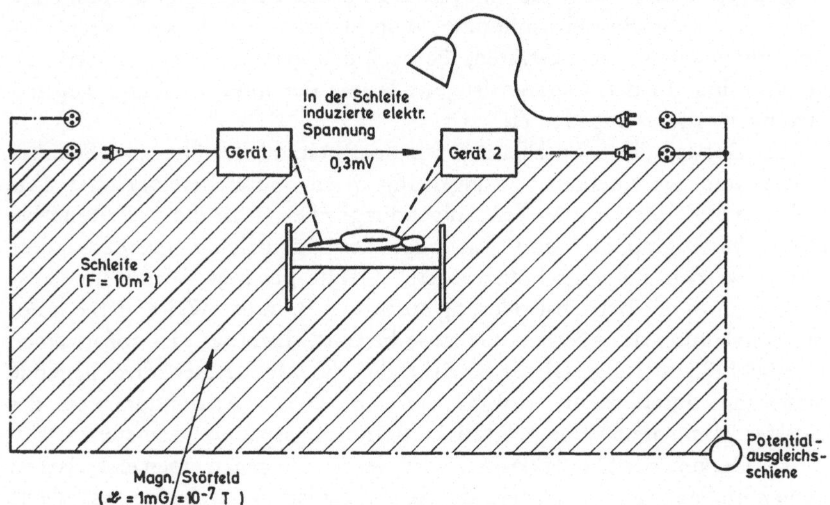

Abb. 2. Entstehung einer Potentialdifferenz zwischen zwei an die gleiche Potentialausgleichsschiene angeschlossenen Geräten durch magnetische Induktion in einer „Erdschleife"

reicht bereits aus, um zwischen Gerät 1 und Gerät 2 eine Spannung von etwa 0,3 mV hervorzurufen. Vom Standpunkt der Sicherheit aus ist dies eine völlig ungefährliche Spannung, sie kann aber ausreichen, um in einer Aktionsspannungskurve einen leichten „Brumm" zu verursachen. Bedenkt man weiterhin, daß über die Schutzleiter von jedem Gerät her kleine Ströme zur Potentialausgleichsschiene abfließen, so ist leicht einzusehen, daß stets mit geringen Spannungen zwischen verschiedenen Erdstellen eines Raumes gerechnet werden muß. Am besten ist es daher, wie schon erwähnt, alle bei einem Patienten eingesetzten Geräte an einer Steckdosengruppe anzuschließen und dazu genügend Steckdosen an jedem Bett vorzusehen.

Der zweite Punkt dieser Ausführung betrifft einige Überlegungen hinsichtlich Auswahl und Zusammenschluß von Geräten, die in unmittelbare Verbindung mit einem Patienten gebracht werden. Für elektromedizinische Geräte, bei denen von der Elektrizität unmittelbar oder mittelbar für Zwecke der Medizin Gebrauch gemacht wird, sind vom Verband Deutscher Elektrotechniker gleichfalls ausführliche Unterlagen ausgearbeitet worden. Sie tragen die Bezeichnung VDE 0750. Sie sind wie VDE 0107 schon mehrfach überarbeitet worden. Teil 1 liegt in der letzten Ausführung vom Mai d. J. vor. Teil 2, der besondere Bestimmungen für die einzelnen Gerätegruppen beinhaltet, befindet sich z. Zt. in Bearbeitung.

Elektromedizinische Geräte werden nach Art ihres Schutzes gegen im Falle eines Isolationsfehlers auftretende Berührungsspannungen in die Schutzklassen I, II und III eingeteilt. Für jede Klasse sind die Maßnahmen festgelegt, die das Verhalten eines Gerätes im Fehlerfall, d.h. im Fall eines Versagens seiner Betriebsisolierung, kennzeichnen. Abbildung 3 zeigt eine Gegenüberstellung von Geräten, die nach den verschiedenen Klassen ausgeführt sind. In den Geräten ist jeweils nur der interessierende Teil der Stromversorgung angedeutet.

Bei Geräten der Schutzklasse I wird der Schutzleiter über den Schukostecker und das Netzkabel zwangsläufig in das Gerät hereingeleitet. Das Gehäuse und eine Leitung des Anwendungsteiles (z. B. die N-Leitung bei Elektrokardiographen) sind fest über den Schutzleiter geerdet. Diese Geräte werden daher „schutzgeerdete" Geräte genannt. Wenn ein Isolationsfehler in der Betriebsisolierung auftritt, z. B. in der Weise, daß ein Pol der Netzleitung das geerdete Gehäuse berührt, dann hat dies sofort einen Kurzschluß zur Folge. Dieser bewirkt, daß die vor der Steckdose liegende Sicherung durchbrennt. Am Gehäuse bzw. am Anwendungsteil des Gerätes kann somit keine gefährliche Berührungsspannung entstehen.

Bei Geräten der Schutzklasse II wird der Schutz gegen einen elektrischen Schlag im Falle eines Versagens der Betriebsisolation durch eine zusätzliche Isolierung erreicht (im Bild angedeutet durch eine doppelte strichlierte Linie). Da es sehr unwahrscheinlich ist, daß beide Isolierungen zur selben Zeit und an derselben Stelle defekt werden, wird damit ein Übergreifen der

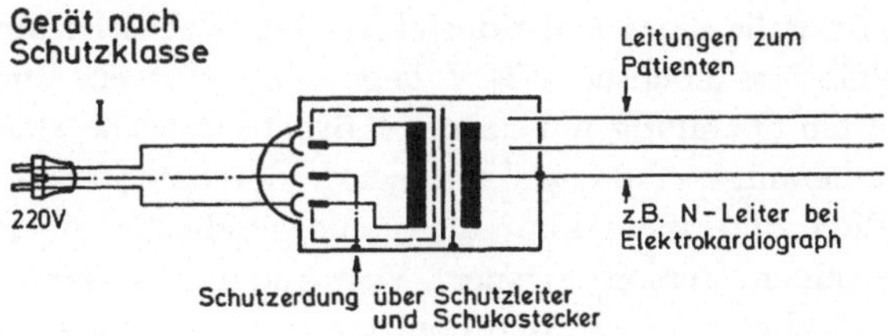

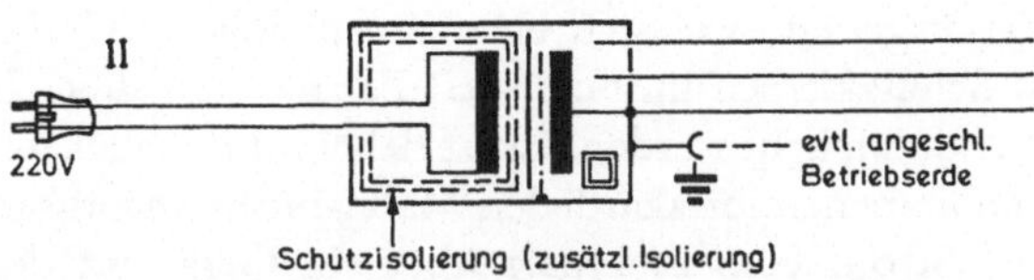

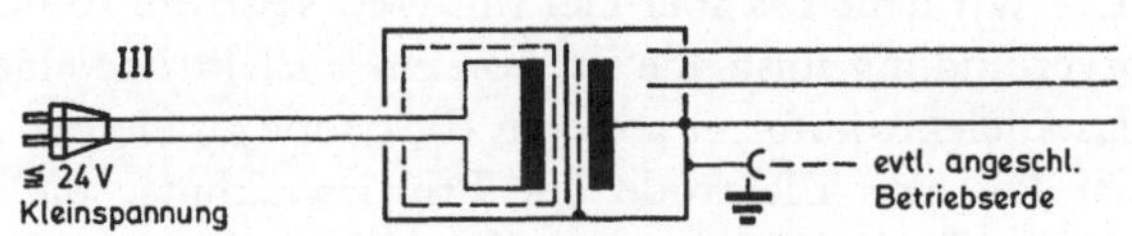

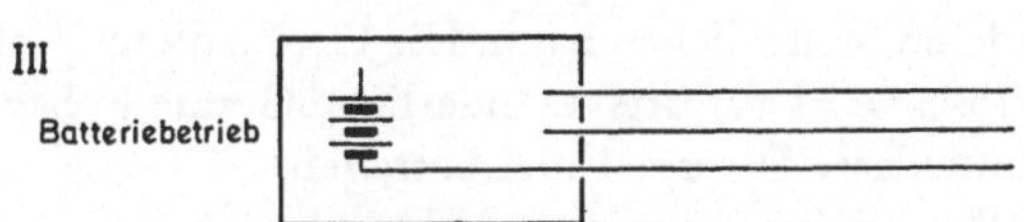

Abb. 3. Schematische Darstellung der verschiedenen Schutzklassen nach
VDE 0750 für elektromedizinische Geräte

Netzspannung auf das Gehäuse mit Sicherheit vermieden. Solche „schutz-
isolierte" Geräte führen in ihrem Netzkabel keinen Schutzleiter. Gehäuse
und Anwendungsteil werden daher nicht zwangsläufig beim Einführen des
Netzsteckers geerdet. Wenn es aber aus betrieblichen Gründen erforderlich
ist, kann zusätzlich eine sog. Betriebserde angeschlossen werden.

Geräte der Schutzklasse III werden an Schutzkleinspannung betrieben,
die nicht größer als 24 V sein darf. Es kann dies sowohl eine Wechsel-
spannung in einem eigenen Kleinspannungsnetz oder eine Gleichspannung
aus einem meist eingebauten Akkumulator oder einer Trockenbatterie sein.

Hier können im Falle eines Isolationsfehlers bei Wechselstrombetrieb am Gehäuse des Gerätes höchstens 24 V liegen. Dies ist ein ungefährlicher Wert, solange die Spannung nur an der Körperoberfläche eines Patienten oder einer Bedienungsperson wirksam wird. Bei Batteriebetrieb besteht, soweit keine Pufferung eines Akkumulators vorgesehen ist, überhaupt keine Verbindung zu einem Versorgungsnetz. Vom Standpunkt der Sicherheit des Patienten aus gesehen, ist diese Betriebsart daher am unproblematischsten.

Die hier soeben zu den Geräte-Schutzklassen angestellten Überlegungen gelten für den Fehlerfall, d. h. für den an sich sehr seltenen Fall eines Versagens der Betriebsisolierung. Es ist aber mit diesen Überlegungen noch nichts darüber ausgesagt, wie sich elektromedizinische Geräte nach den verschiedenen Schutzklassen im normalen Betrieb verhalten. Dies soll im folgenden näher untersucht werden. Es ist dabei im Hinblick auf die immer häufiger vorgenommenen intrakardialen Maßnahmen wichtig festzustellen, ob und wieviel Strom vom Lichtnetz über ein Gerät auf den Patienten hinüberfließen kann.

Dieser Gedanke mag zunächst absurd erscheinen. Wie soll bei intakter Isolation ein Strom vom Netzteil auf den Anwendungsteil eines Gerätes fließen können? Wir haben es aber hier mit Wechselstrom zu tun, der ohne direkte Drahtverbindung imstande ist, von einer Elektrode eines Kondensators über das Dielektrikum zur anderen Elektrode zu fließen. In unserem Fall entspricht die eine Elektrode der Primärwicklung, die zweite der Sekundärwicklung des im Gerät eingebauten Netztransformators.

Man bezeichnet den über die Wicklungskapazität abfließenden Strom als „Ableitstrom". Er hat nichts mit EKG- oder EEG-Ableitungen zu tun. Der Name Ableitstrom deutet lediglich an, daß es sich dabei um einen Strom handelt, der zum Schutzleiter abgeleitet wird bzw. in dieser Größe zu einer anderen geerdeten Stelle fließen kann. Die Größe dieses Ableitstromes kann nach VDE 0750, Teil 1 für ortsveränderliche Geräte in Schutzklasse I max. 3 mA, in Schutzklasse II max. 1 mA betragen.

Welchen Weg nimmt nun der Ableitstrom bei Geräten mit zwangsläufiger Erdung (Schutzklasse I) und bei Geräten ohne eine solche zwangsläufige Erdung (Schutzklasse II)? In Abbildung 4 ist jeweils ein Elektrokardiograph angedeutet, der zwecks EKG-Kontrolle während einer intrakardialen Maßnahme an einen Patienten angeschlossen ist. Aus der schematischen Darstellung ist zu erkennen, daß der Ableitstrom beim schutzgeerdeten Elektrokardiographen (I) nicht zum Patienten gelangen kann, da er über den Schutzleiter zur Erde abfließt. Da diese Möglichkeit normalerweise beim schutzisolierten Elektrokardiographen (II) fehlt, sucht der Ableitstrom, wenn keine zusätzliche Betriebserde angeschlossen ist, über die neutrale Leitung (N) und eine geerdete Stelle am Patienten abzufließen. Solange am Patienten nur Oberflächen-Elektroden angelegt sind, wie dies bei gewöhnlichen Untersuchungen oder Überwachungen der Fall ist,

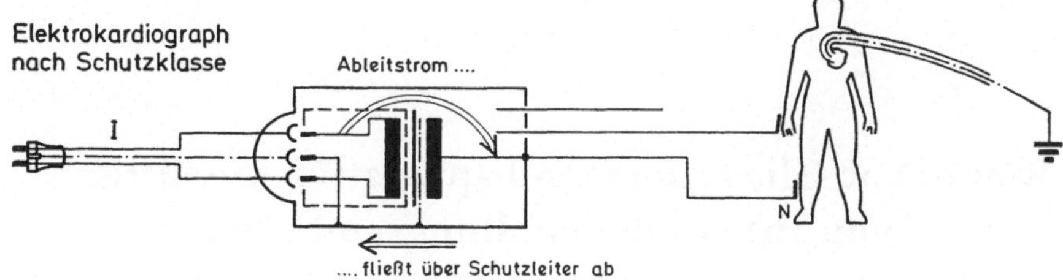

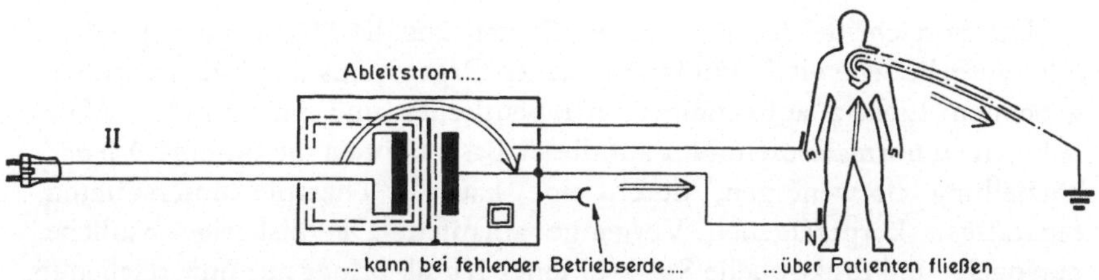

Abb. 4. Auswirkung des „Ableitstromes" beim Arbeiten mit elektromedizinischen Geräten der Schutzklasse I und II

besteht keine Gefahr für den Patienten. Bei der Einführung eines Katheters mittels eines Mandrins oder beim Einführen von intrakardialen Elektroden ist jedoch die Gefahr einer zeitweisen Erdung des Herzens über den behandelnden Arzt gegeben. Der so in einem Fall intrakardial abfließende Ableitstrom kann Herzkammerflimmern auslösen.

Auch die dauernde Verbindung eines Katheters mit einem geerdeten Druckrezeptor birgt im Fall II Gefahren. Da die Flüssigkeitssäule nur einen elektrischen Widerstand von 30000–300000 Ohm hat, vermag sie den Ableitstrom nicht nennenswert herabzusetzen. Erst bei sehr dünnen Kathetern und Flüssigkeitswiderständen (R) von mehreren Millionen Ohm (MOhm) kann der über das Herz fließende Ableitstrom wirksam verringert werden. Seine Größe läßt sich dann näherungsweise berechnen zu:

$$I\ (\mu A) = 220\ (V)/R\ (MOhm).$$

Welche Schlußfolgerungen lassen sich aus dem soeben geschilderten Verhalten der Geräte ziehen? Bei intrakardialen Maßnahmen ist eine zwangsläufige Einbeziehung in den Potentialausgleich für alle mit dem Patienten in Verbindung stehenden Geräte vorzunehmen. Diese Forderung läßt sich bei Geräten der Schutzklasse I ohne weiteres erfüllen. Ein Gerät der Schutzklasse II, bei dem eine zwangsläufige Erdung nicht vorgesehen ist, darf bei intrakardialen Maßnahmen nur eingesetzt werden, wenn sein Ableitstrom so klein ist (z. B. $\leq 10\ \mu A$), daß Herzkammerflimmern nicht ausgelöst werden kann. Es sind Bestrebungen im Gange, die Geräte entsprechend zu kennzeichnen.

Räumliche Gliederung und apparative Ausrüstung von Intensivbehandlungseinheiten

Von **F. W. Ahnefeld** und **M. Halmágyi**

Die Fortschritte der Therapie eröffneten uns die Möglichkeit, gestörte oder aufgehobene vitale Funktionen eines Organismus durch den vorübergehenden Einsatz aufwendiger therapeutischer und pflegerischer Maßnahmen zu normalisieren. Nur auf dieser Basis können die für eine Wiederherstellung notwendigen, durch eine kausale Therapie unterstützten, reparativen körpereigenen Vorgänge ablaufen. Die bisherige bauliche, personelle und funktionelle Struktur einer Klinik bringt nur unzureichende Voraussetzungen für die Erfüllung der genannten Aufgaben. Nach einigen Jahren der Improvisation und vor allem der Erfahrung an Intensivtherapieeinheiten ist es möglich, eine Zwischenbilanz aufzustellen, aus der sich grundsätzliche Empfehlungen ableiten lassen. Wir möchten unserem Thema einige der uns am wichtigsten erscheinenden Grundsätze vorausschicken. Leider läßt sich der Begriff „Intensive Care" nur schlecht verdeutschen. Nur durch intensive Bemühungen und Zusammenarbeit der Ärzte, des Pflegepersonals und der Krankenhausträger kann der kontinuierliche Einsatz *aller* uns heute zur Verfügung stehenden diagnostischen, therapeutischen und pflegerischen Mittel in einem 24-Std-Dienst sichergestellt werden. Nur dann betreiben wir „Intensive Care". Dazu bedarf es eines zahlenmäßig ausreichenden, hochqualifizierten Personals, das den erforderlichen Arbeitseffekt wiederum nur dann sicherstellen kann, wenn die baulichen Voraussetzungen gegeben sind, und die Ausstattung dieser Einheit immer wieder dem medizinischen und funktionellen Bedarf angepaßt wird. Diese Grundsätze bilden den Maßstab zur Beurteilung der Forderungen für die räumliche Gestaltung und Ausrüstung einer Intensivbehandlungseinheit. Jede Improvisation und jeder Kompromiß führen auf einer solchen Einheit zu Funktionsstörungen und damit zu einer erneuten und zusätzlichen Lebensbedrohung für den hier behandelten Patienten.

Die Größe, die Organisation und der Aufgabenbereich einer Intensivbehandlungseinheit müssen dem Gesamtkonzept des jeweiligen Krankenhauses angepaßt sein. Die Einheit muß sich sinnvoll in die klinische Versorgungskette eingliedern.

Die Abbildung soll die wichtigsten Glieder der Versorgungskette im operativen Bereich darstellen. In enger Beziehung stehen der Raum für die

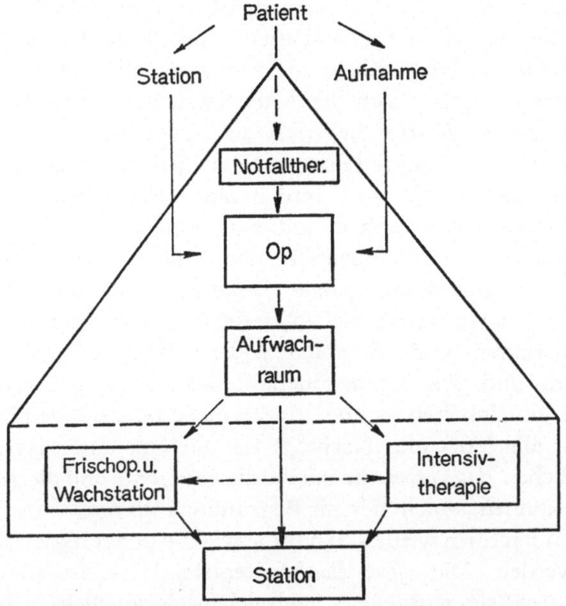

Abb. 1. Funktionsablauf der Versorgungskette

Notfalltherapie (Deschockierungsraum), der Operationssaal, der Aufwachraum, die Frischoperiertenstation und die Intensivbehandlungseinheit.

Stellt man diese eben genannten Bausteine gemeinsam dar, so lassen sich
die funktionellen Zusammenhänge der verschiedenen Versorgungseinheiten
leicht erkennen. Nur bei dieser Gliederung entsteht ein Versorgungsschwer-
punkt in der Klinik; alle funktionell wichtigen Einrichtungen sind zusammengefaßt. Damit wird der schnelle Einsatz aller gegebenen Mög-

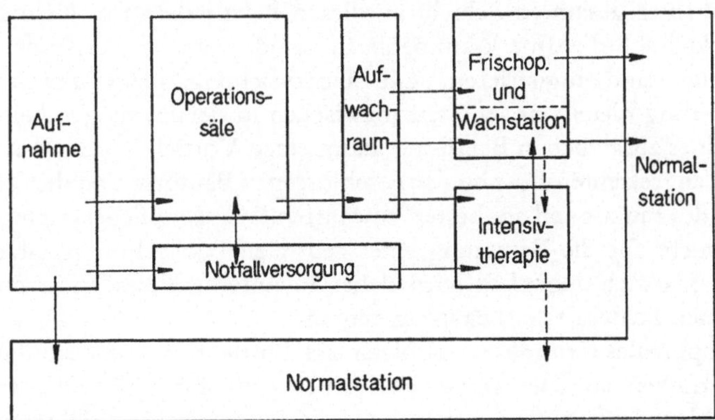

Abb. 2. Bausteine der Versorgungskette

lichkeiten, vor allem die enge Zusammenarbeit der operativen Fächer und der Anaesthesie, sichergestellt. Der Patient erreicht die Behandlungseinheit, deren therapeutische Möglichkeiten seinem augenblicklichen Zustand entsprechen. Daraus ergeben sich die ersten baulichen Voraussetzungen für die *Intensivbehandlungseinheit*: Sie muß als abgeschlossene Station ohne Durchgangsverkehr in unmittelbarer Nähe, jedoch nicht innerhalb der Operationsabteilung vorgesehen werden. Der *Aufwachraum* liegt am zweckmäßigsten zwischen der Einheit und dem Operationssaal. Er läßt sich dann bei Bedarf (Katastrophenfall) der Einheit vorübergehend ganz angliedern. Der *Deschockierungsraum* benötigt, wenn auch aus anderen Gründen, die gleichen funktionellen Beziehungen wie der Aufwachraum. Die Frischoperierten- und *Wachstation* sollte in der gleichen Ebene wie der Aufwachraum und die Intensivtherapieeinheit untergebracht sein, da zwischen diesen Einheiten mehrere funktionelle Beziehungen bestehen.

Ohne auf alle Vor- und Nachteile der für eine Intensivbehandlungseinheit möglichen *Bauformen*, die offene, die gemischte und die geschlossene, eingehen zu können, sollen hier zur Begründung unseres Vorschlages einer geschlossenen Bauform wiederum nur die wichtigsten funktionellen Gründe angeführt werden. Die *offene Bauform* entstand fraglos aus den ersten Improvisationen, sie wurde aus zahlreichen personellen, baulichen und finanziellen Gründen als Kompromiß weiter verwendet. Die Unruhe, die damit verbundene Belastung des Patienten und des Personals, vor allem die letztlich alle Erfolge der Intensivtherapie in Frage stellende hohe Quote der Kreuz- und Querinfektionen dürften Grund genug sein, diese Lösung abzulehnen. Bei der *gemischten* oder *geschlossenen Bauform* wird auch heute noch davon ausgegangen, daß *alle* Patienten von einem zentralen Beobachtungsplatz zu sehen sein müssen. In vielen Fällen ist dieser zentrale Beobachtungsplatz gleichzeitig als zentraler Überwachungsplatz eingerichtet. Das bedeutet: In 24 Std sind drei qualifizierte Schwestern oder Pfleger während ihrer gesamten Schicht an diesen Platz gebunden. Kein Mensch kann jedoch 8 Std aufmerksam beobachten oder gar die anfallenden Werte verarbeiten und registrieren. Die Überwachungsanlage mit zentraler Registrierung bietet uns, wie wir inzwischen in der Praxis gesehen haben, neben einer zusätzlichen Belastung kaum einen Vorteil. Wir fanden bei der von uns angestrebten Lösung der geschlossenen Bauform und der Verwirklichung des funktionell am besten bewährten Gruppenpflegesystems keinen Grund mehr für die Besetzung eines zentralen Beobachtungsplatzes. Der zentrale Beobachtungsplatz wird daher in unserer Konzeption von dem dezentralen Schwesternarbeitsplatz abgelöst.

Als optimales Grundkonzept bietet sich für die Intensivbehandlung eine Zweier-Einheit an. Der eingefügte Arbeitsplatz sorgt für den störungsfreien Ablauf der Funktion, sichert jederzeit eine ausreichende Überwachung, erlaubt eine dem Zustand und den therapeutischen Maßnahmen jeweils

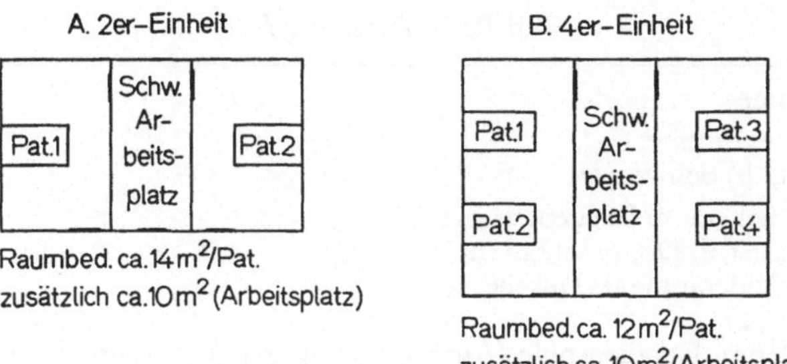

Abb. 3. Intensivtherapie-Behandlungseinheit

variierende personelle Besetzung und eine Belegung unabhängig von der Art der Erkrankung und dem notwendigen apparativen Aufwand. Die Möglichkeit einer Isolierung bei septischen oder infektiösen Erkrankungen oder der Keimabschirmung bei einer Organtransplantation, die Durchführung einer Hypothermie oder einer Dialyse ist gegeben. Der Einbett-Raum wird bei Patienten, die ausgeschleust werden, zum Zweibett-Zimmer und damit zu der bisher völlig fehlenden Intensivbeobachtungseinheit. Der dringend notwendige stufenweise Abbau von der Intensivtherapie zur Normalpflege wäre auf diese Weise am sichersten zu lösen.

Ist aus baulichen oder finanziellen Gründen die Zweier-Einheit nicht zu verwirklichen, so kann an deren Stelle die Vierer-Einheit treten oder auch zur Ergänzung von Zweier-Einheiten unter Beibehaltung des gleichen Prinzips vorgesehen werden. Die Vierer-Einheit bringt aber sicher aus den genannten Gründen eine Einschränkung der Variabilität und erfordert Zusatzräume. Bei den Quadratmeterangaben handelt es sich um Empfehlungen, die wir auf Grund unserer Erfahrungen ermittelten.

Den zusätzlichen Raumbedarf einer Intensivbehandlungseinheit haben wir wiederum unter funktioneller Sicht zusammengefaßt. Die in jedem Falle benötigten, in ihrer Größe der Behandlungseinheit angepaßten Räume ergeben sich aus den Tabellen 1 und 2.

Tabelle 1. *Raumbedarf*

I. Betteneinheiten

2er-Einheit oder
4er-Einheit × Bedarf
maximal 16 Betten

II. Funktionsräume

1. Behandlungsraum
2. Gerätelagerungs- u. Vorbereitungsraum
3. Aufbereitungs- u. Sterilisationsraum
4. Vorratsraum
5. Notfall-Labor
6. Besprechungsraum

Tabelle 2. *Raumbedarf*

III. Nebenräume

1. 2 Arbeitszimmer
   a) Arzt, b) Schwester
2. Aufenthaltsraum Pflegepersonal
3. Sekretariat u. Dokumentation
4. 2 Umkleideräume u. Dusche
5. Teeküche
6. Toiletten u. Fäkalienspüle (Aufbewahrung der Ausscheidungen)
7. Raum für Schmutzwäsche
8. Putzgeräteraum

Funktions- u. Nebenräume =
ca. 100 % des Raumbedarfes der Betteneinheiten u. 20 % für Verkehrswege,
Wandschränke u. Baukonstruktion

Der Bedarf an Zusatzräumen beträgt ca. 100 % der Gesamtquadratmeterfläche der Betteneinheiten + 20–30 % für Verkehrswege und Baukonstruktion. Wer diese Forderungen nicht erfüllt, wird die Funktion der gesamten Einheit in Frage stellen.

Beginnen wir die Erörterungen über die *Ausstattung* mit einem wichtigen Kernstück der Einheit: der *Überwachungsanlage*. Auch hier müssen wir uns auf die wichtigsten Argumente beschränken. Ein Monitorsystem sollte zwei grundsätzliche Forderungen erfüllen:

1. Gemessen werden sollen nur Werte, die von entscheidender Bedeutung für die Diagnostik, Therapie und Überwachung sind und die kontinuierlich benötigt werden, und

2. der technische Aufwand muß in einer vertretbaren Relation zum Ergebnis stehen.

Alle gemessenen Einzelwerte besitzen nur informativen Charakter, die zu beobachtende Tendenz und die Beziehungen aller Werte zueinander sind wichtiger als der absolute Einzelwert. Nur eine perfekte Datenverarbeitung wird einen wesentlichen Fortschritt bringen können, nicht jedoch die fortlaufende, technisch aufwendige Registrierung der Einzelwerte mit Hilfe von Mehrfachschreibern. Als unbrauchbar hat sich ebenfalls die unblutige Blutdruckmessung, gleich welchen Systems, herausgestellt. Zusammenfassend darf festgestellt werden: Das Monitorsystem muß so einfach und so wenig störanfällig wie möglich sein, die Elektronik darf nicht belasten, der Gebrauchswert muß groß sein. Eine Überwachungsanlage muß das Personal zum Patienten und nicht weg vom Patienten führen. Alle diese Gründe sprechen für die bed-side-Einheit nach dem Konstruktionsprinzip des Baukastensystems. Diese gleiche Einheit läßt sich im Operationssaal, während der Notfalltherapie, im Aufwachraum und in der Intensivtherapieeinheit einsetzen. Die tabellarische Zusammensetzung enthält unsere Empfehlungen.

Tabelle 3. *Ausstattung*

I. Überwachung und Diagnose
  1. Überwachungssystem
     a) Kardioskop 13 cm
        wahlweise: EKG, Pulskurve, evtl. Atemkurve
     b) Anzeigeinstr. – Atemfrequenz
        Abnahme: Thermistor und mechanisch
     c) Anzeigeinstr. – Pulsfrequenz
     d) Anzeigeinstr. – Temperatur (evtl. 2mal)
        evtl. Alarmrückmeldung zum Arbeitsplatz (akustisch und optisch)
  2. Transportables Röntgen-Gerät
  3. EKG-Gerät
  4. EEG-Gerät
  5. Uras-M
  6. Diagn. Geräte zur Analyse der Atemfunktion (z.B. Spirometer, Peak-Flow-
     meter etc.)
  7. Ophthalmoskop

Das bisher übliche 7 cm-Kardioskop besitzt nur symbolischen Wert. Eine Ergänzung mit dem im Einzelfall erforderlichen oder gewünschten Elementen ist möglich, so z. B. die blutige Druckmessung, aber auch die Alarmrückmeldung an den Arbeitsplatz oder gar eine Magnetspeicherung.

In der weiteren Aufstellung wurden nur die wichtigsten für die Diagnose, Therapie und Pflege benötigten Geräte zusammengefaßt.

Tabelle 4. *Ausstattung*

II. Therapie
  1. Zentrale Gasversorgung mit Vorsatzgeräten
     obligat.: O_2 u. Druckluft (mind. je 2 Anschl./Pat.)
     wünschw.: Vakuum (mind. 1 Anschl./Pat.)
  2. Beatmungsgeräte (volumen- u. druckgesteuert)
  3. Vernebler (Beatmungsgeräte u. Inhalationstherapie)
  4. Defibrillator u. Schrittmacher
  5. Pneugeräte
  6. Dialyseeinrichtung
  7. Beatmungsbeutel
  8. Dauerinfusionsgeräte
  9. Therapeutische Sets:
     a) Venae sectio
     b) Tracheotomie
     c) Intubation
     d) Bronchoskopie
     e) Pleurapunktion
     f) Lumbalpunktion
     g) Notfallkoffer
  10. Einmalgeräte

Bei der *zentralen Gasversorgung* sind die entsprechenden Vorsatzgeräte in ausreichender Anzahl vorzusehen. Wir haben die Mindestanzahl der Abnahmestellen/Patient angegeben. Die Frage, nur Druckluft oder Druckluft und Vakuum, ist noch nicht endgültig entschieden. Fest steht, daß Druckluftanlagen weniger störanfällig sind und, genügend Abnahmestellen vorausgesetzt, eine im Vergleich zum Vakuum ausreichende Funktion sicherstellen.

Hervorzuheben sind die auf einer Intensivbehandlungseinheit notwendigen und bewährten therapeutischen Sets.

Tabelle 5. *Ausstattung*

III. Pflege- und Hilfsgeräte
1. Spezialbetten
2. Bettwaage
3. Antidekubitusmatratze
4. Vibrationsgerät
5. Ventilatoren
6. Eisbereiter
7. Transport. Op.-leuchte
8. Kühlschränke (Medik. u. Inf.-Lösg.)
9. Schweißgerät f. Kunststoff-Folien

Die auf dieser Einheit verwandten *Betten* sollen nicht nur die Anwendung aller notwendigen diagnostischen, therapeutischen und pflegerischen Maßnahmen erlauben, sondern diese Maßnahmen, die von der Durchführung der Intubation über spezielle Lagerungen bis zum Gebrauch der Bettwaage reichen, erleichtern. Die diesen Ansprüchen gerecht werdende

Tabelle 6. *Ausstattung*

IV. Notfall-Labor
1. Blutgasanalyse
2. Oxymeter
3. Flammenphotometer
4. Chloridmeter
5. Osmometer
6. Blutvolumen-Meßgerät
7. Hämatokrit-Meßgerät
8. Blutzuckerbestimmung
wünschenswert:
Photometer
Ery- u. Leukozählgerät
Elektrophorese
Gerinnungsstatus
Zusatzeinrichtung:
Kühlschrank
Trockenschrank usw.

Konstruktion, die sich nicht nur durch einen großen technischen Aufwand auszeichnen darf, kann u. E. nur gefunden werden, wenn die dafür zuständigen Konstrukteure Gelegenheit haben, vorübergehend auf einer Intensivbehandlungseinheit mitzuarbeiten. Dieser Grundsatz gilt übrigens für viele andere medizinische-technische Bereiche. Das Aufstellen von Forderungen durch Ärzte und der Versuch des Technikers, diese Wünsche aus seiner imaginären Vorstellung zu erfüllen, kann nur selten zu einer idealen Lösung führen.

Die Eingliederung eines *Notfall-Laboratoriums* in die Intensivtherapieeinheit ist aus funktioneller Sicht eine conditio sine qua non. Eine einmalige Bestandsaufnahme, deren Ergebnis evtl. erst nach Stunden vorliegt, wird bei einer im stetigen Fluß befindlichen globalen Störung der Gesamthomoeostase des Organismus den therapeutischen Notwendigkeiten und Möglichkeiten nicht gerecht. Wir haben in unserer Aufstellung die Ausstattung angeführt, die sich uns in den zurückliegenden Jahren als notwendig erwies.

Tabelle 7. *Allgemeine Forderungen*

---

 1. Klimatisierung (Luftfeuchtigkeit – bakt. Probleme)
 2. Schallisolierung
 3. Beleuchtung variabel – Beleuchtungsleisten
 4. Elektrische Anschlüsse 6/Pat. über 2 getr. Stromkreise
 5. Sprech-Gegensprechanlage/Alarmsystem
 6. Wandschienen (Zusatzgeräte)
 7. Deckenschienen/Infusionshalterung
 8. Nur Einbauschränke
 9. Fußböden fugenlos, Wände u. Decken abwaschbar
10. Wandanstrich (konsult. Farbpsychol.) – Ausschaltg. von störenden Farb- und Beleuchtungseffekten –
11. Türenbreite: 1,50 m, Flurbreite: 2,50 m
12. Raumdesinfektion (Klimaanlg. abschaltbar)

Schließlich möchten wir aus der Vielzahl der baulichen Voraussetzungen noch einige Allgemeinforderungen herausheben, die uns wiederum für die Funktion wichtig erscheinen. Die Begründung für eine *Klimatisierung* der Intensiveinheit läßt sich aus zahlreichen Gründen ableiten. Nur eine hochwertige und damit teure Anlage arbeitet störungsfrei, löst die Probleme der bakteriellen Verunreinigung, der zugfreien und gleichmäßigen Klimatisierung.

Eine gutfunktionierende *Sprech-* und *Gegensprechanlage* erspart dem Personal viele unnötige Wege, sorgt für eine ausreichende Abschirmung der einzelnen Pflegeeinheiten und stellt die Basis für ein notwendiges Alarmsystem dar.

Eingebaute Schränke, fugenlose Fußböden, abwaschbare Wände und Decken, Einrichtungsgegenstände, die vom Material her eine häufige

Desinfektion erlauben, sind Voraussetzung zur Lösung der bakteriologischen Probleme.

Wandschienen sollen alle Zusatzgeräte aufnehmen, der Fußboden muß frei bleiben. Auch Infusionshalterungen müssen fest mit dem Bett verbunden sein oder an Deckenschienen angebracht werden.

Getrennte Stromkreise und eine ausreichende Anzahl elektrischer Anschlüsse verhindern bedrohliche Funktionsstörungen. Für die Beleuchtung haben sich u. E. die kombinierten Beleuchtungsleisten am besten bewährt.

Schließlich sind breite Türen und Flure, vor allem eine ausreichende Schallisolierung der Einheit und ein störende Farb- und Beleuchtungseffekte ausschließender Wandanstrich zu fordern.

Die gesamte Ausstattung dieser Einheit beinhaltet einen erheblichen technischen Aufwand. Es ist unsere Überzeugung, daß das notwendige reibungslose funktionelle Zusammenspiel zwischen Personal und Technik nur dann zu erwarten ist, wenn wir über gut ausgebildete technische Pfleger, darüber hinaus aber auch über qualifizierte Medizin-Ingenieure in den Kliniken verfügen. Nur dann werden Ärzte und Pflegepersonal entlastet, und die Technik erhält den höchstmöglichen Gebrauchswert.

Es ist unmöglich, in einem Referat alle Probleme zu besprechen, die sich bei der räumlichen Gliederung und Ausstattung einer Intensivtherapieeinheit ergeben. Auch wir konnten nur eine Auswahl treffen, wobei wir versucht haben, die funktionellen Zusammenhänge in den Vordergrund zu stellen. Die Intensivbehandlungseinheit ergibt sich zwingend aus der Entwicklung der modernen Medizin. Sie ist nur Teil der Gesamtentwicklung. Diese Gesamtentwicklung, und nicht nur eine spezielle Einheit, erfordert eine Änderung der organisatorischen, personellen, baulichen, vor allem funktionellen Struktur einer Klinik. Die Zusammenarbeit der Krankenhausträger und Ärzte sollte sich nicht nur in dem Aufstellen oder Ablehnen von Forderungen erschöpfen, eine gemeinsame Analyse und Planung für die Umstrukturierung der gesamten Klinik dürften auch die Voraussetzungen für eine weitere Verbesserung der Arbeitsmöglichkeiten in einer Intensivbehandlungseinheit mit sich bringen.

Bau und Einrichtung von Pflegeeinheiten der Intensivbehandlung

Von **P. Poelzig**

Einleitung

Wenn sich bei der Programmierung und Planung von Intensiveinheiten immer wieder Diskussionen ergeben, so liegt das meist am Problem der Abgrenzung von Überwachung, Pflege und Behandlung. Nun wäre es ja sehr leicht, als Architekt zu sagen, die Ärzte sollen ihre Wünsche in Abstimmung mit dem Träger nennen, und der Architekt wird sich bemühen, diese in räumliche Wirklichkeit mit allen funktionellen Erfordernissen zu übersetzen. Aber, so einfach geht es nicht. Der Architekt als der Koordinator der medizinischen und technischen Forderungen kann allein gar nicht entscheiden, was und wie den jeweiligen ökonomischen Bedingungen entsprechend gebaut werden muß. Hier sind seine Mitstreiter auf dem Felde der Entwicklung des Baues so wichtig wie er selbst.

Programmierungen dürfen nicht vom derzeitigen Bedarf ausgehen, vielmehr müssen Überlegungen, die die zukünftige Entwicklung berücksichtigen, mit den Ärzten und Verwaltungsfachleuten geprüft und eingearbeitet werden. Wir sprechen heute von bestimmten Prozentzahlen der Intensivbetten eines Hauses: Wissen wir, ob sich die Zahlen nicht in relativ kurzer Zeit vervielfältigen? Wissen wir, ob die Entwicklung der schon heute hochkomplizierten Apparate nicht noch ganz andere Wege gehen wird, zumindest sich noch weiter differenziert, und ob dies alles nicht unter Umständen auf die Struktur der Intensiveinheit einen entscheidenden Einfluß ausüben wird? Wer wußte vor 20 Jahren etwas von Intensivpflege und -behandlung?

Bisherige Entwicklung

Es wurde festgestellt, daß es sich bei unserem Problem um ein „junges" Thema handelt. Die Erfahrungen auf diesem Gebiet stammen aus wenigen Jahren, und manche Erkenntnisse haben sich erst in jüngster Zeit ergeben.

Einige Beispiele gebauter oder geplanter Anlagen sollen die bisherige Entwicklung erläutern und verdeutlichen, welche Progression bei den Intensiveinheiten trotz des kurzen Zeitraumes festzustellen ist.

Tabelle 1. *Krankenhäuser mit Intensiv-*
A = Arztraum, AN = Anmeldung, ANG = Angehörige, ARR = Reiner Arbeitsraum, ARU = Unreiner Arbeitsraum, B = Behandlungsraum, BA = Bad, BER = Bereitschaftsraum, BR = Bettenreinigung, DI = Diktierkabine, GE =

Krankenhaus	Betten-zahl	Intens.-betten	Anteil in %	Betten-einheit.	Bettenräume					
					1	2	3	4	5	6
Stade Arch.: POELZIG	614	8	1,3	1 × 8		4				
Duisburg-Nord Arch.: KÖHLER u. KÄSSENS	460	12	2,6	2 × 6	6		2			
München-Perlach Arch.: WICHTENDAHL, RÖMMICH	700	16	2,3	2 × 8	3		3	1		
Berlin-Wedding Arch.: POELZIG	500	20	4,0	1 × 8 2 × 6	12	4				
Düren (Projekt) Arch.: SCHACHNER, BRANDT, WEBER	536	21	3,9	2 × 3 5 × 1	5	8				
Karlsruhe, II. Med. Klinik Arch.: PANKOKE	1370	21	1,5	1 × 10 1 × 6 1 × 4	3	4	2	1		
Berlin-Kreuzberg Arch.: POELZIG	750	28	3,7	4 × 5 1 × 8	4	12				
Köln, Univ. Klinikum Arch.: HEINLE u. WISCHER	1019	40	3,9	8 × 5	40					
Gävle Lasarett Arch.: CARLSTEDT, MALM, WEIJMAR	867	51	5,9	3 × 8 2 × 7 3 × 4	15	2	1	7		
Göppingen (Wettb.) Arch.: NOWOTNY u. MÄHNER	805	80	9,9	10 × 8	20					10

Aus der folgenden Zusammenstellung von 10 Krankenhäusern, die nach der Zahl der vorhandenen Intensivbetten geordnet sind, ergibt sich, daß der prozentuale Anteil an den jeweiligen Gesamtbetten zwischen 1,3 und fast 10% schwankt (Tab. 1). Die aus betrieblichen und baulichen Gründen gewählte Größe der Intensiveinheiten liegt zwischen 4 und 10 Betten.

überwachungs- und -behandlungseinheiten

Geräteraum, IS = Isolierzimmer, P = Personalraum, PU = Putzraum, S = Schwesternraum, SD = Schwesterndienstplatz, SP = Spülraum, T = Telefon, TK = Teeküche, UM = Umkleideraum, VO = Vorratsraum

Betriebsräume

SD	SP	ARR	GE	WC	S	TK	A	DI	B	BA	IS	ARU	BER	P	UM	ANG	T	PU	BR	AN	VO
1	1	1	2	1	1																
1	2		2			1															
2	2		2	3	1	1	1			1			1								
3	3	3	4	3			1		1												
3	2	1		2	1	1	1					1									
1	2	3	1	5	1	1	2		1	1	1	1		1	1	1					
5	3	4	4	3			1									1					
8	8		1	8	1	2	6														
5	5	1	3	3	2	2	10		2				3	2	6	1		2	2	3	7
5	10	1		10		5	2	4						1	3	5	1		1	1	

Etwa ³/₄ aller Beispiele weisen Einheiten mit 8 Betten auf. – Offenbar bestehen Bedenken, mehr als 4 Intensivbetten in einem Raum anzuordnen; nur das Wettbewerbsprojekt Göppingen macht eine Ausnahme und sieht auch 6-Bett-Zimmer vor. Ausschließlich Einbettzimmer („geschlossene" Lösung) wurden nur im Entwurf für das Universitätsklinikum Köln vor-

gesehen. Alle anderen Häuser bevorzugen „offene" oder „gemischte"
Lösungen.

Die Aufzählung der in den einzelnen Häusern jeweils vorhandenen
Betriebsräume läßt besonders deutlich erkennen, daß die Ausführungen sehr
unterschiedlich sind und daß in der Praxis des Bauens offensichtlich bisher
nur geringe Ansätze einer einheitlichen Auffassung von den Forderungen
an die Planung dieser Einheiten bestehen.

Die Intensiveinheit des Krankenhauses Stade muß als Minimallösung
bezeichnet werden (Abb. 1). Außerhalb der hier dargestellten Einheit
befinden sich ein Schwesternraum und eine Spüle. Die Wandabwicklungen
geben einen Eindruck von der Einrichtung und Ausstattung dieser Raumgruppe. Vom weitgehend verglasten Schwesterndienstplatz aus sind insgesamt 8 Betten zu überblicken. Zur elektronischen Überwachung wurde
ein Gerät der Firma Hellige eingebaut.

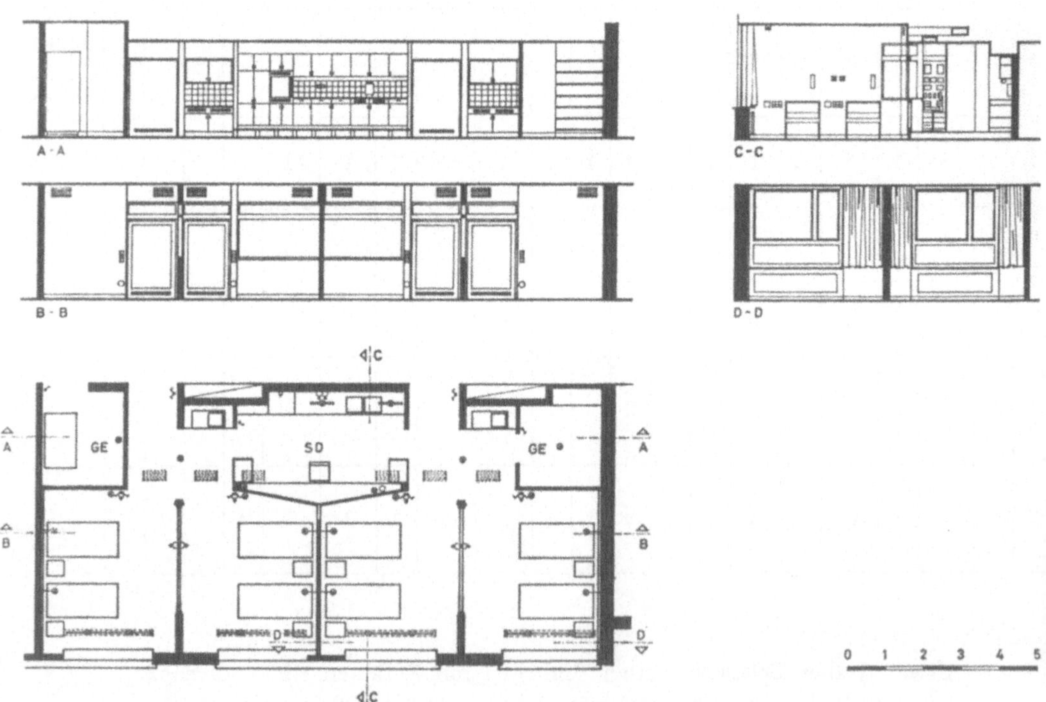

Abb. 1. Krankenhaus Stade

GE = Geräteraum, SD = Schwesterndienstplatz

Die Intensiveinheiten des Evangelischen Krankenhauses Duisburg-Nord befinden sich in unmittelbarer Nähe des Aufwachraumes (Abb. 2). Für das geplante 460-Betten-Krankenhaus (Architekten Köhler und Kässens) sind 2×6 Intensivbetten in gemischten Einheiten vorgesehen. Der Anteil der Nebenräume ist hier bereits größer. Dennoch handelt es sich bei dem geschickt in den Gesamtplan des Krankenhausentwurfs eingeordneten Grundriß um eine sehr knappe Lösung.

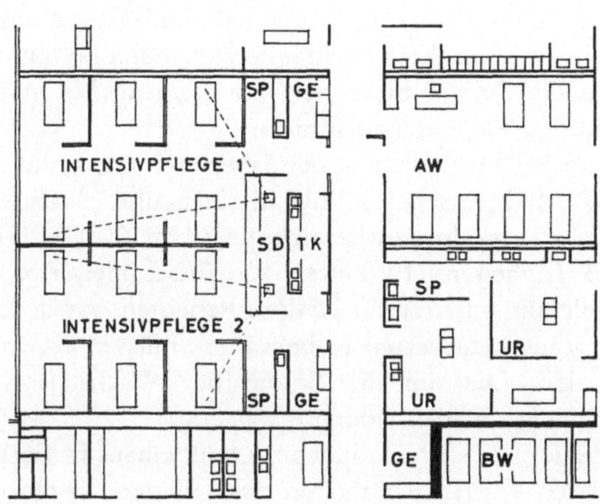

Abb. 2. Evangelisches Krankenhaus Duisburg-Nord

AW = Aufwachraum, BW = Bettenwarteplatz, GE = Geräteraum, SD = Schwesterndienstplatz, SP = Spülraum, TK = Teeküche, UR = Urologie

Das Projekt des Städtischen Krankenhauses München-Perlach (Architekten Wichtendahl und Römmich) sieht für 700 Betten gemischte Intensiveinheiten mit je 8 Betten vor (Abb. 3). Der Betteneinheit unmittelbar zugeordnet ist neben dem Schwesterndienstplatz nur ein Spülraum. In der Betriebszone befinden sich 2 Geräteräume, Bad, Teeküche, Schwesternaufenthaltsraum und ein Bereitschaftszimmer. Über den Stichflur erreicht der Anaesthesist seinen Arbeitsraum, der günstig zwischen den Intensiveinheiten und der oberhalb des Grundrißausschnitts angeordneten OP-Abteilung liegt.

Die Intensivabteilung des Rudolf-Virchow-Krankenhauses in Berlin-Wedding wurde in unmittelbarem Zusammenhang mit dem vor etwa 10 Jahren errichteten Bettenbau der Chirurgischen Abteilung und dem benachbarten Operationshaus gebaut (Abb. 4). Sie umfaßt 3 Einheiten von 1×8 und 2×6 Betten mit den wichtigsten Nebenräumen. Weitere Betriebsräume befinden sich im Verbindungstrakt zum Operationshaus. Die

Überwachungsgeräte des Schwesterndienstplatzes können bei der hier
vorgesehenen Anordnung in optimaler Weise überblickt werden. Im
rückwärtigen Bereich des Schwesterndienstplatzes sind Abstellschränke,
Arbeitstische und Spülen angeordnet. Der Blick in einen der Geräteräume
zeigt, wie dringend notwendig ihre ausreichende Bemessung ist, zumal in
diesen Räumen meist auch Wartungsaufgaben an den Geräten ausgeführt
werden müssen.

Die Planung des Krankenhauses Düren (Abb. 5) – ein originelles
Projekt der Architekten SCHACHNER, BRANDT und WEBER – hat 2 Intensiveinheiten mit je 8 etwas zu dicht aneinanderstehenden Betten und zusätzlich
5 Isolierzimmer. Die Anlage bietet den Vorteil, Angehörige ohne Störung
des Betriebes zu den Patienten zu führen.

Der Anteil an Intensivbetten in der Überwachungs- und Behandlungsabteilung der II. Medizinischen Klinik in Karlsruhe (Architekt PANKOKE)
ist mit 1,5% als sehr gering zu bezeichnen (Abb. 6). Die Gliederung der
Abteilung in 3 Einheiten (10 Betten für Frischoperierte, 4 Betten für
Reanimationsfälle und 6 Betten für Dialyse-Patienten) sowie die Anordnung
fast sämtlicher wünschenswerten Nebenräume müssen als vorbildlich herausgestellt werden. Die um die Betten der Wachstation verfügbaren
Bewegungsflächen erscheinen jedoch etwas eng.

Bei dem gerade im Bau befindlichen Krankenhaus in Berlin-Kreuzberg
sind für 750 Betten 4 Intensiveinheiten mit 5 Betten für chirurgische Fälle
und 1 Einheit mit 8 Betten für medizinische Fälle vorgesehen worden

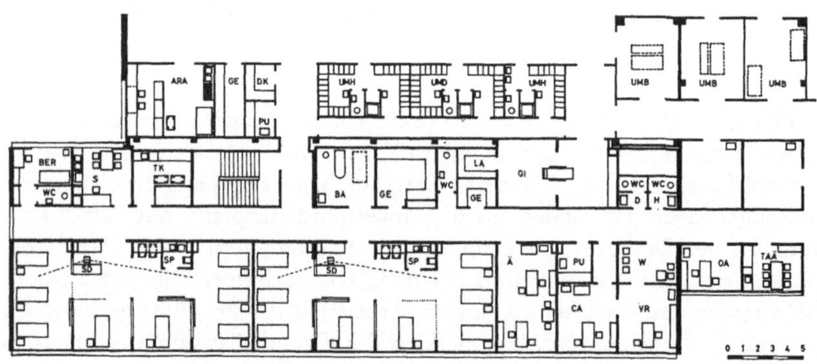

Abb. 3. Städt. Krankenhaus München-Perlach

Ä = Ärzte, ARA = Arbeitsraum Anaesthesist, BA = Bad, BER = Bereitschaftsraum, CA = Chefarzt, DK = Dunkelkammer, GE = Geräteraum, GI = Gipsraum, LA = Lagerraum, OA = Oberarzt, PU = Putzraum, S = Schwesternraum, SD = Schwesterndienstplatz, SP = Spülraum, TAÄ = Tagesraum Ärzte,
TK = Teeküche, UMB = Umbettraum, UMD = Umkleideraum Damen, UMH
= Umkleideraum Herren, VR = Vorraum, W = Warteraum

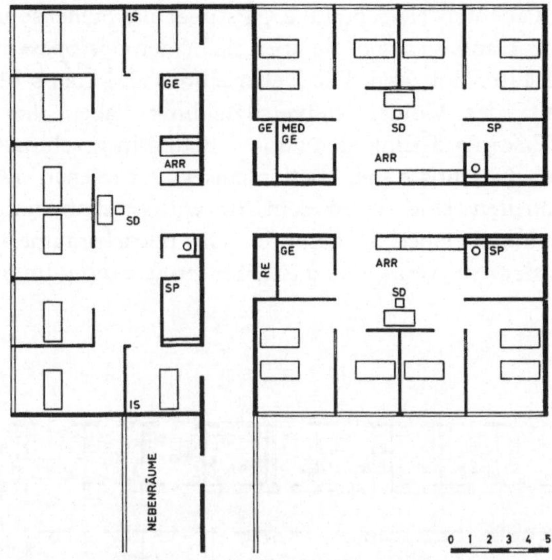

Abb. 4. Rudolf-Virchow-Krankenhaus, Berlin-Wedding

ARR = Reiner Arbeitsraum, GE = Geräteraum, IS = Isolierzimmer, MED = Medikamente, RE = Reserveraum, SD = Schwesterndienstplatz, SP = Spülraum

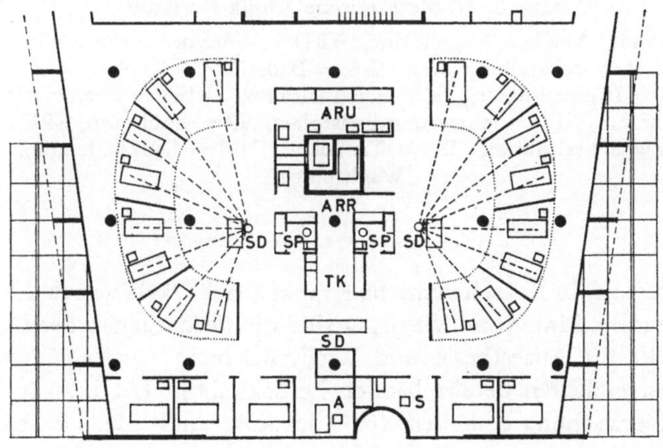

Abb. 5. Städt. Krankenhaus Düren

A = Arztraum, ARR = Reiner Arbeitsraum, ARU = Unreiner Arbeitsraum, S = Schwesternraum, SD = Schwesterndienstplatz, SP = Spülraum, TK = Teeküche

(Abb. 7). Die Patienten erreichen die OPs über die Schleuse und den präoperativen Flur. Dann gelangen sie über die beiden postoperativen Flure zu
den Frischoperierteneinheiten. Die Nebenräume sind knapp bemessen.

Im Entwurf der Kölner Universitätsklinik haben die Architekten
Heinle und Wischer 8 Einheiten zu je 5 Betten in geschlossener Lösung
auf einem der Geschosse des Bettenhauses vorgesehen (Abb. 8). Die
einzelnen Einheiten sind in diesem Entwurfsstadium noch unzuläng-
lich mit Nebenraumflächen ausgestattet. Die Betriebsräume im Kern des
Gebäudes wurden zu wenig auf die Erfordernisse von Intensiveinheiten
abgestimmt.

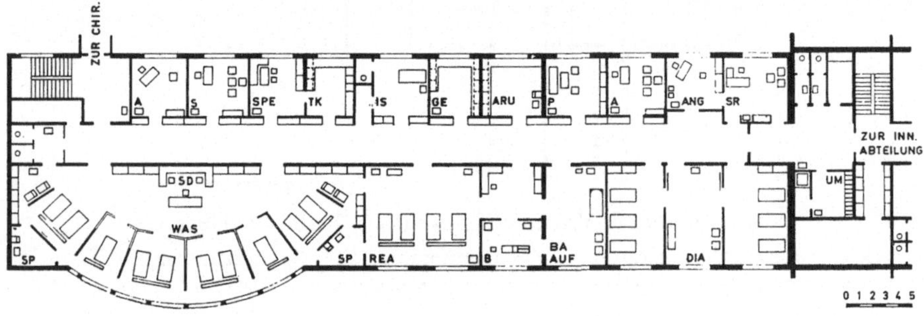

Abb. 6. II. Medizinische Klinik Karlsruhe

A = Arztraum, ANG = Angehörige, ARU = Unreiner Arbeitsraum, AUF =
Aufnahme, B = Behandlungsraum, BA = Bad, DIA = Dialyse, GE = Geräte-
raum, IS = Isolierzimmer, P = Personalraum, REA = Reanimation, S =
Schwesternraum, SD = Schwesterndienstplatz, SP = Spülraum, SPE = Speise-
raum, SR = Schreibraum, TK = Teeküche, UM = Umkleideraum, WAS =
Wachstation

Im Entwurf für das schwedische Krankenhaus Gävle von den Architekten Carlstedt, Malm und Weijmar sind die Forderungen der Deutschen
Gesellschaft für Anaesthesie und Wiederbelebung nach Differenzierung
der Intensiveinheiten bereits baulich berücksichtigt (Abb. 9). Neben den
Intensivüberwachungseinheiten für Chirurgie und Medizin sowie der
Einheit für kardiologische Fälle finden sich in günstiger Nähe zum Aufwachraum eigene Einheiten für Intensivtherapie. Der Anteil der Intensivbetten an der Gesamtbettenzahl liegt mit 5,9% schon ziemlich hoch.

Er wird jedoch noch weit vom Wettbewerbsentwurf für das Krankenhaus Göppingen übertroffen, dessen Raumprogramm von Prof. Rieth-
müller stammt (Abb. 10). Danach haben die Architekten Novotny und
Mähner 10 gemischte Einheiten mit je 8 Betten (das sind 9,9% der

Gesamtbetten) in einer interessanten und unkonventionellen Lösung untergebracht. Sämtliche Intensiveinheiten liegen auf einer Ebene, und zwar in der Nähe der Zentralen Operationsabteilung. Damit sind die Forderungen nach Austauschbarkeit und gegenseitiger Ergänzungsmöglichkeit vollauf erfüllt.

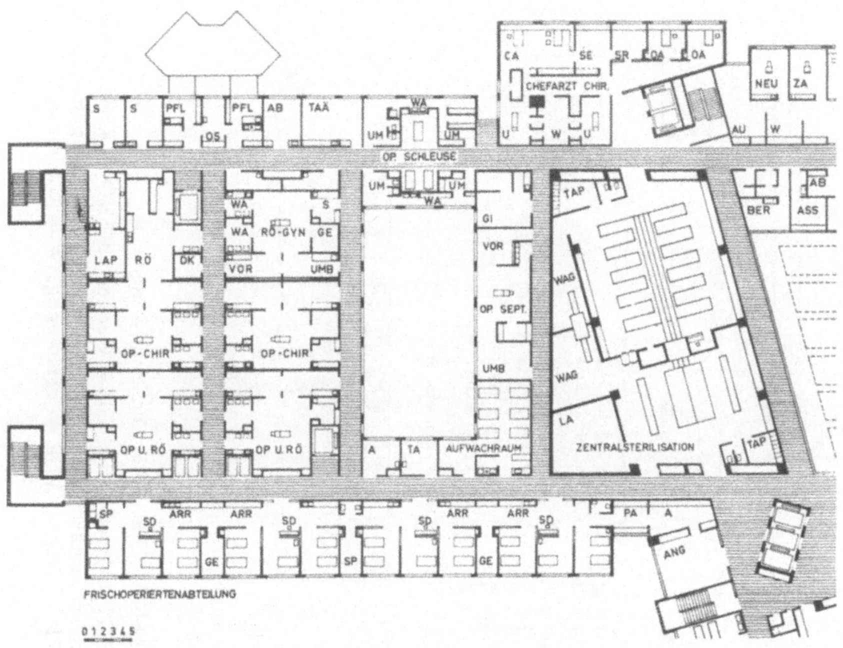

Abb. 7. Krankenhaus Am Urban, Berlin-Kreuzberg

A = Arztraum, AB = Abstellraum, ANG = Angehörige, ARR = Reiner Arbeitsraum, ASS = Assistentenraum, AU = Augenarzt, BER = Bereitschaftsraum, CA = Chefarzt, DK = Dunkelkammer, GE = Geräteraum, GI = Gipsraum, LA = Lagerraum, LAP = Laparoskopie, NEU = Neurologe, OA = Oberarzt, OS = Oberschwester, PA = Pflegearbeitsraum, PFL = Pflegerraum, RÖ = Röntgenraum, S = Schwesternraum, SD = Schwesterndienstplatz, SE = Sekretariat, SP = Spülraum, SR = Schreibraum, TA = Tagesraum, TAÄ = Tagesraum Ärzte, TAP = Tagesraum Personal, U = Untersuchungsraum, UM = Umkleideraum, UMB = Umbettraum, VOR = Vorbereitungsraum, W = Warteraum, WA = Waschraum, WAG = Wagenwäsche, ZA = Zahnarzt

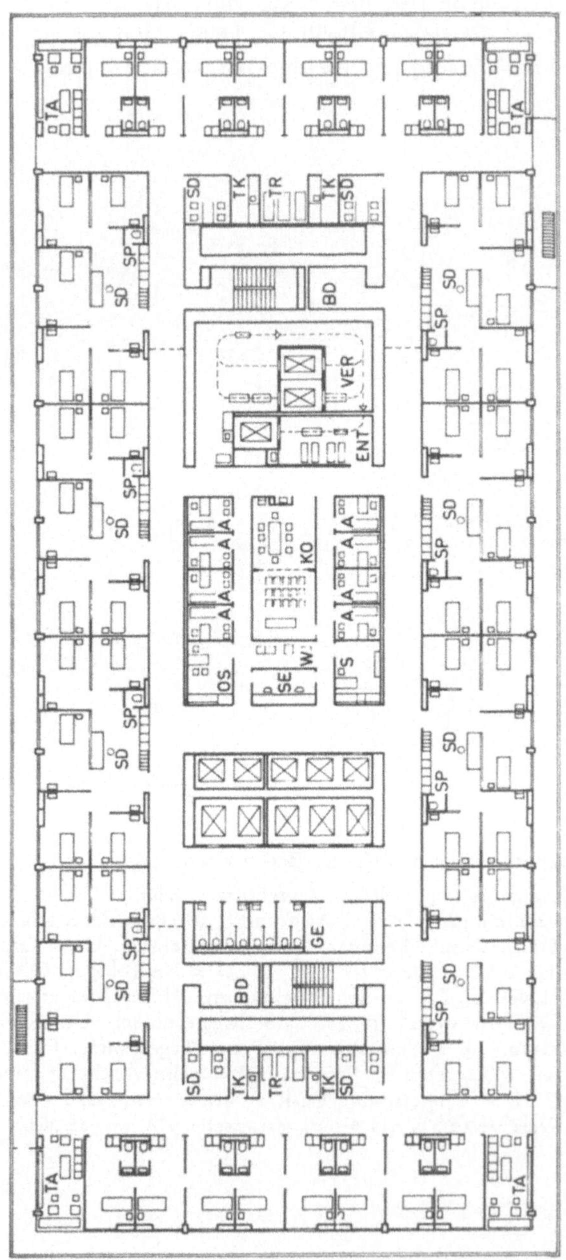

Abb. 8. Universitätsklinikum Köln

A = Arztraum, BD = Bettendesinfektion, ENT = Entsorgung, GE = Geräteraum, KO = Konferenzraum, OS = Oberschwester, S = Schwesternraum, SD = Schwesterndienstplatz, SE = Sekretariat, SP = Spülraum, TA = Tagesraum, TK = Teeküche, TR = Tragen, VER = Versorgung, W = Warteraum

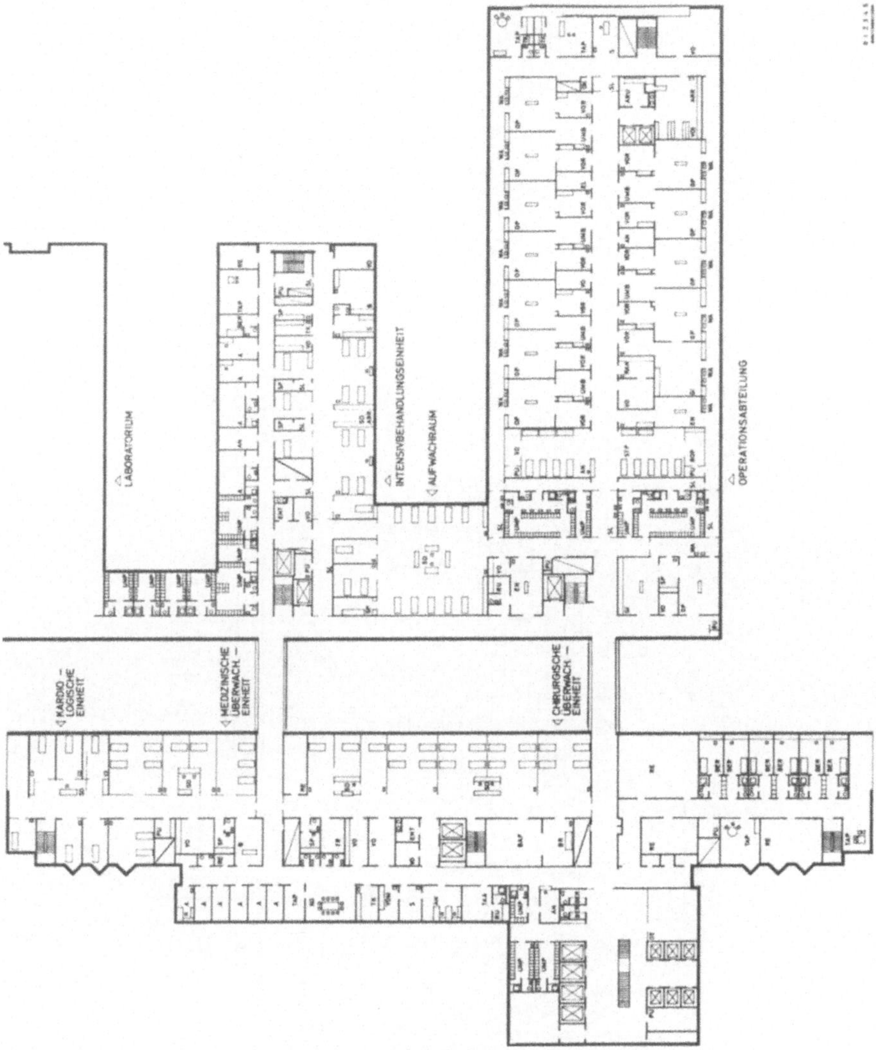

Abb. 9. Krankenhaus Gävle

A = Arztraum, AN = Anmeldung, ARR = Reiner Arbeitsraum, ARU = Unreiner Arbeitsraum, B = Behandlungsraum, BAF = Bettenaufrüstung, BER = Bereitschaftsraum, BR = Bettenreinigung, DE = Demonstrations- und Besprechungsraum, DK = Dunkelkammer, EL = Elektronikraum, EN = Endoskopieraum, ENT = Entsorgung, GI = Gipsraum, KO = Konferenzraum, PU = Putzraum, RAN = Reinigungsraum Anaesthesieabteilung, RE = Reserveraum, ROP = Reinigungsraum Operationstischoberteile, RU = Ruhezimmer, S = Schwesternraum, SD = Schwesterndienstplatz, SL = Schleuse, SP = Spülraum, STP = Präoperative Station, TAA = Tagesraum Angehörige, TK = Teeküche, TAP = Tagesraum Personal, TR = Tragen, UMB = Umbettraum, UMP = Umkleideraum Personal, VO = Vorratsraum, VOI = Vorratsraum Instrumente, VOM = Vorratsraum Medikamente, VOR = Vorbereitungsraum, WA = Waschraum

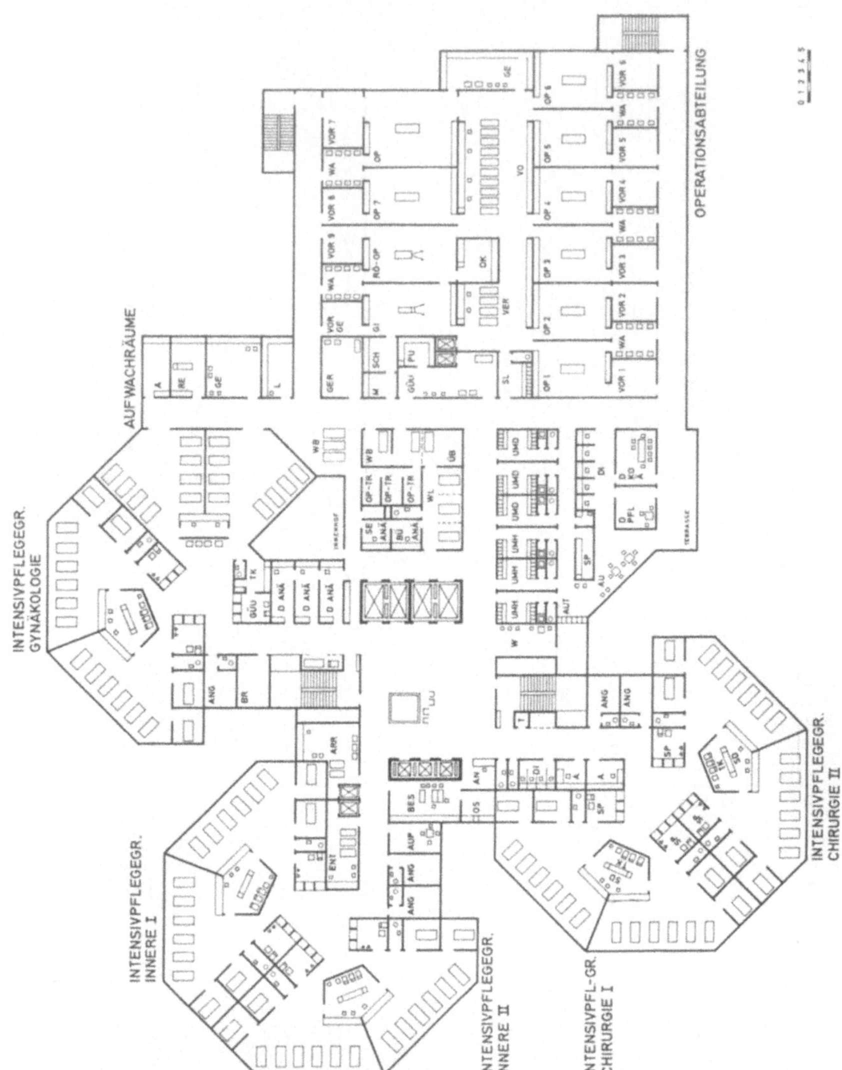

Abb. 10. Kreiskrankenhaus Göppingen (Wettbewerb)

A = Arztraum, Ä = Ärzte, AN = Anmeldung, ANÄ = Anaesthesist, ANG = Angehörige, ARR = Reiner Arbeitsraum, AU = Aufenthaltsraum, AUP = Aufenthaltsraum Personal, AUT = Automaten, BES = Besprechungsraum, BR = Bettenreinigung, BÜ = Büro, D = Dienstraum, DI = Diktierkabine, DK = Dunkelkammer, ENT = Entsorgung, GE = Geräteraum, GER = Gerätereinigung, GI = Gipsraum, GÜU = Unreine Güter, KO = Konferenzraum, L = Labor, M = Material, OS = Oberschwester, PFL = Pflegerraum, PU = Putzraum, RE = Reserveraum, RÖ = Röntgenraum, SCH = Schienen, SD = Schwesterndienstplatz, SE = Sekretariat, SL = Schleuse, SP = Spülraum, T = Telefon, TK = Teeküche, TR = Tragen, ÜB = Übernahmeraum, UMD = Umkleideraum Damen, UMH = Umkleideraum Herren, VER = Versorgung, VO = Vorratsraum, VOR = Vorbereitungsraum, W = Warteraum, WA = Waschraum, WB = Warteraum Betten, WL = Warteraum Liegendkranke

Grundsätze und Hinweise
für die Planung von Intensiveinheiten

Der begrenzte Bild-Überblick dürfte die dringende Notwendigkeit dieses Symposiums noch einmal veranschaulicht haben. Vielleicht gelingt es, im Gespräch zwischen allen beteiligten Disziplinen einige Übereinkünfte zu erzielen, die für die Planung von Intensiveinheiten richtungweisend werden können.

Wesentliche Grundsätze und Hinweise seien hier kurz zusammengestellt.

Funktion und Gliederung

Die Patienten werden den Intensiveinheiten aus dem Aufwachraum oder aus den Operationsräumen, aus den diagnostischen und therapeutischen Einrichtungen, der Ersten Hilfe, der Aufnahme und nicht zuletzt auch aus dem Normalpflegebereich zugeführt. Der schwerkranke, gefährdete Patient darf seine Lage möglichst wenig verändern; die Transportwege müssen daher kurz sein.

Die dem normalen Pflegebereich angepaßte und daher meist langgestreckte Intensiveinheit ist hinsichtlich der Überwachung nicht ganz so günstig wie eine tiefere Kompaktlösung, wo die Betten sich gewissermaßen um den Überwachungsplatz herumscharen, und die Schwestern möglichst alle gefährdeten Patienten im Auge behalten können.

Intensiveinheiten sind räumlich großzügig zu gestalten. Breite Flure und genügend Bewegungsflächen gelten als Voraussetzung für einen funktionsgerechten Arbeitsablauf.

Die Intensiveinheit erfordert in jedem Fall eine andere Grundrißgliederung als die Normalstation. Dies sollte man vor allem bei der nachträglichen Einrichtung einer Überwachungseinheit in einem konventionellen Bettenhaus bedenken.

Die Diskussion über „offene" und „geschlossene" Lösungen ist noch nicht abgeschlossen. Die Verfechter der offenen Intensiveinheit weisen darauf hin, daß sie weniger kostspielig und günstiger in der Pflegearbeit sei. Auch ermögliche sie eine bessere Überwachung.

Von anderer Seite wird betont, daß die geschlossene Lösung, also die Isolierung der Patienten durch Glaswände oder durch Wände mit Sichtfenstern in getrennten Einzelräumen, akustische Vorteile für die Kranken biete, die Kreuzinfektionen mindere und infolge der elektronischen Überwachung keine pflegerischen Nachteile mit sich bringe.

In einer Kombination zwischen offener und geschlossener Lösung, also in der sogenannten „gemischten" Lösung, dürfte besonders in kleineren Krankenhäusern das Optimum liegen. In großen Häusern sollte man sich für die der jeweiligen Aufgabe am besten entsprechende Form entscheiden und mehrere Grundrißlösungen kombinieren.

Eine Trennung nach dem Geschlecht wird im allgemeinen nur bei Spezialeinheiten wie Kardiologie und Dialyse gefordert. In Dialyseeinheiten empfiehlt sich außerdem die Trennung der akuten von den chronischen Patienten.

In größeren Häusern sollten die septischen Fälle gesondert untergebracht werden.

Flexibilität

Intensiveinheiten sind so einzurichten, daß sie möglichst mit Patienten verschiedener Disziplinen und unterschiedlicher Krankheiten belegt werden können. Außerdem erscheint es zweckmäßig, wenn sich die Einheiten kombinieren lassen. Die Einheiten müssen daher im strukturellen Aufbau, z. B. in der Gebäudetiefe, weitgehend übereinstimmen. Sonderbereiche wie kardiologische Einheiten und Dialysezentren sollten ebenfalls eingeordnet werden können.

Fragen der Hygiene

Die Intensiveinheit ist hygienisch als autark zu betrachten. Das bedeutet, daß man alle Pflegeaufgaben und möglichst viele Behandlungen ausführen kann, ohne die Einheit verlassen zu müssen.

Die Anordnung von Schleusen hat nur dann zur Verminderung von Hospitalinfektionen beigetragen, wenn sich das Personal in den Schleusen auch wirklich wäscht und umkleidet. Angehörige sollten in jedem Fall nur über einen Schleusenbereich, in dem sie Schutzkleidung überziehen, in die Intensiveinheiten gelangen. Aber auch für die Patienten ist eine Schleuse, in der sie unter Umständen umgebettet werden, zweckmäßig.

Die Isolierräume infektionsverdächtiger Patienten benötigen besondere Zugangswege.

Raumbedarf

Als wesentlicher Mangel hat sich bei vielen Intensiveinheiten, besonders auch bei Neubauten, das Fehlen von ausreichenden Flächen für Neben- und Betriebsräume herausgestellt.

Unter den Nebenräumen sollen die unmittelbar neben dem Überwachungsplatz der Schwester notwendigen Arbeitsplätze verstanden werden. Zu einer Intensiveinheit gehören:

1 unreiner Arbeitsraum mit Fäkalienspüle
1 reiner Arbeitsraum

1 Vorratsraum oder Schränke (möglichst mit Verbindung zum reinen Arbeitsraum)

1 Geräteraum

1 Patienten-WC

1 Schrankraum mit abschließbaren Fächern für die Unterbringung des Patienteneigentums.

Größe und Anzahl der Betriebsräume richten sich naturgemäß nach der Bettenzahl. Als Minimalforderung gilt:

1 Schwesternraum

1 Arztraum mit Diktierkabine

1 Behandlungsraum

1 Teeküche

1 Geräteraum

1 Vorratsraum

1 Raum für unreines Material (Entsorgung)

1 Bad

1 Personal-WC.

In größeren Einheiten sollten sich die wichtigsten Betriebsräume dem Bedarf entsprechend erweitern. Außerdem können folgende Räume hinzukommen:

1 unsauberer Arbeitsraum

1 kleines Labor

1 Raum für Spezialbehandlungen (z. B. Hypothermie)

1 Geräteraum mit Äthylenoxyd-Sterilisator

1 Werkstatt für die Wartung der Geräte

1 Bereitschaftszimmer und

1 Raum für Verstorbene.

Zusätzlich ist in jedem Falle ein Raum für Angehörige vorzusehen, von dem aus Telefon, Teeküche und WC erreicht werden können, da sich herausgestellt hat, daß Besuchern der Zugang zur Intensiveinheit nicht verwehrt werden kann. Vor allem aus hygienischen Gründen sollte man den Kreis der Besucher auf die nächsten Angehörigen beschränken.

Eine funktionell günstige Lösung bietet ein Außengang, über den die Angehörigen an die Sprechfenster oder in die Patientenräume gelangen. Diese äußere Erschließung bringt auch beim Abtransport der Verstorbenen Vorteile.

Raumelemente und Betriebseinheiten

Bauliche Standards ermöglichen einen Überblick über räumliche Anforderungen, apparative Ausstattung, personellen Bedarf sowie Investitions- und Betriebskosten. Keinesfalls geben Standardelemente eine bauliche Aussage, denn Intensiveinheiten können auch ganz anders als die hier entwickelten Vorschläge gestaltet werden, möglicherweise in runder oder polygonaler Form. Hier sind lediglich die räumlichen und funktionellen Notwendigkeiten angesprochen. Mehr können und sollen „elements" nicht sein.

Bei der Erarbeitung der Beispiele wurde bereits festgestellt, daß der prozentuale Anteil der Intensivbetten wächst, und daß die Ansprüche an die Neben- und Betriebsräume steigen. Die bisher oft genannte Faustformel – 10 m² je Krankenbett und 10 m² für die sonstigen Räume – reicht keinesfalls mehr aus.

Daß dies eine ernste Frage ist, braucht man nicht zu betonen. Die Architekten wissen, wie eng die ökonomischen Grenzen Bauherrn und Architekten binden.

Die weiteren Ausführungen beweisen, daß für Intensiveinheiten, die allen künftigen Ansprüchen genügen, wesentlich mehr an Quadratmetern zur Verfügung zu stellen sind.

Bekanntlich wird im allgemeinen an jeder Seite des Bettes ein Abstand von 1,25 m gefordert. Uns erscheint es zweckmäßiger, auf der einen Seite des Bettes eine Fläche von 1,30–1,60 m Breite als Behandlungsplatz und auf der anderen Seite nur 0,80–1,00 m Gangbreite vorzusehen (Abb. 11). Da Intensivbetten fahrbar sind, spielt diese asymmetrische Aufstellung keine wesentliche Rolle. Sie kann sich jedoch bei Reihungen und Gruppierungen von Betten durchaus auf die Raumabmessungen auswirken.

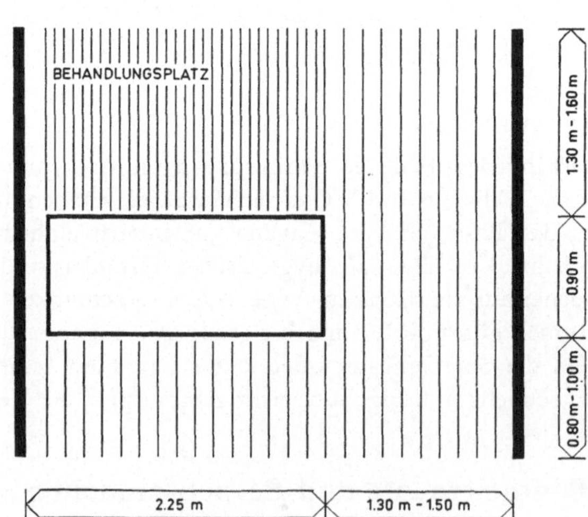

Abb. 11. Stell- und Bewegungsfläche eines Intensivbehandlungsbettes
Minimaler Flächenbedarf 3,55 × 3,00 = 10,65 m²
Optimaler Flächenbedarf 3,75 × 3,50 = 13,13 m²

Ordnet man Bettplätze und die unmittelbar zugehörigen Nebenräume zu Raumeinheiten zusammen, so ergeben sich zahlreiche Möglichkeiten und Variationen (Abb. 12): Die hier herausgegriffenen Einheiten unterscheiden sich in der Bettenzahl (4, 6 und 8 Betten) und in der Art ihrer Anordnung (offene, gemischte und geschlossene Lösungen).

Charakteristisch für ein gutes Raumelement ist die Möglichkeit zur Erweiterung. Aus einem 4-Betten-Element werden durch Addition von jeweils 2 Betten Raumelemente mit 6 und 8 Intensivbetten (Abb. 13).

Das Diagramm (Abb. 14) gibt einen bestätigenden Überblick über die zu erwartenden Flächenrelationen zwischen den offenen, gemischten und geschlossenen Lösungen der in Abbildung 12 gezeigten Raumelemente. Es wird deutlich, daß die offenen Lösungen und die größeren Elemente einen relativ geringen m²/Bett-Wert aufweisen.

Ähnlich wie die Krankenzonen lassen sich auch die Betriebszonen und die Schleusen elementieren. Die in Abbildung 15 dargestellten Schemagrundrisse entsprechen bestimmten Kombinationen von Raumelementen für Krankenzonen.

Die Zusammenordnung der Elemente Krankenzone, Betriebszone und Schleuse führt zu Betriebseinheiten der verschiedenen Größenordnung. Als kleinste, wirtschaftlich zweckmäßige, selbständige Einheit sind 8 Betten anzusehen (Abb. 16). (Einheiten mit 4 und 6 Betten sollten nur als additive Elemente in größeren Betriebseinheiten verwendet werden.)

Die übrigen Beispiele für Betriebseinheiten (Abb. 17–19) wachsen in den Bettenzahlen, in den letzten beiden Schemata reduzieren sich die m²-Werte für die Bruttoflächen/Bett.

Die zunehmende Wirtschaftlichkeit größerer Einheiten beruht im wesentlichen auf einem günstigeren Verhältnis zwischen Krankenzone und Schleuse.

Das Schema der Nutzflächenanteile (Abb. 20) faßt die nun nicht mehr überraschenden Ergebnisse der Flächenermittlungen zusammen: Für die Betriebsräume einer gut ausgestatteten Einheit sind im großen Durchschnitt allein schon 15 m²/Bett, für die Schleusenzone 9 m²/Bett und für die Krankenzone 26 m²/Bett aufzuwenden. Die oft genannten Zahlen von etwa 50% für Bettenräume und 50% für alle anderen Räume sind damit bestätigt. Sie sollten zumindest in kleineren Anlagen nicht unterschritten werden. In größeren Intensiveinheiten kann sich die Relation auf etwa 60:40 verschieben, weil bestimmte Betriebsräume, wie z. B. Schleusen, anteilig nicht mehr so stark ins Gewicht fallen.

Die Summe von 50 m² erforderlicher Nutzfläche pro Bett läßt solche Einheiten im Rahmen der in manchen Bundesländern geforderten m³- und Kosten-Limits allerdings nur unter größten Schwierigkeiten realisierbar erscheinen.

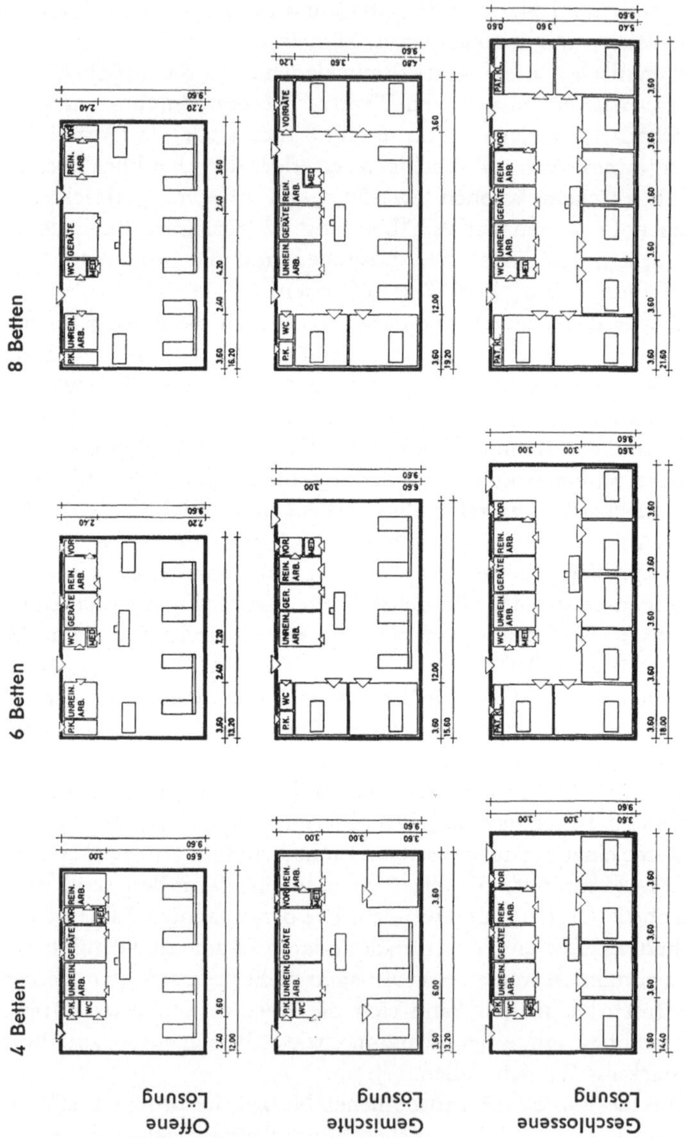

Abb. 12. Raumelemente der Krankenzone

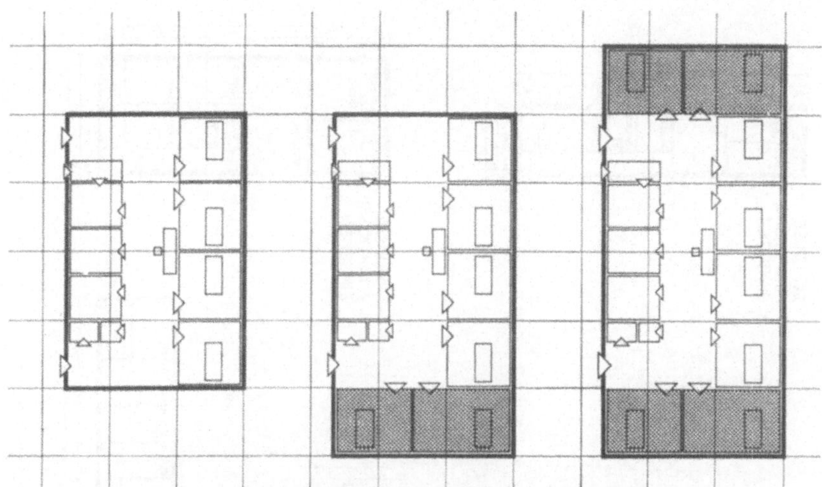

Abb. 13. Wachsendes Raumelement

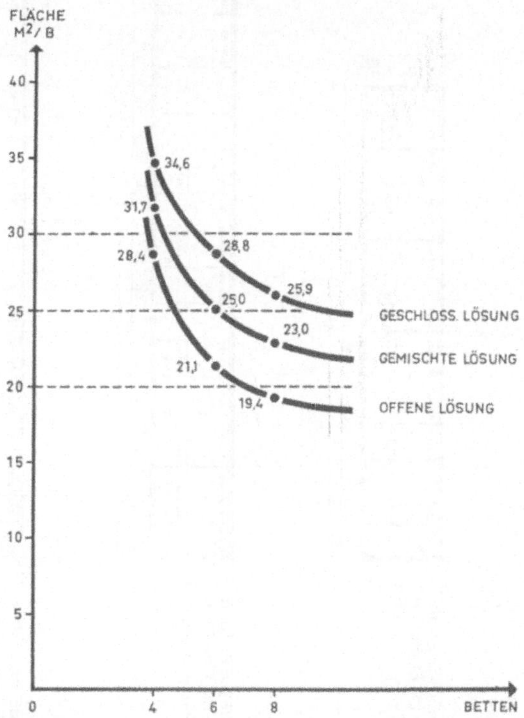

Abb. 14. Flächenbedarf für geschlossene, gemischte und offene Lösungen

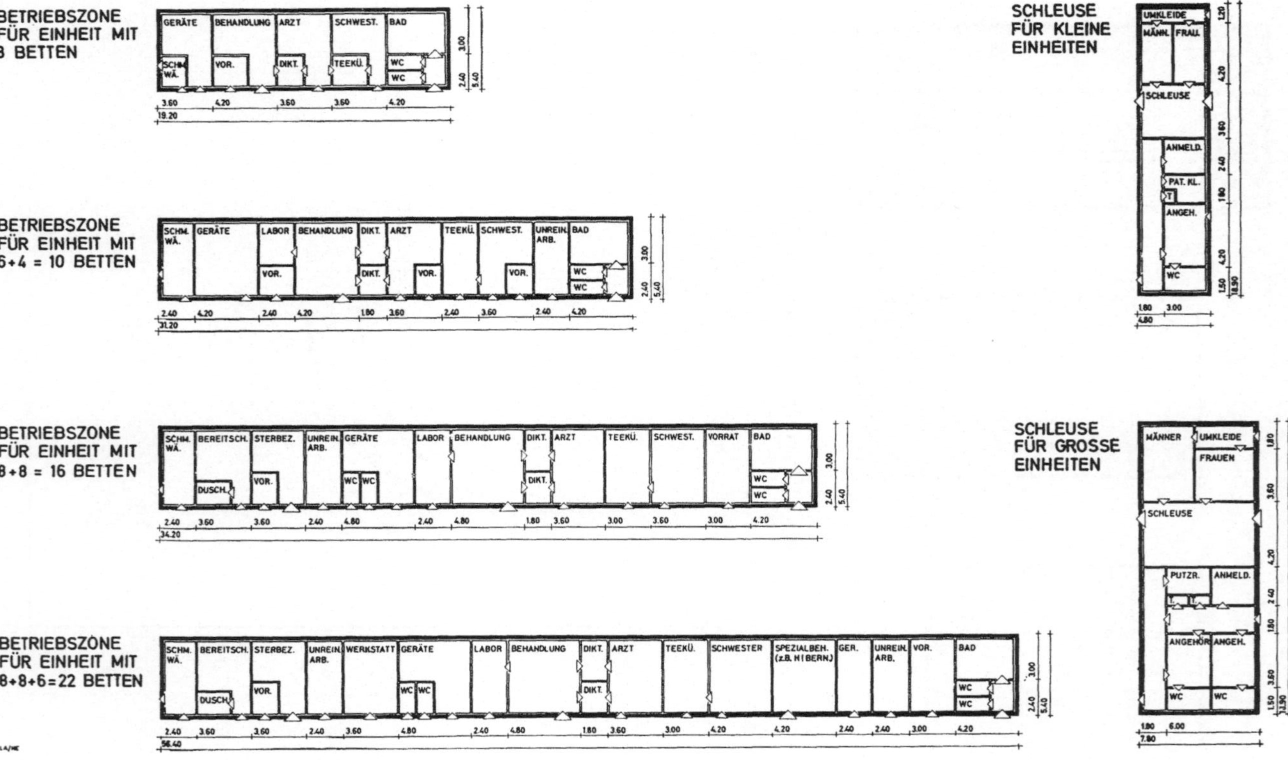

Abb. 15. Raumelemente der Betriebszone und der Schleuse

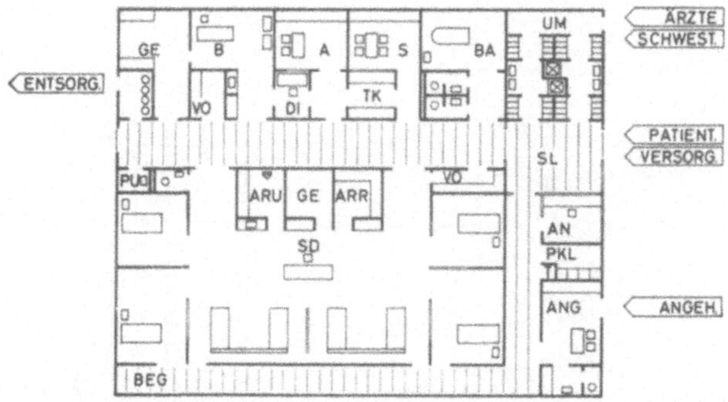

Abb. 16. Intensivüberwachungs- und -behandlungseinheit mit 8 Betten – 56,7 m²
Bruttofläche/Bett

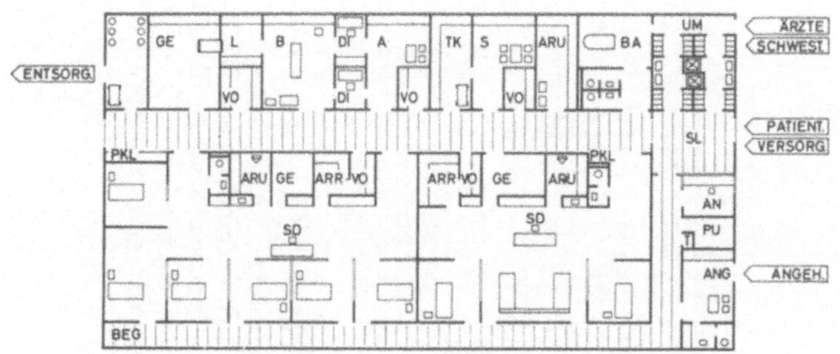

Abb. 17. Intensivüberwachungs- und -behandlungseinheiten mit 6 + 4 = 10
Betten – 68,0 m² Bruttofläche/Bett

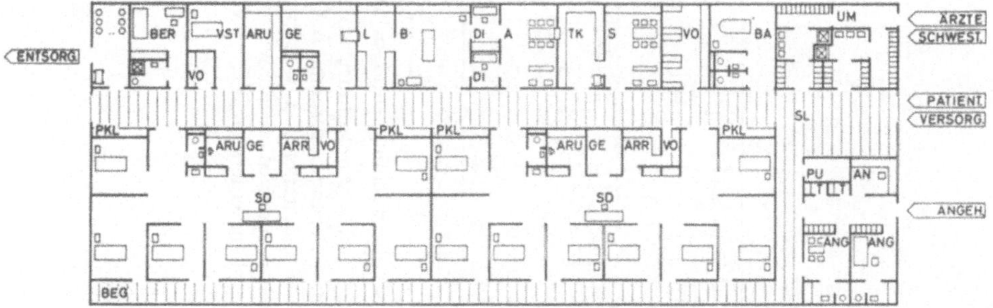

Abb. 18. Intensivüberwachungs- und -behandlungseinheiten mit 8 + 8 = 16
Betten – 60,2 m² Bruttofläche/Bett

A = Arztraum, AN = Anmeldung, ANG = Angehörige, ARR = Reiner
Arbeitsraum, ARU = Unreiner Arbeitsraum, B = Behandlungsraum, BA = Bad,
BEG = Besuchergang, BER = Bereitschaftsraum, DI = Diktierkabine, GE =
Geräteraum, L = Labor, PKL = Patientenkleidung, PU = Putzraum, S =
Schwesternraum, SD = Schwesterndienstplatz, SL = Schleuse, T = Telefon,
TK = Teeküche, UM = Umkleideraum, VO = Vorratsraum, VST = Verstorbene

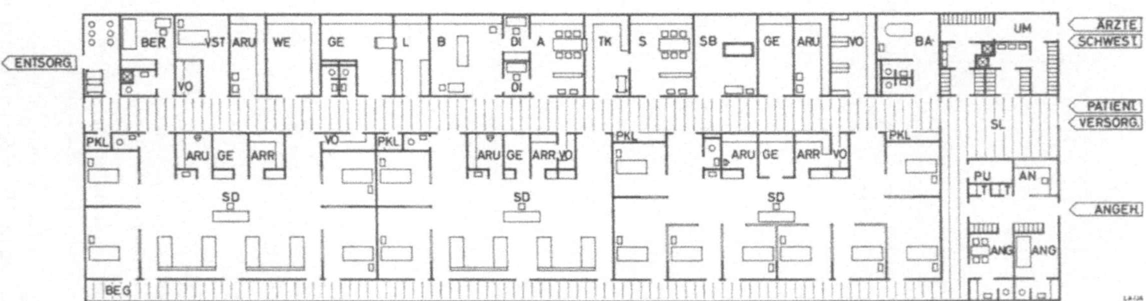

Abb. 19. Intensivüberwachungs- und -behandlungseinheiten mit 8 + 6 + 8 = 22 Betten – 55,2 m² Bruttofläche/Bett

A = Arztraum, AN = Anmeldung, ANG = Angehörige, ARR = Reiner Arbeitsraum, ARU = Unreiner Arbeitsraum, B = Behandlungsraum, BA = Bad, BEG = Besuchergang, BER = Bereitschaftsraum, DI = Diktierkabine, GE = Geräteraum, L = Labor, PKL = Patientenkleidung, PU = Putzraum, S = Schwesternraum, SB = Spezialbehandlung, SD = Schwesterndienstplatz, SL = Schleuse, T = Telefon, TK = Teeküche, UM = Umkleideraum, VO = Vorratsraum, VST = Verstorbene, WE = Werkstatt

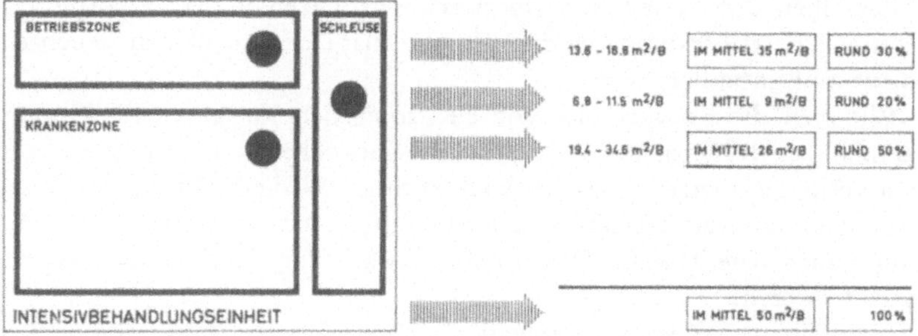

Abb. 20. Nutzflächenanteile in der Intensivbehandlungseinheit

Einrichtung und Ausstattung

Die durch den hohen technischen und apparativen Aufwand und die speziellen Bedürfnisse bedingten Forderungen an die Einrichtung und Ausstattung von Intensiveinheiten können hier nur in Stichworten zusammengefaßt werden:

Die Vollklimatisierung aller Räume ist anzustreben. Es werden eine relativ hohe, gleichmäßige Raumtemperatur und eine kontrollierbare Luftfeuchte benötigt. Einzelräume sollten sich getrennt regeln lassen.

Die Glaswände zwischen den Patientenräumen sind mit Jalousien auszustatten, um bei Bedarf Sichtschutz zu gewähren.

Fenster in Räumen für delirierende Patienten sollten aus Sicherheitsgründen Panzerglas erhalten.

Bei Außengängen für Besucher haben sich Klarsicht-Sprechfenster bewährt.

Der Fußboden in Intensiveinheiten muß leitend ausgebildet werden.

Die frei zugänglichen Auf- oder Unterputzschächte für Installationen sollen Änderung und weiteren Ausbau ermöglichen. Einer zweckmäßigen Kabelführung muß rechtzeitig Aufmerksamkeit geschenkt werden, da auf dem Boden liegende Leitungen schnelles Arbeiten sehr erschweren.

An jedem Bett werden Anschlüsse für Sauerstoff, Lachgas und Druckluft installiert.

Neben dem Meßkasten für die Monitoren sind an jedem Bett 6 Netzanschlüsse und für je 2 Betten 1 Röntgenanschluß vorzusehen.

Lichtstarke Raum- und Bettbeleuchtung ist durch Bandleuchten oder schwenkbare Wandlampen mit stufenloser Abblendmöglichkeit der Lichtintensität sicherzustellen.

Auf weitgehende Luftentkeimung muß großer Wert gelegt werden. Schleusen sollten UV-Lampen-Bestrahlung erhalten.

Zwischen den Schwestern-Überwachungsplätzen und den korrespondierenden Betriebsräumen sind Gegensprechanlagen zu planen. Auch ein Notruf muß installiert sein.

Wie weit die Entwicklung von elektronischen Verfahren für Kombinationen von Ruf-, Such- und Sprechanlagen gehen wird, ist heute noch nicht völlig zu übersehen. Sicher wäre es möglich, die Meldung von Vitalfunktionen auf eine Vielzahl von Empfangsplätzen zu übertragen. Damit könnte auch eine gewisse Dezentralisation auf dem Überwachungssektor erreicht werden.

Von Fall zu Fall ist zu entscheiden, ob eine Überwachung durch Farbfernseher zweckmäßig sein kann.

Alle Decken und Wände müssen leicht zu reinigen und zu desinfizieren sein.

Die Farbgestaltung der Intensiveinheiten sollte die vorhandenen Kategorien der Erkrankung berücksichtigen. Es wäre anzustreben, neben den im allgemeinen sehr hellen Zimmern auch dunklere Räume anzuordnen.

Umfangreiche, kunststoffbeschichtete Schrankwände oder Schränke aus hochwertigem Stahl sind zur Aufnahme von Einwegartikeln, Infusions- und Transfusionsgeräten, Handschuhen, Sonden, Urinbeuteln und Metallschalen erforderlich. Benötigt werden außerdem Vorratsschränke für saubere Wäsche, für Material zur Patientenpflege, für Bettdecken und anderes Lagermaterial, Aufbewahrungsmöglichkeiten für Instrumente zur Not-Tracheotomie und Venae sectio, sowie Schränke für Opiate, Medikamente, Aqua destillata und andere Flüssigkeiten.

So viel Mobiliar wie möglich sollte eingebaut sein, z. B. Klappbretter zum Abstellen für therapeutische und diagnostische Instrumente; so wenig Mobiliar wie nötig sollte im Hinblick auf größte Bewegungsfreiheit in der Intensiveinheit herumstehen.

Gerade bei der Einrichtung und Ausstattung von Intensiveinheiten darf es keine Zufälligkeit, keine Improvisation geben. Das trifft besonders auf die technische Ausgestaltung zu. Daher sollte man auch in Zukunft auf die Heranziehung eines Medizin-Ingenieurs bei der Planung einer derartig komplizierten Einheit nicht verzichten.

Lage der Intensiveinheiten im Gesamtorganismus

Ein wesentliches Problem ist in der Einordnung der Intensiveinheiten in den Gesamtorganismus des Krankenhauses zu sehen. In größeren Häusern sollte differenziert werden zwischen:

Einheiten für Intensivüberwachung und -pflege sowie
Einheiten für Intensivbehandlung.

Die räumlich und organisatorisch eng benachbarte Lage der Intensivbehandlungseinheiten zum Aufwachraum und vor allem zum Arbeitsbereich des Anaesthesisten ist wohl selbstverständlich. Dagegen gibt es
unterschiedliche Auffassungen zur Lage der Intensivüberwachungs- und
-pflegeeinheiten. Zwei Grundlösungen der Zuordnung sind im Gespräch
(Abb. 21):

Die Angliederung von Intensivüberwachungs- und -pflegeeinheiten an
die Normalpflegestationen der verschiedenen Disziplinen und

die Zusammenfassung von Intensivüberwachung und -pflege mit der
Intensivbehandlung zu einer Sondereinheit in unmittelbarer Nähe zum
Aufwachraum, zur OP-Abteilung, zur Ersten Hilfe und zu den diagnosti-
schen und therapeutischen Einrichtungen der Inneren Medizin.

Die Lage dieser Einheiten in unmittelbarer Verbindung zu den Behandlungsbereichen erscheint zweckmäßiger, um so mehr, als eine Eingliederung

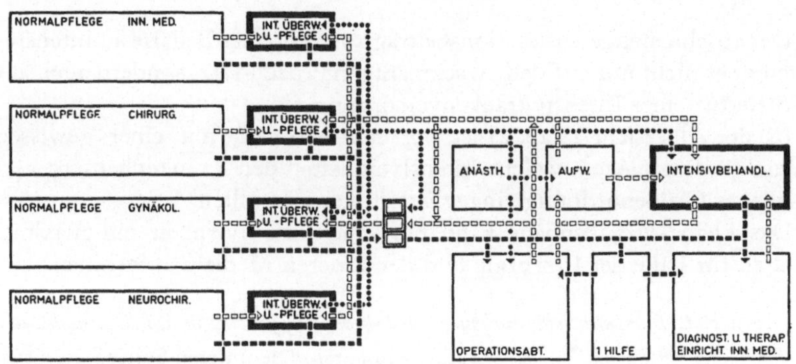

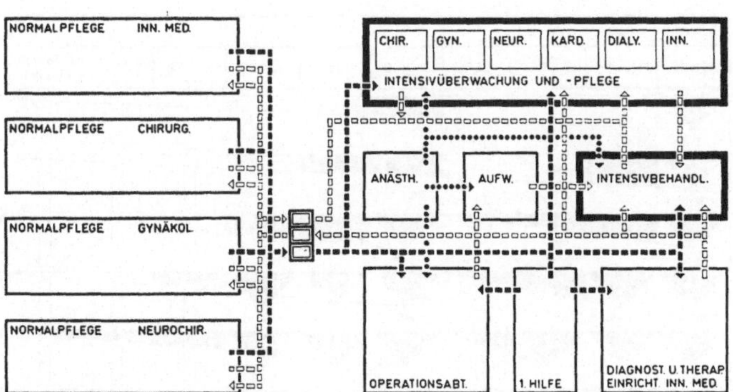

Abb. 21. Einordnung der Einheiten für Intensivüberwachung, -pflege und
-behandlung in das Krankenhaus

108 P. POELZIG

der Intensivüberwachungs- und -pflegegruppen in den Stationsbereich oft
zu baulich ungünstigen langgestreckten Lösungen führt. Bei einer Angliederung an die Behandlungsbereiche könnte sich eine Zentrale Anaesthesieabteilung entwickeln, in der der Anaesthesist die Intensiveinheiten für
alle Disziplinen gut betreuen kann.

Seit geraumer Zeit verfügen wir in fast allen neuzeitlichen Krankenhäusern über eine Zentrale Operationsabteilung. Eine räumlich zusammen-
geschlossene Zentrale Intensivabteilung, in der sich die Disziplinen im
Sinne der Ganzheitsmedizin und eines immer weiter sich entwickelnden
Teamworks begegnen, wäre sicher ein Fortschritt.

Vorschlag für die Struktur einer Intensivkrankenversorgung

Der abschließende Diskussionsbeitrag zur Frage des Bedarfs an Intensivbetten geht nicht nur auf den zweckmäßigen Prozentsatz, sondern auch auf
die Struktur einer Intensivkrankenversorgung ein.

In der Übersicht (Tab. 2) ist versucht worden, mit einer gewissen
Systematik festzulegen, welche Intensiveinheiten den Krankenhäusern verschiedener Größenordnung eingegliedert werden sollten.

Das kleine Krankenhaus kann nur eine Intensiveinheit mit maximal
8 Betten für Fälle der Chirurgie und der Inneren Medizin aufnehmen.

Tabelle 2. *Bedarf an Intensivüberwachungs- und -behandlungsbetten in den Krankenhäusern*
Die Dreiecke kennzeichnen selbständige Einheiten. Die unteren Spitzen der Dreiecke weisen auf die jeweils vorgeschlagenen Bettenzahlen hin. Im „Gefolge" der
Dreiecke befinden sich die mitversorgten Disziplinen. Die senkrechten Pfeile
deuten auf die jeweils sinnvollen Orte der entsprechenden Krankenversorgung hin

KRANKENHAUS	ÜBERWACHUNGSEINHEITEN										INTENSIV-BEHANDLUNG	ZAHL DER INTENSIV-BETTEN	ANTEIL AN DEN GESAMT-BETTEN
	CHIRURG.	GYNÄK.	NEUROCH.	KINDERCH.	INN. MED.	KARDIOL.	DIALYSE	ENTGIFT.	VERBR.	QUERSCHN. GELÄHMTE			
BIS 200 BETTEN	6-8											6-8	2-4 %
200-400 BETTEN	8-16											8-16	4 %
400-700 BETTEN	8-16				8-16						4-6	20-38	5-5.5 %
700-1100 BETTEN	12-18	4-8			8-18	4-6	4				6-12	38-66	5.5-6 %
1100-1600 BETTEN	16-24	6-8	8-12		16-24	8-12	6-8				12-16	72-104	6.5 %
SPEZIALZENTREN						12-24	12-24	12-16	12-24	12-20	20-24		

Das gilt sicher auch noch für das Krankenhaus mit 200–400 Betten, nur daß hier der Bettenanteil entsprechend gestiegen ist.

Erst bei Häusern über 400 Betten wird eine Trennung in eine Chirurgische und Medizinische Überwachungseinheit möglich sein. Bei dieser Größenordnung dürfte auch eine kleine eigene Intensivbehandlungseinheit in Betracht kommen.

Mit der wachsenden Bettenzahl erhöht sich auch die Anzahl von selbständigen Einheiten. Selbst bei einem großen Haus mit 1100–1600 Betten werden jedoch Sondergebiete, das heißt also Spezialzentren für Entgiftungs- und Verbrennungsfälle wie auch für Querschnittgelähmte, nicht in jedem Fall vorhanden sein müssen. Sie sind in unterschiedlicher Weise einzeln oder auch zu mehreren den verschiedenen Krankenhäusern der Maximalversorgung oder den Universitätskliniken angegliedert.

Es sei noch einmal hervorgehoben, daß die hier angegebenen Zahlen lediglich als Vorschläge zu werten sind und zur Diskussion stehen. Bei der Festlegung des jeweiligen Anteils kann es keine allgemeingültige Formel geben. Natürlich wissen wir, daß die Tendenz progressiv ist, und daß es unsere Aufgabe sein muß, alle nur möglichen Erweiterungen vorzusehen, vielleicht sie sogar räumlich vorzuhalten. Aber auch hier wird die Grenze durch den Menschen bestimmt. Die Zahl der zu behandelnden Patienten hängt letztlich von der Zahl der vorhandenen hochqualifizierten Pflegekräfte ab.

In jedem Fall sollte sorgfältig geprüft werden, wie weit jetzt und in Zukunft vor allem die kleineren Häuser ebenfalls in der Lage sind, Intensiveinheiten aufzubauen.

Ausblick

Wir müssen uns anstrengen, daß wir nicht am Bedarf, und – was noch schwerer ist – am künftigen Bedarf vorbeiplanen. Der Architekt wird dabei immer im Zerreißpunkt zwischen medizinischen Wünschen und ökonomischen Möglichkeiten stehen. Er muß in jedem Fall versuchen, außer der funktionsgerechten Erfüllung der Planungsaufgabe die zumeist kalt wirkende Umgebung unserer Intensivabteilungen in eine freundlichere Atmosphäre zu verwandeln und durch Gestaltung das Bestmögliche für Patienten, Ärzte und Schwestern zu erreichen.

In Intensivabteilungen werden an die behandelnden Ärzte und pflegenden Schwestern höchste Anforderungen gestellt. Sie müssen über ihre Fachkenntnisse hinaus besondere medizinische und technische Qualitäten entwickeln. Sie müssen bei Sieg und Niederlage die stärksten Belastungen hinnehmen. Um ihren schweren Dienst zu erleichtern, sollte das bauliche und technische Optimum gerade gut genug sein.

Die Wirtschaftlichkeit der Intensivbehandlung

Von **W. Jung**

Öffentliche und freie gemeinnützige Krankenhäuser streben Kostendeckung und infolgedessen keine Gewinne an. Aber noch sind diese Anstalten Zuschußbetriebe. Kein Wunder also, wenn die Vokabel „Wirtschaftlichkeit" im Vokabular eines Krankenhauses einen hervorragenden Platz einnimmt. Hüter der ökonomischen Rationalität ist primär das Krankenhausdirektorium. Die von diesem Gremium aufzustellenden finanzrechtlichen Organisationsvorschriften vermögen aber allein nicht, einen angemessenen Kostenverlauf optimal zu sichern. Daher sind zur Sicherung der Wirtschaftlichkeit u. a. auch Chefärzte und Institutionsleiter berufen.

Bequeme Unwirtschaftlichkeit wird im Krankenhaus gern mit dem Postulat entschuldigt, daß das Wohl der Kranken oberstes Gebot ist. Hinter dieser Forderung verbirgt sich bei kritischer Betrachtung des Sachverhalts aber häufig nichts anderes als die Ausschaltung des Wirtschaftlichkeitsprinzips, nach dem im Sinne des Grundsatzes der Sparsamkeit mit geringstmöglichen Mitteln ein bestimmter Erfolg erzielt werden muß. Daß den Kranken unsere volle Sorge in menschlicher, sachlicher und auch in materieller Hinsicht gebührt, ist bei allen Überlegungen nicht in Frage zu stellen. Dieser Grundsatz muß jedoch im Zusammenhang mit dem keinesfalls isoliert zu betrachtenden Kreis der Wirtschaftlichkeit und Sparsamkeit gewahrt werden. Das gilt in vollem Umfang auch für die Intensivbehandlung.

Die außerordentlich hohen Kosten einer modernen, hochspezialisierten medizinischen Intensivbehandlung lassen sich in personeller und materieller Hinsicht nur dann zweckmäßig und ökonomisch auffangen, wenn hierfür Schwerpunkte gebildet werden, bei denen ein eingespieltes Spezialistenteam vorhanden ist. Dies festzustellen bedeutet keineswegs, nur in Universitätskliniken und Großkrankenhäusern Intensivbehandlungseinheiten einzurichten.

Wer einen solchen Schwerpunkt bilden will, muß dafür im Einzelfall zwingende Gründe anführen, denn nur diese nötigen den Krankenhausträger, sich zu entscheiden, ob er mit benachbarten Kliniken konkurrieren oder mit diesen eine koordinierte Partnerschaft anstreben oder aber die Frage der Kapazität der speziell auszustattenden Behandlungseinheiten selbst lösen will.

Soll eine Intensivbehandlungseinheit eingerichtet werden, müssen beispielsweise folgende Fragen Gegenstand eingehender Untersuchungen werden:

1. In welchem Umfang ist die Intensivüberwachung, -pflege und -behandlung zur Verfügung zu stellen, und wieviel Patienten sollen ggf. überwacht werden?

2. Welche Art an diagnostischen und therapeutischen Aufgaben sind bei der entsprechenden Behandlungseinheit in Betracht zu ziehen?

3. Welche baulichen Voraussetzungen sind unter Berücksichtigung einer dem Zweck angemessenen Arbeitsablaufgestaltung zu erfüllen?

4. Welche Anforderungen sind an die apparative Ausstattung zu stellen?

5. Ist eine Zentralisation der verschiedenen Intensiveinheiten innerhalb des Krankenhauses zweckmäßig?

6. Wie groß ist der Personalbedarf? Und kann das hoch qualifizierte Personal gewonnen werden?

7. Wie hoch sind die Selbstkosten pro Pflegetag?

Die sachdienliche Beurteilung dieses Katalogs engt in Verbindung mit der Bemerkung zur Schwerpunktbildung die Problematik ein und beseitigt die vielen möglichen Erscheinungsformen der Unwirtschaftlichkeit unter der Voraussetzung, daß nur das vorausschauend als notwendig Erkannte vertreten wird.

Einen Teil der gestellten Fragen haben einige meiner Herren Vorredner bereits fachmännisch beantwortet, so daß ich im Rahmen meines Diskussionsbeitrags nur noch zu einigen Bezugspunkten der Kapazitätsplanung einen kleinen Beitrag leisten und zur Zentralisierung, zum Personalbedarf und zu den Selbstkosten kurz Stellung nehmen möchte.

Angesichts der relativ hohen Investitionen für die Intensivbehandlung muß der optimalen Ausnutzung der Kapazität große Beachtung geschenkt werden, denn nur diese garantiert den höchsten Grad der Wirtschaftlichkeit.

Mit folgenden fragmentarischen Beispielen soll angedeutet werden, daß die Kapazitätsplanung sehr sorgfältig durchgeführt werden muß, wenn Fehlinvestitionen vermieden werden sollen.

Die allgemein bekannten Rahmensätze für den prozentualen Bedarf an Intensivbetten sind nicht frei von letzten Resten des Zweifels. Die im Städt. Katharinenhospital in Stuttgart gesammelte Erfahrung lehrt, daß der von operativen Fachabteilungen für chirurgische Wachstationen allgemein empfohlene Rahmensatz von 8–12% seine obere Grenze bei 10% der Zahl der zu versorgenden Betten findet. So verfügt zum Beispiel die Urologische Klinik mit 107 Betten und mehr als 6000 Eingriffen pro Jahr über 8 Betten und die Neurochirurgische Klinik zusammen mit der Chirurgischen Klinik, die schwerpunktmäßig Thorax-, Unfall-, Gefäß- und Bauchchirurgie betreibt, mit insgesamt 250 Krankenbetten über 24 Betten in der Wachstation. Der Ausnutzungsgrad beträgt 90%. Diese relativ große Wachstation ist in drei Gruppen mit je 8 Betten zusammengefaßt und hat sich seit fünf Jahren bestens bewährt. Für HNO-, Augen-, Kiefer- und Frauenklinik sowie für weitere zwei chirurgische Kliniken des Katharinenhospitals steht kein zentraler Operationstrakt zur Verfügung, trotzdem liegt in diesen Kliniken die Zahl der Betten auf den Wachstationen in jedem Falle unter 10% der Gesamtbettenzahl.

In der mit 300 Krankenbetten ausgestatteten Medizinischen Klinik des Katharinenhospitals befinden sich zwei Intensivpflegestationen mit je 11 Betten, das sind 7,33% der Kapazität. Beide Einheiten wurden nachträglich eingebaut. Sie dienen der Aufnahme von Patienten mit Herzkrankheiten bzw. mit schweren Nierenkrankheiten und schweren Vergiftungen. Der normativ vorgegebene Belegungsgrad wurde in beiden Fällen mit durchschnittlich 88% erreicht. An Umbaukosten entstanden zusammen rund 50000 DM.

Bei der kardiologischen Intensivpflegestation kann auf eine Erfahrung von mehr als drei Jahren zurückgeblickt werden. Für sie wurde eine normale Station mit 35 Betten so umgebaut, daß drei Einheiten entstanden. Im mittleren Teil liegt die eigentliche Intensivpflegestation mit 11 Betten, seitlich davon entstanden Gruppen von 12 bzw. 9 Betten. Die Intensiveinheit besteht aus 5 Räumen, die nebeneinander liegen und durch den Einbau von Türöffnungen und großen Fenstern in die Zwischenwände von jedem Raum aus einen Durchblick durch die ganze Intensivpflegestation gestatten. Inmitten dieser Räume befindet sich das Regiepult, von dem aus die lebenswichtigen Funktionen bei den Patienten überwacht und kontrolliert werden. Die Einteilung der Station in drei Gruppen hat sich in doppelter Hinsicht als richtig erwiesen. Bei der Verlegung vom Zentrum der Intensivmedizin in eine danebenliegende Einheit behalten die Patienten das Gefühl der Sicherheit, weil sich um sie dieselben Ärzte und Krankenschwestern weiter kümmern. Außerdem können innerhalb der ganzen Überwachungsstation mit 32 Betten personelle Schwierigkeiten, die immer wieder durch Urlaub, dienstfreie Tage, Krankheit etc. entstehen, besser überbrückt und die Krankenschwestern flexibel eingesetzt werden.

Die apparativen Ausstattungskosten für die kardiologische Intensivpflegestation betrugen ca. 54000 DM. Für die der Intensivpflegestation für Nierenkranke dienenden elektronischen Überwachungsgeräte wurden 34000 DM investiert. Die von der Kostenseite aus gesehen bescheiden wirkende Ausstattung der Intensiveinheiten mit Überwachungsgeräten ist auch nach Auffassung des zuständigen Chefarztes ausreichend und läßt keinen latenten Mehrbedarf erkennen. In ihrer Preisklasse stellen die verwendeten Geräte das Optimum zur Überwachung kreislaufgefährdeter Patienten dar.

Geht man im Falle der kardiologischen Intensivbehandlungsstation im Katharinenhospital der Stadt Stuttgart von 5000 DM pro Bett an Kosten und von einem Abschreibungssatz von 20% für Überwachungsgeräte sowie von einem Ausnutzungsgrad von 88% = 321 Belegungstagen aus, dann entfallen allein für den Einsatz der Überwachungsgeräte ohne deren Verzinsung auf den Pflegetag 3,12 DM.

Die einschlägige Industrie bietet die aus Monitoren zur Überwachung von EKG, Pulsfrequenz, Atemfrequenz, Temperatur und Blutdruck bestehende Einrichtung einschließlich einer zentralen Kontrolleinrichtung

für 4 Patienten mit einem Richtpreis von   65000 DM
für 6 Patienten mit einem Richtpreis von   90000 DM
für 8 Patienten mit einem Richtpreis von 110000 DM

an. Die Kosten für eine dezentralisierte Patientenüberwachungsanlage liegen in diesem Falle pro Bett bei 15000 DM, so daß beim Ankauf einer solchen Anlage der Pflegesatz im Vergleich zu der oben aufgestellten Rechnung mit 9,36 DM belastet wäre.

Bei der Prüfung derartiger Angebote kommt es demnach entscheidend auf die Elimination der Teile an, die nicht im Rahmen der ärztlichen Zielsetzung liegen und infolgedessen auch nicht benötigt werden. In Zusammenarbeit mit dem Arzt hat der Krankenhausbetriebswirt in einem Rechenverfahren einerseits festzustellen, ob das Investitionsobjekt wirtschaftlich arbeiten wird, und andererseits zu vergleichen, welches von mehreren in Betracht gezogenen Investitionsobjekten das wirtschaftlichere ist.

Mit der Begründung, unterschiedliche Aufgaben erfüllen zu müssen, beanspruchen die operativen Fächer und die Innere Medizin getrennte Intensivstationen, obwohl in allen Zentren der Intensivbehandlung eine sehr rege ärztliche Teamarbeit feststellbar ist, und insoweit schon einer sachlichen Zentralisation Rechnung getragen wird. So vernünftig diese Entwicklung auf den ersten Blick zu sein scheint, der Organisationskunst letzter Schluß ist damit aber bestimmt noch nicht erreicht. Man sollte auf den gesammelten Erfahrungen aufbauen und insbesondere bei Neubauplanungen betriebsorganisatorische Lösungen suchen, die im Ergebnis zu einer räumlichen Zentralisation möglichst aller Intensiveinheiten innerhalb eines Krankenhauses führen. Eine solche Organisationsform führt im Gegensatz zur Dezentralisierung zu einer erheblichen Kostenersparnis, zur besseren Verwendung der Spezialisten und zur Konzentration der Interessen. Diesen Vorteilen stehen sicher auch Nachteile gegenüber, die das System der Fach-Intensivstationen nicht kennt. Welche von beiden möglichen Organisationsformen aber letzten Endes die zweckmäßigste ist, kann nur mit den Methoden der Wissenschaft geprüft und bewiesen werden, nicht mit dem Gefühl. Aus den unbewiesenen Behauptungen müssen ökonomische Fakten werden. So, wie es nicht der Ausprägung eines subjektiven Ressortgeistes, sondern einem rationellen Denken und Handeln entspricht, wenn heute nicht mehr bestritten wird, daß auch ein großer Krankenhausverband durch eine zentrale Anaesthesieabteilung anaesthesiologisch zu versorgen ist, so müßte es bei einem Höchstmaß an Objektivität auch möglich sein, den von mir vorgetragenen grundsätzlichen Überlegungen Zug um Zug zum Erfolg zu verhelfen. Je nach Größe und Zweckbestimmung des Krankenhauses werden selbstverständlich Ausnahmen von der Regel zuzulassen sein. Dabei denke ich beispielsweise an Kinderkliniken und Neurologische Kliniken.

Die für Intensiveinheiten von verschiedenen ärztlichen Standesorganisationen publizierten Verhältniszahlen zwischen Personalbesetzung und der durchschnittlich belegten Betten haben den Krankenhausverwaltungen bisher nicht viel Freude bereitet. Das optimale Zahlenverhältnis: Drei Pflegekräfte auf ein belegtes Bett änderte sich beim Internistenkongreß 1968 auf zwei Schwestern für ein belegtes Bett. Die Schlüsselzahl ist zwar fruchtbar entwickelt worden, allgemeinverbindlich ist sie dennoch nicht.

Eine um die Jahreswende 1967/68 durchgeführte Arbeitsanalyse, in der die mit durchschnittlich 21 Betten belegte Wachstation der Chirurgischen und Neurochirurgischen Klinik des Katharinenhospitals in Stuttgart einbezogen wurde, ergab im Pflegedienst folgenden Personalbedarf:

20 Pflegekräfte bei einer „überlappenden" Diensteinteilung, d. h. bei Einrichtung eines Früh- und Spätdienstes,
23 Pflegekräfte bei Einführung eines Schichtdienstes.

Die Untersuchergruppe hat seinerzeit festgestellt, daß der Schichtdienst vom Pflegepersonal nicht gewünscht wird. Realisiert wurde daher mit bestem Erfolg die „überlappende Diensteinteilung" mit einer Verhältniszahl 1:1 sowohl für die chirurgische Wachstation als auch für die Intensiveinheiten der Medizinischen Klinik. Dieses Beispiel beweist, daß die Anwendung von fremden Zahlengrößen nicht kritiklos erfolgen darf, Verhältniszahlen vielmehr mit rationalen, d. h. vernunftgemäßen Mitteln für den eigenen Betrieb erarbeitet werden müssen. Dabei wird es im wesentlichen auf die Beurteilung folgender Faktoren ankommen:

a) Umfang der Aufgaben = ärztliche und pflegerische Zielsetzung,
b) Organisation der Aufgabenerledigung,
c) Leistungsfähigkeit der Mitarbeiterinnen und Mitarbeiter,
d) bauliche Gestaltung und Raumeinteilung,
e) technischer Standard = Grad der apparatetechnischen Ausrüstung.

Der tägliche Aufwand für einen Intensivpatienten – ohne Tetanus und Patienten mit schweren Verbrennungen – liegt nach mir bekanntgewordenen Zahlen zwischen 400–700 DM. Wer den hier zu beurteilenden wirtschaftlichen Vorgang kennt, wird die Richtigkeit der ermittelten Kosten kaum noch bezweifeln, wenn die kalkulatorischen Abschreibungen und Zinsen in die Berechnung einbezogen werden. Die Kostenlage eröffnet zwar die Möglichkeit, intelligent über die volle Kostenerstattung zu argumentieren, eine wesentliche Annäherung des Pflegesatzes an die effektiven Kosten wäre dennoch nicht zu erwarten, weil die Pflegesätze mehr oder weniger im politischen Raum ausgehandelt werden. Viel wäre schon gewonnen, wenn sich die Kostenträger entschließen würden, wenigstens den Aufwand für die laufenden Betriebskosten (Personal- und Sachkosten) zu decken, denn die kostspielige Intensivbehandlung ist eine besondere Leistung, die auch ein besonderes Entgelt rechtfertigt.

Damit lassen Sie mich meinen Diskussionsbeitrag beenden und abschließend feststellen, daß die bei diesem Symposion vorgetragenen Überlegungen dem Krankenhausbetriebswirt ein hohes Maß an ökonomischer Nüchternheit abfordert, er es aber dem Arzt überlassen muß, sichere Kriterien zu finden für die Entscheidungen, wo aller Aufwand für den Kranken aussichtsreich ist und wo er nutzlos wird.

Planung und Organisation einer interdisziplinären Intensivbehandlungseinheit für Neugeborene*

Von **V. v. Loewenich** und **D. Berg**

1. Vorbemerkung

Die Neugeborenen-Wachstation, über die berichtet werden soll, ist zur Zeit im Entstehen begriffen. Aus ihrem Betrieb gewonnene Erfahrungen können daher noch nicht vorgetragen werden. Es sollen vielmehr Planung und Zielsetzung dargelegt und zur Diskussion gestellt werden.

2. Zielsetzung

2.1. Zunächst und in erster Linie soll die Neugeborenen-Wachstation der Intensivüberwachung und -behandlung schwer kranker oder gefährdeter Neu- und Frühgeborener dienen. Analysen der Säuglingssterblichkeit lassen erkennen, daß die meisten Neugeborenen-Todesfälle auf den ersten Lebenstag und hier wieder in die ersten 3 Std fallen (Abb. 1).

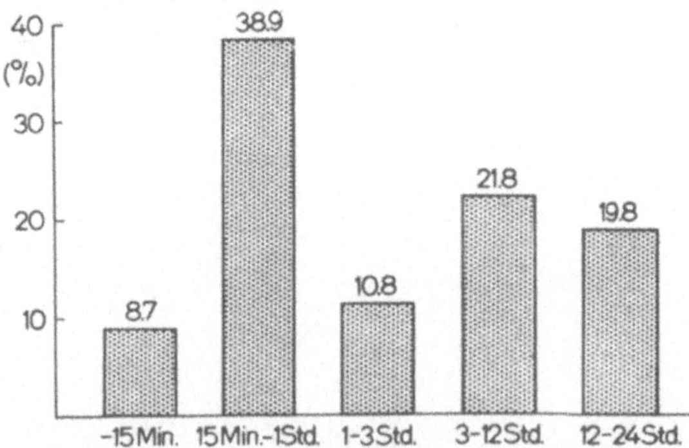

Abb. 1. Zeitliche Verteilung der Todeszeitpunkte am ersten Lebenstag. Nach LORENZ et al.

Eine der häufigen Ursachen der Frühsterblichkeit sind Atemstörungen, d. h. Krankheiten, die mindestens zum Teil einer Behandlung zugänglich sind (Abb. 2).

* Mit Unterstützung durch die Stiftung Volkswagenwerk.

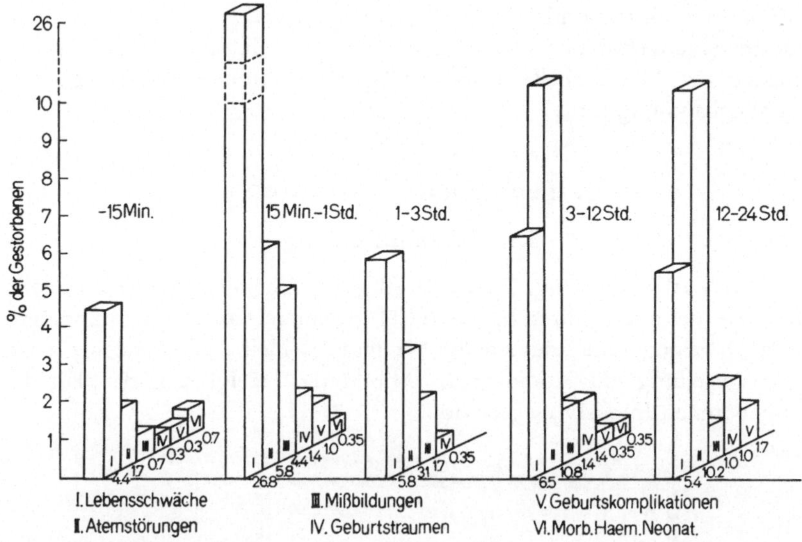

Abb. 2. Zeitliche Verteilung der Todesursachen am ersten Lebenstag. Nach LORENZ et al.

Das Diagramm zeigt, wie wenig Zeit bleibt für den Einsatz einer Therapie, die noch Erfolg versprechen kann. Soll hier ein Ansatzpunkt zur Senkung der Neugeborenensterblichkeit gewonnen werden, dann muß die Intensivbehandlung nicht nur, wie üblich, sofort im Kreißsaal beginnen; sie muß vor allem auch kontinuierlich fortgesetzt werden können. Ein Transport in die Kinderklinik unterbricht die intensive Überwachung und Behandlung und kann so die anfänglich erzielte Besserung wieder zunichte machen. Die Konsequenz ist die Forderung nach einer Intensivbehandlungseinheit in unmittelbarer Nähe des Kreißsaales. Erst diese Einrichtung sichert die Kontinuität der Intensivbetreuung und darüber hinaus die stete Präsenz des Neugeborenen-Fachmannes neben bzw. im Kreißsaal.

Die Neugeborenen-Wachstation soll nicht die kinderklinische Neu- und Frühgeborenenstation ersetzen. Dorthin wird das Kind verlegt, sobald ein risikoarmer Transport möglich ist, und Maßnahmen nicht mehr zu erwarten sind, die an die spezielle apparative und personelle Ausstattung der Intensivstation gebunden sind.

2.2. Einer Intensivbehandlungseinheit soll die Möglichkeit zur Durchführung dringlicher Diagnostik zu jeder Zeit und an Ort und Stelle gegeben sein. Das bedeutet viel technischer Aufwand für wenige Patienten. Wir haben unter anderem deshalb die apparative Ausstattung so projektiert, daß sie nicht allein für klinische Diagnostik geeignet ist, sondern gleichzeitig der Durchführung pathophysiologischer Studien dienen kann.

2.3. Eine dritte und unseres Erachtens wichtige Aufgabe der entstehenden Neugeborenen-Wachstation soll die gemeinsame Ausbildung von Kinderärzten, Geburtshelfern und Anaesthesisten in der neonatologischen Notfallbehandlung sein.

3. Technische Ausstattung

3.1. Raumaufteilung

3.1.1. Vorbemerkung. Die zur Verfügung stehenden Räume wurden in einen seit mehreren Jahren bereits fertig geplanten Bau hineinkomponiert. Trotz Opferung von Räumen des Kreißsaales bleibt der Platz begrenzt, seine Verteilung ein Kompromiß. Abbildung 3 zeigt den Bauplan der Neugeborenen-Intensivpflegestation.

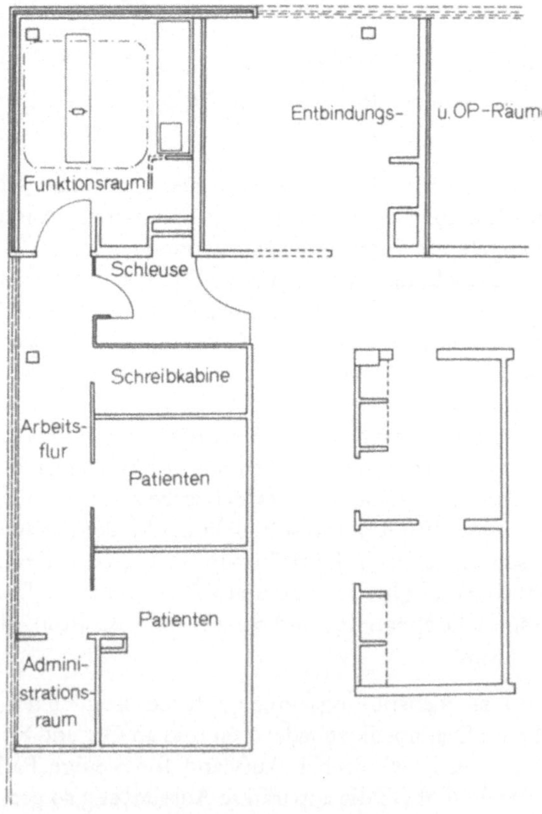

Abb. 3. Bauplan der Neugeborenen-Intensivpflegestation in der Universitäts-Frauenklinik Frankfurt a. M.

3.2. Ausstattung der Räume

3.2.1. Patientenräume. Jeder Patientenraum kann maximal vier Inkubatoren aufnehmen, darunter einen Tankrespirator. An jedem Inkubatorplatz sind folgende Installationen verlegt: Zwei Sauerstoffanschlüsse, einer zur Speisung des Inkubators, der andere für ein Beatmungsgerät oder einen Sauerstofftrichter, ein Preßluftanschluß für ein Beatmungsgerät, ein Vakuumanschluß für ein Absauggerät. Den billigeren Weg, über einen preßluftbetriebenen Venturi abzusaugen, lehnen wir ab, da eine Vernebelung kleiner Mengen des Absauggutes dabei nicht ausgeschlossen werden kann.

Zu jedem Inkubatorplatz gehört ein Rufanschluß, an den parallel die Grenzwertmelder des Inkubators und der Überwachungsgeräte angeschlossen werden. Über jeden Inkubator kommt eine Konsole zur Aufnahme von Monitoren. Der Stromversorgung dient je eine Vierfachsteckdose. Wickelkommode und Badewännchen sind unnötig, da die schwer kranken Kinder im Inkubator bleiben müssen.

3.2.2. Administrationsraum. Der Administrationsraum enthält eine kleine Spüle, einen Kühlschrank und Platz für das nötigste Putzgerät. Eine Küche entfällt, da nur ein kleiner Teil der Patienten für enterale Ernährung in Frage kommt und dann für kleinste Mengen.

3.2.3. Schreibkabine. Sie enthält einen Sitzplatz zur Erledigung schriftlicher Arbeiten. Außerdem hängt hier ein Tableau, das anzeigt, von welchem Inkubator bzw. Monitor ein Alarm ausgeht. Eine Meldung weiterer Daten halten wir nicht für erforderlich, da die Wege zu den Patienten sehr kurz und häufiges Nachsehen erwünscht sind.

3.2.4. Funktionsraum. In diesem Raum werden Austauschtransfusionen und vergleichbare Eingriffe vorgenommen. Eine spezielle Lagerungsmöglichkeit wird nicht benötigt, da die Intensivpflegepatienten dabei im Inkubator bleiben. Neben den oben erwähnten Installationen müssen zusätzlich eine kleine Operationslampe und ein Handwaschbecken vorhanden sein.

Der Raum beherbergt außerdem ein Röntgengerät. Aufnahmen in der allgemeinen Röntgenabteilung verbieten sich wegen der Gefahr von Infektion der Kinder und Kontaminierung der Inkubatoren. Sie erfordern überdies einen umständlichen Transport, der bei beatmeten Patienten kaum möglich ist. Fahrbare Röntgengeräte müssen als Behelf angesehen werden, da sie eine geringe Leistung haben und deshalb lange Schaltzeiten erfordern. Die Folge sind neben einer stärkeren Belastung des Patienten durch nichtbildwirksame Strahlen unbefriedigende Bilder von den ausnahmslos sehr schnell atmenden Kindern. Atemfrequenzen von 40–60/min sind bei gesunden, reifen Neugeborenen normal, solche von 80 bis rund 100/min bei atemgestörten Kindern üblich. Die hier verwirklichte Optimallösung ist ein

1000 mA-12 Puls-Gerät mit Deckenstativ. Aufnahmen im Liegen werden im Inkubator angefertigt, solche im Hängen mittels eines einfachen Wandstativs, das aus einem Kassettenrahmen und einem Haken zum Aufhängen der Babixwanne besteht. (Die Babixwanne ist eine Plexiglasrinne, in die das Kind, eventuell schon im Inkubator, gewickelt wird.)

Eine Seite des Raumes nimmt ein Labortisch mit Laborguß ein. Auf ihm finden ein elektrometrisches Hämatokritgerät, ein Blutgasanalysator, ein Photometer zur Bestimmung von Bilirubin im Serum und Blutzucker sowie eine kleine Zentrifuge Platz. Elektrolytbestimmungen müssen in ein Labor gegeben werden, da die Aufstellung eines Flammenphotometers zusammen mit einem Röntgengerät nicht zulässig ist. Gerinnungsuntersuchungen bleiben ohnehin einem Speziallaboratorium vorbehalten.

3.3. Mobile Ausstattung

3.3.1. Beatmungsgeräte. Neben dem bereits erwähnten Tank-Respirator, einem Isolette-Respirator, wurden zwei BIRD-Mark 8-Respiratoren mit Säuglingsbeatmungseinheit beschafft. Zwei weitere Respiratoren sollen hinzukommen.

3.3.2. Überwachungsgeräte. Die störanfälligste und deshalb überwachungsbedürftigste vitale Elementarfunktion unserer Patienten ist die Atmung. Ihre Langzeit-Registrierung ist bei Neugeborenen und besonders bei Frühgeborenen technisch schwierig und noch nicht mit der wünschenswerten Sicherheit gelöst. Wir schaffen deswegen zunächst nur zwei rheographische Systeme an, die unserer Erfahrung nach bei unserem Patientengut neben den induktiven den Vorzug vor mechanischen und thermischen verdienen. Die Apparate werden nicht fest installiert, damit sie zu den jeweils bedürftigsten Patienten gestellt werden können. Tochtergeräte in der Schwesternkabine sind aus den schon erwähnten Überlegungen nicht geplant, von einer Alarmanlage abgesehen. Auf längere Sicht ist für jeden Patienten ein Atem-Monitor vorgesehen. Die Überwachung der Herzfrequenz ist dagegen bei Früh- und Neugeborenen von zweitrangiger Bedeutung und bringt nur während der Austauschtransfusion eine sehr wesentliche Arbeitserleichterung; zwei derartige Geräte genügen deshalb vollauf.

Die Überwachung der Körpertemperatur wird durch den Regler unserer Inkubatoren mitbesorgt (Steuerung des Reglers durch die Hauttemperatur des Kindes). Eine Blutdruckregistrierung ist für die Anwendung im Neugeborenenalter noch keineswegs allgemein praktikabel und deshalb nicht eingeplant.

Dagegen erschien uns die Anschaffung eines Atemgasanalysators und eines EKG-Gerätes mit EEG-Vorsatz sinnvoll zu sein.

4. Personelle Planung

4.1. Ärzte

Voraussetzung für eine erfolgreiche Notfallbehandlung ist die stete Präsenz eines einschlägig erfahrenen Arztes. Das bedeutet Schichtdienst mit großem personellen Bedarf, insbesondere dann, wenn neben der Routinearbeit ausgebildet und experimentell gearbeitet werden soll. Wir rechnen mit sechs Ärzten, von denen wenigstens zwei über längere Zeit die Kontinuität der Abteilung bewahren müssen. Die übrigen Stellen sollen zur Ausbildung von Geburtshelfern, Kinderärzten und Anaesthesisten in der Neugeborenen-Intensivpflege reserviert bleiben.

4.2. Schwestern

Auch bei den Schwestern ist ein Schichtdienst erforderlich. Wir denken dabei an eine aus drei Schwestern bestehende Schicht und an zwei weitere aus wenigstens zwei Schwestern. Hinzu kommen noch etwa drei Schwestern in Reserve, Freizeit, Urlaub usw. Ob dieser Bedarf gedeckt werden kann, muß in der gegenwärtigen Situation fraglich erscheinen. Eine adäquate Dotierung der speziellen Funktion einer Intensivpflege-Schwester wäre hier nicht nur gerecht, sondern sicher auch sehr hilfreich.

Literatur

E. Lorenz et al.: Analyse der Säuglingssterblichkeit in Nürnberg in den Jahren 1962–1966. In Vorbereitung.

Nutzen und Probleme einer Intensivpflegestation in der Kinderklinik

Von **U. Köttgen** und **B.-K. Jüngst**

Die vorausgegangenen Vorträge haben schon vor Augen geführt, in welch breitem Umfang im Bereich der Chirurgie und inneren Medizin Intensivpflegestationen sich durchgesetzt haben. Es war dies im chirurgischen Bereich mit der Überleitung des Patienten aus der Narkose in einen vollwachen Zustand mit Rückgewinnung der Selbststeuerung der vitalen Funktionen durch den Anaesthesisten am ehesten dringlich und wurde von internistischer Seite zur Überwindung schwerer körperlicher Krisen mit Erfolg übernommen. Wenn man sich fragt, warum diese Entwicklung an den deutschen Kinderkliniken offensichtlich so viel zögernder nachfolgt, so kann es sicher nicht daran liegen, daß solche Lebensbedrohungen bei unseren Patienten seltener vorkämen. Schon der Eintritt ins Leben bringt eine solche nur zu häufig mit sich, aber auch später sind schwere Schockzustände, Atemstörungen oder ähnliches im Rahmen von Infektionen, nach Vergiftungen oder Operationen durchaus an der Tagesordnung. Ich möchte glauben, im Gegenteil, weil sie so häufig waren, wurde z. B. eine wohlberechnete Infusionstherapie sowohl mit kristalloiden wie kolloiden Lösungen schon vor Jahrzehnten routinemäßig durchgeführt, als sie in chirurgischen Kliniken praktisch gar nicht und in medizinischen sicher ungleich seltener angewandt wurde. Bereits 1939 empfahl der Pädiater BESSAU neben den geläufigen Salz-Zucker-Lösungen die Anwendung von Plasma-Infusionen bei der Säuglingstoxikose, was zu einer entscheidenden Besserung des Dehydrationsschocks führte. Die Beachtung der Probleme des Stoffwechsels mußte für eine Disziplin wie die unsere eine Selbstverständlichkeit sein, die in der Behandlung von Ernährungs- und Stoffwechselkrisen eine ihrer entscheidenden Aufgaben sah. Wenn wir heute allgemein auf die Ausgleichung von Störungen des Säure-Basen-Haushaltes so großen Wert legen, so wurde eine solche schon vor 30 Jahren routinemäßig bei den Säuglingstoxikosen angestrebt, sei es auch mit primitiveren diagnostischen Möglichkeiten, wie durch Bestimmung der Alkalireserve. Die künstliche Beatmung, z. B. bei der Poliomyelitis, galt in den größeren Kinderkliniken schon lange als eine Routinemaßnahme, auch wenn sie heute in einem weitaus größeren Umfang und unter anderen Indikationen vorgenommen wird. Insofern ist es verständlich, wenn auch heute noch eine

Konzentration solcher Behandlungsverfahren auf einer Abteilung von einem, wie mir scheint, großen Teil meiner Kollegen nicht für erforderlich gehalten wird.

Uns selbst erschien eine solche Zusammenfassung sowohl aus materiellen Gründen der Rationalisierung und Kostenersparnis der teueren Apparaturen wie auch des besseren Trainings und der Effizienz einer besonders geschulten Arbeitsgruppe sinnvoll. Die Errichtung eines neuen Teils der Kinderklinik gab uns die Möglichkeit, hier eine solche Station zu planen, die wir seit 3 ½ Jahren betreiben. Obwohl die hier geübten Techniken auch zuvor sämtlich bei uns angewandt wurden, zeigte sich doch äußerst überzeugend, daß Wirkungsgrad und Erfolg sich entscheidend verbesserten. Die völlig sichere Beherrschung der verschiedenen Beatmungsgeräte und der sinnvolle Einsatz ihrer unterschiedlichen Typen, Techniken wie der Cavakatheterismus, Relaxierung und Unterkühlung gaben günstigere Ergebnisse bei geringerer Gefährdung nach dieser Zusammenfassung. Obwohl die Kinderschwestern wegen der Hilflosigkeit ihrer Pfleglinge schon in der Regel eine besondere Differenzierung und Güte der Ausbildung besitzen, liegt ihr Standard auf einer solchen Abteilung deutlich höher, weil sie einen nicht geringen Grad an Verantwortlichkeit und Einsatz mit dem Arzt zu teilen haben.

Unsere Abteilung, direkt neben der Aufnahme gelegen, umfaßt 14 Betten, die in 5 kleineren und einem größeren Raum untergebracht sind (Abb. 1). Sämtliche Zimmer besitzen eine Luftschleuse, eine Maßnahme, die angesichts der Verbreitung von Infektionen bei Kindern wichtig ist. Glasscheiben in den Zwischenwänden und der Flurwand ermöglichen eine

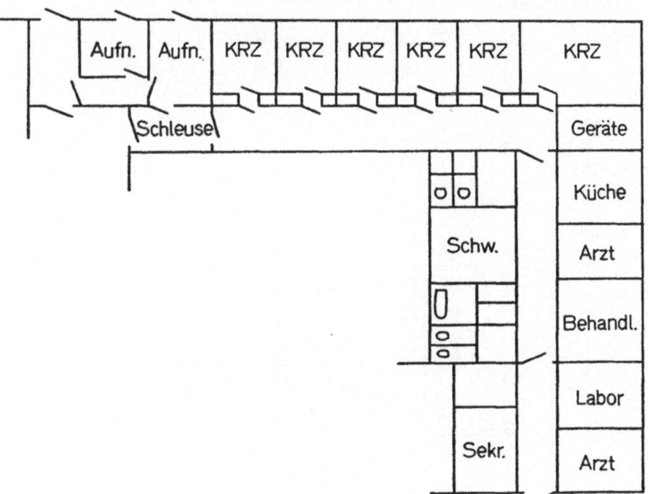

Abb. 1. Lageplan der Station

weitgehende Überwachung. In dem größeren Raum, der besonders atmungsgestörten und frisch operierten Säuglingen dient, ist fast ständig eine Schwester anwesend. Die größeren Apparaturen sind der Tabelle 1 zu

Tabelle 1. *Geräte*

Respiratoren	Couveusen	Röntgen-Kugel
Sauerstoffzelte	Bett-Monitoren	Betten-Waage
Klimazelte	Transportable EKG-Schreiber	

entnehmen, wobei also auch die Möglichkeit des Einsatzes automatischer Überwachungseinheiten gegeben ist. Wir haben aber die Erfahrung gemacht, daß der automatischen Überwachung bei Kindern bisher enge Grenzen gesetzt sind. Infolge ihrer Unruhe sind die Angaben über Blutdruck und Atmung meist unbefriedigend. Zudem erscheint uns die Sammlung einfachster Beobachtungen durch Betrachtung und Betastung immer noch die wertvollste Form der Zustandsbeurteilung zu sein. Recht angenehm kann sich bei Schwerstkranken ein akustischer Monitor zur Kontrolle der Herztätigkeit auswirken, dessen Signale nach einiger Zeit nicht als störend, eher beruhigend für die Schwestern empfunden wurden. Zur besseren Dokumentation und Anschaulichkeit wurden veränderte Kurven, ähnlich den Operationsprotokollen der Anaesthesisten, geschaffen, komplizierte Pflegepläne, wie z. B. bei Tetanuskranken, schriftlich festgelegt. Für Schnelluntersuchungen steht ein Laboratorium einschließlich Astrup-Gerät zur Verfügung, EEG-Untersuchungen sind in räumlicher Nähe möglich.

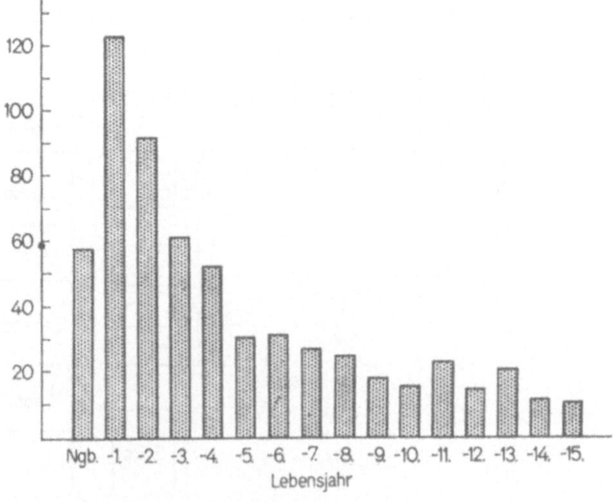

Abb. 2. Altersverteilung der Patienten im Jahr 1967

Die personelle Besetzung besteht aus 2 Ärzten, zusätzlich ein Hilfsarzt, 10 Schwestern entsprechend einem Bettenschlüssel von 1:1,4. Es werden im allgemeinen nur solche Schwestern hier beschäftigt, die freiwillig den Dienst auf dieser Station wünschen. Krankengymnastinnen werden frühzeitig eingesetzt. Abgesehen von einzelnen Schwesternschülerinnen wird ein schnellerer Wechsel auf der Station vermieden.

Von Beginn an haben wir Kinder aller Altersklassen, vom Neugeborenen beginnend, aufgenommen (Abb. 2). Nur Frühgeborene werden in einem anderen Gebäude wegen ihrer erhöhten Infektionsgefährdung untergebracht. Die Entbindungsräume der Frauenklinik liegen wenige Meter von unserer Station entfernt, eine Lösung, die künftig bei Neubauten überhaupt angestrebt werden sollte. Wir nehmen deshalb grundsätzlich alle Neugeborenen, bei denen sich asphyktische Zustände nicht kurzfristig beheben lassen, bei uns auf. Überhaupt unterstehen alle Neugeborenen der Frauenklinik der pädiatrischen Kontrolle; bei Schnittentbindungen besonders gefährdeter Kinder ist einer unserer Assistenten anwesend. Über die aufgenommenen Erkrankungen des Jahres 1967 unterrichtet die Tabelle 2.

Tabelle 2. *Krankenbelegung auf der Station im Jahre 1967*

Postop. Überwachung	98
Vergiftungen	66
Verbrennungen	15
Erkrankungen d. Neugeborenen	56
Erkrankungen d. respiratorischen Systems	66
Erkrankungen d. Kreislaufsystems	28
Erkrankungen d. Nervensystems	86
Sonstiges	191
	606

Eine sehr enge Zusammenarbeit, die wir dankbar begrüßen, besteht auch mit den Kollegen der chirurgischen, neurochirurgischen und urologischen Klinik sowie der Anaesthesie-Abteilung. Alle Säuglinge und weitgehend die Kleinkinder, zumindest wenn sie zuvor von uns diagnostisch untersucht und behandelt wurden, kehren sofort nach der Operation zu uns zurück und werden dann gemeinsam betreut. Die so dringend notwendige internistische Behandlung und spezifisch pädiatrische Pflege kann so zur vollen Wirkung kommen. Alle genannten Kollegen verkehren bei uns wie auf ihrer eigenen Station und geben in ihrem Rahmen ihre Anweisungen. Die Konzentration an einer Stelle erleichtert auch hier die Zusammenarbeit, da die Konsiliarärzte vorwiegend nur diese Station besuchen, und gewisse gemeinsame Absprachen leicht eingehalten werden.

Zunehmend haben wir in der letzten Zeit auch Kinder mit schweren Hirnkontusionen nach der neurochirurgischen Erstbetreuung übernommen, deren Rehabilitation von den primitivsten Anfängen an dann bei uns abläuft. Schon die Fragen der Ernährung, Mengen, Zusammensetzung, Infusion oder orale Verabreichung, dürften dem Pädiater geläufiger sein als dem Chirurgen oder Anaesthesisten. Andererseits ziehen wir den Anaesthesisten gleicherweise bei besonderen Schwierigkeiten bei der Beatmung, bei Relaxierung und ähnlichem zu. Bei einer solch intensiven Kooperation scheint die Frage der selbständigen Kinderchirurgie nicht mehr so dringlich, bedeutet sie doch leicht bei aller Würdigung ihrer altersgebundenen Spezialisierung auch einen Verzicht auf organspezifische Techniken z. B. bei der Neurochirurgie und Urologie.

Wie erwähnt nehmen wir auf dieser Station Kranke aller Gruppen des Kindesalters auf, eine Regelung, die wahrscheinlich von einigen Pädiatern wegen des Bedenkens der Infektionsübertragung mit einer gewissen Skepsis betrachtet würde. Wir hatten diese Befürchtung schon deshalb nicht, weil wir vor Jahren aus anderen Überlegungen heraus für längere Zeit eine solche Gemeinschaftsbelegung einer Station sogar mit größeren Räumen ohne Zwischenfälle durchgeführt hatten. In der Tat haben wir eine Häufung der üblichen katarrhalischen Infekte, die Säuglinge schon stärker beeinträchtigen könnten, nie gesehen, vielleicht gerade weil die älteren Kinder hierzu viel weniger disponiert sind. Auch von Säuglingstoxikosen mit der Möglichkeit der Verbreitung von Dyspepsie-Coli oder schweren Encephalo-Meningitiden verschiedenster Erreger sahen wir keine Infektion der übrigen Patienten. Regelmäßige Kittelpflege an jedem Einzelbett, korrekte laufende Desinfektion, relativ häufige Raumschlußdesinfektion sind hierzu natürlich erforderlich. Die Tatsache, daß wir Neugeborene hier fast stets in Inkubatoren zwecks besserer Beobachtung unterbringen, trägt auch zu ihrem Infektschutz bei. Eine gewisse Sorge bereitet uns erst in der letzten Zeit eine Vermehrung von Pseudomonas-Keimen speziell bei Tracheotomien, da wir in der übrigen Klinik einschließlich des Frühgeborenenhauses den vielzitierten infektiösen Hospitalismus praktisch nicht kennen.

Man wäre kurzsichtig, wollte man leugnen, daß die Einrichtung einer solchen Intensivpflegeeinheit nicht auch gewisse Probleme aufwirft. Sie beginnen bei der Ausbildung der Assistenten. Wenn die schwersten, therapeutisch dabei aussichtsreichen Kranken überwiegend in einer Station mit geringer Rotation der Ärzte liegen, so wird der Erfahrungsbereich der anderen notwendig kleiner bleiben müssen. Wir versuchen dem durch tägliche Visiten mit Beteiligung aller interessierten Ärzte entgegenzuwirken, sind uns aber der engen Wirkungsgrenzen bewußt. Andererseits stellen sich später dem niedergelassenen Arzt die hier anstehenden Aufgaben im allgemeinen auch nicht, ganz abgesehen von unserer Verpflichtung, für die Kranken das jeweilige Optimum anzustreben. Jede Spezialisierung bringt hier die gleichen Nachteile mit sich.

Eine erfolgreiche Tätigkeit wird nur dann gewährleistet sein, wenn die Schwestern zumindest bei einem Stoßbetrieb bereit sind, wesentlich größere

Belastungen in vielerlei Hinsicht zu ertragen. Wir selbst haben eine von uns dankbar anerkannte Resonanz auf unsere Wünsche erfahren und in der Tatsache persönlicher Initiativen der Schwestern auch ihre innere Mitbeteiligung gespürt. Eine gewisse Befriedigung dürften ihnen die größeren Verantwortlichkeiten als sonst üblich gewähren, wobei man sich nach unserer Meinung gegen juristische Komplikationen aus solcher Aufgabenerweiterung absichern sollte.

Bei einer Diskussion unserer Erfahrungen auf einem pädiatrischen Kongreß wurde eingewandt, daß in einer solchen Station den notwendigen seelischen Beziehungen zwischen Kindern und Schwestern nicht genügend Rechnung getragen sei, ein für den Kinderarzt wichtiges Problem. Fraglos kann für das Kind das Erwachen nach einer Operation auf einer Station mit fremden Gesichtern oder die Verlegung nach Abklingen der akuten Erscheinungen eine Belastung bedeuten. Solche werden nach unserer Erfahrung weitgehend wettgemacht durch die verstärkte persönliche Zuwendung – fast doppelte Schwesternzahl – und ganz in den Schatten gestellt durch den größeren medizinischen Erfolg. Zudem sind wir gerade hier mit Besuchen der Eltern großzügiger, die teilweise stunden- und tagelang am Bett verharren, eine, wie wir glauben, besonders bei cerebralgestörten Kindern sehr wichtige Aufgabe in den Zeiten der langsamen Wiederkehr des Bewußtseins. Konflikte mit anderen Eltern oder Kindern wegen dieser uns sinnvoll erscheinenden Sonderregelung entstehen schon aus den räumlichen Gegebenheiten hier nicht.

Insgesamt sind wir überzeugt, daß auch und gerade in einer Kinderklinik mit ihrer großen Zahl akut lebensbedrohlicher Krisen eine solche räumliche und personelle Konzentration sinnvoll ist. Die positive Resonanz der mit uns kooperierenden Kollegen anderer Kliniken scheint uns dabei eine zusätzliche Bestätigung zu bieten.

Planung, Organisation und Einrichtung einer internen Intensivbehandlungseinheit

Von **P. Schölmerich**

Die Referate des gestrigen und heutigen Tages haben deutlich gemacht, daß die Intensivbehandlung kein völlig neues Prinzip unserer therapeutischen Bemühungen darstellt. Die Entwicklung der diagnostischen und therapeutischen Methoden bei vitalen Bedrohungen des Lebens hat lediglich ein solches Maß an technischer Kompliziertheit mit sich gebracht, daß die Intensivbehandlung ein Sonderbereich geworden ist mit dem Zwang zu räumlicher und apparativer Konzentration und besonderen personellen Anforderungen [36, 37]. Wenn man angesichts dieser Entwicklung von historischen Verdiensten sprechen will, liegen frühe Ansätze dazu schon in den 30er Jahren im chirurgischen Bereich [21]. Im zweiten Weltkrieg sind auf beiden kriegführenden Seiten bestimmte Krankheitsbilder, z. B. Schockfälle, in Sonderstationen zusammengefaßt worden. In Deutschland haben unmittelbar nach dem Krieg die Internisten ASCHENBRENNER u. DOENHARDT [1] Poliomyelitisfälle auf Beatmungsstationen zusammengefaßt. Besonders bekannt geworden sind die großartigen Erfahrungen des Kopenhagener Zentrums. Die stürmische Entwicklung der modernen Anaesthesie mit der Möglichkeit der Intubation, der künstlichen Beatmung, einer wirksamen Schockbehandlung und den Wiederbelebungsmethoden hat den Anteil der Anaesthesiologie in den letzten 10 Jahren besonders in den Vordergrund gerückt [2, 11, 13, 17, 18, 32, 33, 39]. Interne Beiträge zum gleichen Problem sind wiederum Entgiftungsstationen [8, 30, 31, 35], Dialysezentren [14] und in den letzten 5 Jahren Infarktüberwachungsstationen [7, 27, 34]. Das was heute als Intensivbehandlungseinheit an vielen Stellen etabliert ist, stellt den derzeitigen Maximalstand therapeutischer Verfahren dar, die naturgemäß morgen durch bessere abgelöst werden können.

Die Aufgaben einer Intensivbehandlungsstation sind bereits definiert worden. Sie haben die Funktion, Schwerstkranke mit lebensbedrohlichen aber prinzipiell reversiblen Störungen der vitalen Funktionen zu behandeln. Ziel ist die Wiederherstellung der von BAUR [5] sogenannten Elementarfunktionen, also einer adäquaten Zirkulation, eines genügenden alveolären Gasaustausches, eines ausgeglichenen Elektrolyt- und Säure-Basen-Haushaltes und einer suffizienten Nierenfunktion. Häufig sind diese

Störungen verschiedener Elementarfunktionen nicht trennbar. Hypoxie bewirkt rasch hypoxischen Herzstillstand und Acidose. Ein Kreislaufschock ist mit Oligurie oder Anurie und Elektrolytverschiebungen verbunden, die durch eine gleichzeitige Acidose kompliziert werden. Nicht selten sind die Gefährdungen des Lebens bei schweren Erkrankungen so ausgeprägt, daß unabhängig von den differenten Ursachen der einzelnen Krankheiten bei der Intensivbehandlung die Wiederherstellung der Basisfunktionen ganz im Vordergrund steht. Erst in der zweiten Phase der Therapie kann eine Kausalbehandlung erfolgen.

Tabelle 1. *Aufgliederung von 1000 auf der Intensivpflegestation behandelten Fällen in der Zeit von Januar 1966 bis September 1968 mit Angaben über Entlassung, Verlegung, letalen Ausgang und mittlere Behandlungsdauer*

	Total n	Entl. n	Verl. n	† n	(%)	Tage
Exogene Intoxikationen						
Suicidal	481	327	139	15	(3,2)	3,2
Akzidentell/Gewerblich	84	76	6	2	(2,4)	1,8
	565	403	145	17	(3,0)	3,0
Herz-Kreislauf-Erkrankungen						
Herzinfarkt, Herzinsuffizienz	106	3	54	49	(46,4)	4,9
Rhythmusstörung (außer Infarkt)	42	7	32	2	(4,8)	5,3
Cor pulmonale	7	0	3	4	(57,2)	21,0
Prim. Kreislaufversagen	18	5	9	4	(22,2)	5,4
	173	15	98	59	(34,2)	5,8
Stoffwechselstörungen						
Endokrine Erkrankungen, akute Leber- und Pankreas- nekrose etc.	29	1	15	13	(44,4)	10,0
Renale Erkrankungen						
Akutes Nierenversagen, chronische Urämie etc.	67	14	32	21	(31,3)	10,0
Respiratorische Störungen						
Pneumonie, Lungenembolie, Status asthmaticus etc.	39	6	14	19	(50,0)	12,7
Erkrankungen des zentralen und peripheren Nervensystems	78	8	33	37	(47,5)	8,0
Verschiedene	49	19	18	12	(24,5)	4,7
Januar 1966–September 1968	1000	467	355	178	(17,8)	5,0

Es ist kein Zweifel, daß im Bereich der Inneren Medizin zahlreiche Krankheitsfälle vorkommen, die einer Intensivbehandlung bedürfen. Als solche sind Herzinfarkte, akute schwere Herzinsuffizienz, Stoffwechselkomaformen, schwere endokrine Regulationsstörungen, Fälle mit Nierenversagen, massive gastrointestinale Blutungen, respiratorische Insuffizienz, Infektionskrankheiten und schließlich Intoxikationen zu nennen (Tab. 1). Die breite Skala internistischer Notfälle wird hier besonders betont, weil sich gestern bei den Referaten der Eindruck aufdrängte, daß der Begriff *vitale Bedrohung* zu eng, zu sehr unter chirurgisch-anaesthesiologischen Gesichtspunkten gesehen wurde. Es besteht – so kann etwas behutsam formuliert werden – in einem Kreis rein anaesthesiologischer Referenten naturgemäß die Gefahr der Unterbewertung speziell internistischer Notfallsituationen, die zu mißverständlichen Auffassungen über Kompetenz und Verantwortlichkeit zu führen vermögen.

Die Berechtigung zu einer so aufwendigen und kostspieligen Behandlung, wie sie die Intensivtherapie darstellt, läßt sich allein aus besseren therapeutischen Erfolgen im Vergleich zu herkömmlichen Methoden herleiten. Diese sind für zahlreiche Krankheitsbilder wie Infarkt [24, 38], Vergiftung [31] und Schock [11] eindeutig erwiesen.

Planung einer Intensivbehandlungsstation

Bei der Planung einer Intensivbehandlungsstation im internen Bereich müssen verschiedene Modelle, und zwar offene und geschlossene Systeme, diskutiert werden [9, 10, 19]. Als Beitrag zu diesem Problem soll unsere eigene von Baum [3, 4] geplante und eingerichtete Intensivbehandlungsstation erläutert werden, die sich durch Umbau einer früheren Saalstation bei gegebener äußerer Begrenzung der Räumlichkeit gewinnen ließ. Es handelt sich um eine Kombination eines offenen und geschlossenen Systems. Die Station umfaßt 10 Betten in 7 Räumen. 8 Betten in 5 Räumen sind von einem zentralen Beobachtungspunkt aus übersehbar (Abb. 1 u. 2). Diese Möglichkeit ist durch Verglasung der Wände unter gleichzeitiger Anbringung von Jalousien zur optischen Isolierung erreicht worden. Im Zentrum der Station befindet sich ein großer zentraler Monitor. Von diesem Punkt aus sind die eben genannten 8 Betten unmittelbar übersehbar.

Ein wesentlicher Raum ist der Aufnahmeraum, der alle Geräte für Sofort-Therapie, auch alle Sonderinstrumente für die Konsilarii, enthalten muß.

Wir waren gezwungen, diese Station in dem im Pavillonsystem angeordneten Mainzer Klinikum einzurichten und haben eine Lage in der Nähe von Aufnahmebereich, Laboratorium, Kreislaufabteilung und Röntgendiagnostik gewählt.

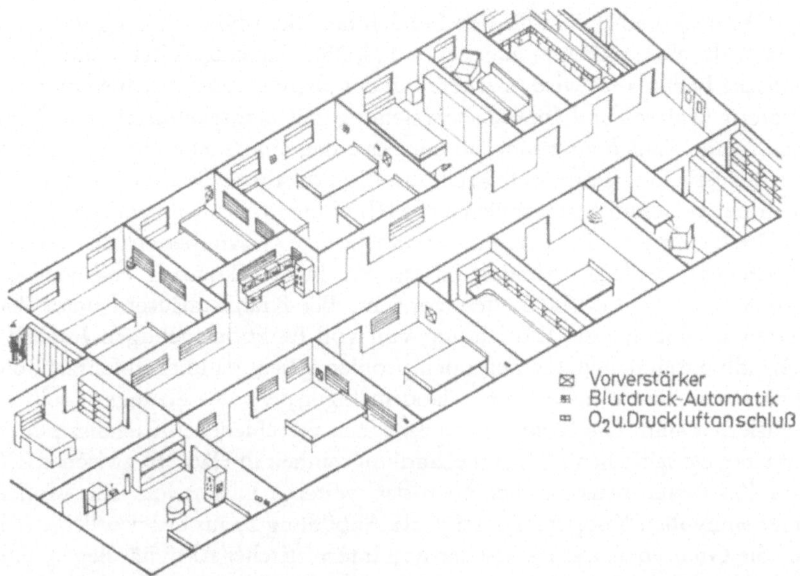

Abb. 1. Aufsichtskizze der Intensivpflegestation der II. Medizinischen Universitätsklinik und Poliklinik Mainz

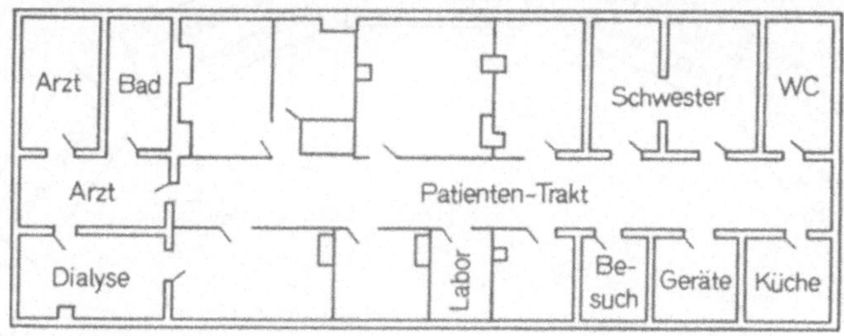

Abb. 2. Aufgliederung der Station nach Funktionsbereichen

Bei der Planung von neuen Klinikskomplexen sollte eine Zentralisierung von Intensivbehandlungsbereichen vorgenommen werden. In Klinikskomplexen mit einem operativen und einem nicht operativen Bettenhaus erscheint es zweckmäßig, die Intensivbehandlungseinheiten in den Funktionstrakt zu legen, der beide Bettenhäuser miteinander verbindet. Räumliche Nähe ist eine der Voraussetzungen für eine optimale Kooperation der beteiligten Disziplinen. Es bietet sich also an, die internistische Intensivbehandlung unmittelbar im Anschluß an die anaesthesiologisch-chirurgische einzurichten, was für Konsiliarfunktion, apparative Ausnutzung und das Problem des ständigen Wachdienstes wesentliche Erleichterung bringen kann.

9*

Der Bedarf an Betten für den Bereich der Intensivbehandlung wird mit 2–10% der Gesamtbetten angegeben [24, 25]. Für chirurgische und internistische Bedürfnisse wird man eher mit der oberen Grenze rechnen müssen, insofern Dialyse- und Infarktüberwachung mit eingeschlossen sind. Legt man solche Zahlen zugrunde, so liegt es nahe, eine Trennung der Verantwortlichkeit in anaesthesiologische und internistische Stationen schon bei niedrigeren Gesamtbettenzahlen eines Klinikums vorzunehmen. Gestern ist als Grenze für eine Trennung in 2 Bereiche eine Gesamtbettenzahl von 400 angegeben worden, während Lawin sie in der kürzlich erschienenen Publikation erst bei 600 Betten vorsieht. Bei Krankenhäusern unter 200 Betten scheint mir die Einrichtung von voll funktionstüchtigen Intensivbehandlungseinheiten zur Zeit noch problematisch, da in der Mehrzahl die apparativen, personellen und labormäßigen Voraussetzungen schwer realisierbar sind. Die Kooperation zwischen verschiedenen Fachdisziplinen auf einer einheitlichen Intensivbehandlungseinheit in Häusern zwischen 200 und 400 Betten bedarf sicher noch der weiteren Diskussion. Ein Modell einer sinnvollen Kooperation zeigt die Abbildung 3, aus der deutlich wird, wo die Grenzen anaesthesistischer und internistischer Aktivität liegen, und in welchen Bereichen Überschneidungen bestehen.

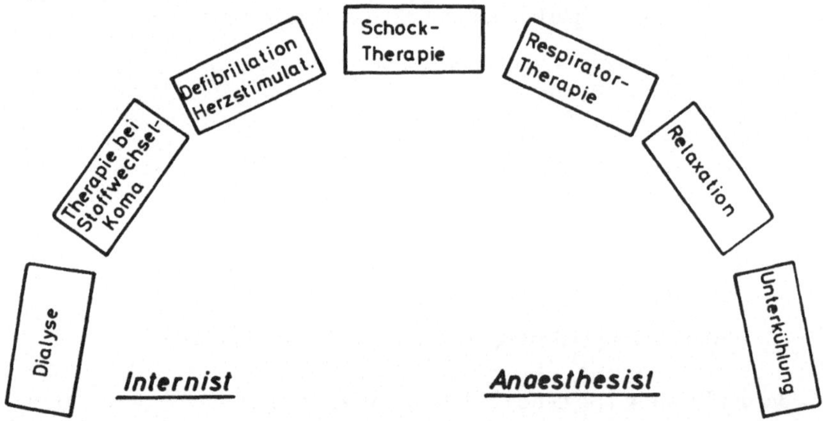

Abb. 3. Aufgabenverteilung bei interdisziplinärer Kooperation

Organisation einer Intensivbehandlungseinheit

Jones [20] hat kürzlich 5 wesentliche Bedingungen für die Funktion einer Intensivbehandlungseinheit formuliert:

1. Einen permanenten pflegerischen Dienst mit einer speziell ausgebildeten Schwestern- und Pflegergruppe.

2. Ein jederzeit verfügbares ärztliches Behandlungsteam mit allen Möglichkeiten einer raschen diagnostischen und therapeutischen Aktivität.
3. Standardisierte Techniken der Diagnostik und Therapie.
4. Einen speziellen Bereich für die Intensivbehandlung und
5. eine neue Einstellung zur Zusammenarbeit von Pflege- und Ärztegruppe und zur Kooperation innerhalb des ärztlichen Teams.

Hier stellt sich zunächst das Problem der personellen Besetzung einer Intensivbehandlungseinheit. Es ist ohne Zweifel richtig, daß die Intensivbehandlung mit einem aufeinander eingespielten Arbeitsteam von Ärzten und Schwestern steht und fällt. Die optimale Relation zwischen der Bettenzahl der Intensivbehandlungseinheit und der Schwesternzahl beträgt 2:1 bei 3-Schichten-Dienst, d. h. 20 Schwestern für 10 Betten. Für Ärzte gilt die Relation 1:2, d. h. 5 Ärzte auf 10 Betten. Die Ärzte im internistischen Bereich sollten durch einen ständig anwesenden Anaesthesisten ergänzt werden. Es darf keine Unterschiede in den Behandlungsmöglichkeiten während des Tages und in der Nacht geben. LASSEN [23] hat 1965 gesagt, daß der Patient, je bedrohter sein Zustand ist, um so eher einen spezialistisch erfahrenen Arzt benötigt, und er hat diesen Arzt so definiert, daß er seine Hände in richtiger Weise um 3 Uhr in der Nacht gebrauchen kann.

Die genannten Zahlen sind bei der derzeitigen Personalsituation nicht überall realisierbar. Sie gelten auch nur, wenn auf der Intensivbehandlungseinheit überwiegend behandlungsbedürftige Schwerstkranke liegen, z. B. Patienten mit Respirator-Therapie, nicht aber Fälle, bei denen die Observation, die ständige Beobachtung im Vordergrund steht, wie auf Infarkt-

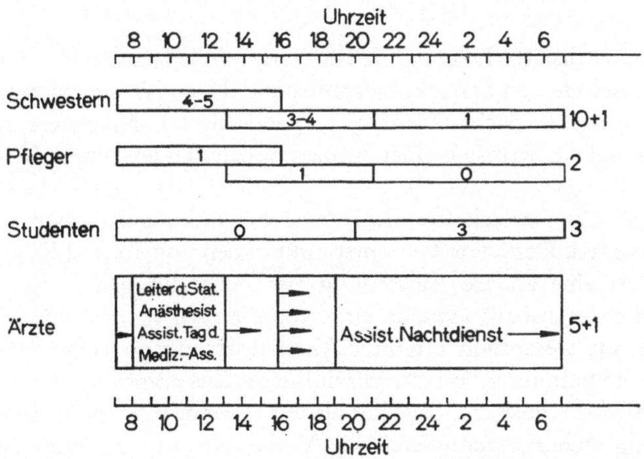

Abb. 4. Übersicht über die personelle Besetzung der Station mit Schwestern, Pflegern, pflegerischen Hilfskräften und Ärzten

überwachungsstationen. Auch Intensivbehandlungseinheiten mit überwiegenden Vergiftungen bedürfen einer etwas geringeren Schwesternzahl. Man wird aber unter ein Verhältnis von 1:1 nicht heruntergehen können und muß in jedem Fall für jeden Beatmungspatienten 3 volle Pflegekräfte rechnen.

Die Arztgruppe muß speziell für die Intensivbehandlung zur Verfügung stehen, also aus dem allgemeinen Dienst völlig herausgenommen werden und einen eigenen Dienstplan haben. Auch hier richtet sich die Zahl der notwendigen Ärzte nach der Zusammensetzung des Krankengutes. Beobachtungsstationen bedürfen in der Regel nur eines Arztes, Stationen mit überwiegend Behandlungsfällen einer kompletten Gruppe, wie sie in der Abbildung 4 charakterisiert ist.

Die Sonderstellung der Station äußert sich auch in der kurzen Verweildauer, die auf die Dauer der vitalen Bedrohung beschränkt sein muß (Tab. 2). Verlegungen von der Intensivpflegestation auf Allgemeinstationen müssen Vorrang haben.

Tabelle 2. *Übersicht über die Behandlungsdauer von 805 Patienten mit prozentualer Aufteilung*

Zeitintervall	bis 1 Tg	2	3	4	5	6	7	8 bis 14Tg	15–21	22–28	>4 Wo.
Zahl der Patienten	315	101	76	69	33	31	23	82	35	18	22
(in %)	39,2	12,5	9,5	8,6	4,1	3,8	2,9	10,2	4,3	2,2	2,7
	0–40	50	60		70		80	90			100 %

Die standardisierte Diagnostik und Therapie bezieht sich vor allem auf schwere Zustände von Schock, Herzstillstand durch Kammerflimmern oder Asystolie, respiratorische Insuffizienz und akutes Nierenversagen. Im übrigen bedarf sie natürlich einer Anpassung an den jeweiligen Krankheitszustand.

Der spezielle Bereich für die Intensivbehandlung ist oben schon begründet worden. Der letzte Gesichtspunkt in den von Jones [20] genannten Kriterien ist eine andere Einstellung zur Behandlung auf einer solchen Station. Hier ist insbesondere an eine Neuorientierung der schwesterlichen Aufgaben mit wesentlich erhöhter Verantwortung gedacht, zum andern aber auch die Betonung von interdisziplinärer Zusammenarbeit; gemeint ist ein System von Konsilarii, das eher als der einzelne Allgemein-Internist die Behandlung steuert, wenngleich die Verantwortung bei dem Leiter der Station gelegen sein muß. In Deutschland hat Freyberger [12] diesem Problem besondere Aufmerksamkeit geschenkt.

Einrichtung einer Intensivbehandlungseinheit

Aus diesen Gesichtspunkten ergibt sich die Antwort auf die Frage nach der Ausrüstung oder Einrichtung einer solchen Intensivbehandlungseinheit. Die apparative Ausrüstung muß alle derzeit verfügbaren Geräte zur Wiederbelebung und Wiederherstellung der Elementarfunktionen umfassen [22, 26, 29]. Dabei sind EKG- und EEG-Registrierung, Defibrillator,

Tabelle 3. *Übersicht über diagnostische Geräte und Monitoreinheiten*

Zahl	Bezeichnung
1	3-Kanal-EKG – Phono – Puls
1	1-Kanal-EKG
1	1-Kanal-EKG Osciollskop (Visicard)
1	1-Kanal-EKG (bipolare Ableitung)
1	2-Ventil-Röntgen
2	pH-, pO_2-, HCO_3-Meter
1	Flammenphotometer
1	Spektrophotometer
1	Osmometer
1	Gasspürgerät
	Elektronische Monitor-Einheiten
1	1. *zentral*, kontin. automat. Registrierung
	a) EKG, Puls, RR, Atmung, in- u. exspirat. CO_2 (6 Patienten)
	b) Puls, RR (6 Patienten)
	2. *transportabel*, kontin. automat. Registrierung
1	a) EKG, Puls, RR, Atmung (1 Patient)
1	b) EKG, Puls (1 Patient)

Tabelle 4. *Übersicht über therapeutisch angewandte Großgeräte mit Anzahl der zur Verfügung stehenden Einzelgeräte*

Zahl	Bezeichnung
2	Defibrillator
2	Stimulator
2	Extrakorporale Hämodialyse
1	Peritonealdialyse (halbautomatisch)
5	Respirator
	Aerosole
2	1. warm $=$ Ultraschall
6	2. kalt
1	Sauerstoffzelt
1	Zentrale O_2- u. Preßluftanlage
9	Absauggeräte
1	Pneumothorax-Gerät

Tabelle 5. *Übersicht über weiteres technisches Zubehör der Station*

Zahl	Bezeichnung
1	Aqua bidest.-Anlage
2	Bett-Waagen
	Klima-Geräte
1	1. Kaltluft-Frischluft-Aggregat
4	2. Luftfeuchtigkeitsregler
2	Infusionsdosierpumpen
	Sterilisator
1	1. Heißluft
1	2. Gas

Schrittmacher, Respiratoren, Vernebler, Vorrichtungen zur Unterkühlung, Narkosegeräte und Dialyseapparatur notwendig (Tab. 3–5). Die Frage einer zentralisierten oder dezentralisierten automatischen Überwachung mit Monitorfunktion wird nicht einhellig beantwortet. Am besten scheint sich im Augenblick eine Kombination von zentraler Überwachung und am Krankenbett befindlicher Direkterfassung von wesentlichen Daten zu bewähren. Die automatisierte Anlage hat den Vorteil einer raschen Erfassung zahlreicher Meßdaten, wobei zugleich Monitorfunktionen wahrgenommen werden können. Sie ersetzt andererseits keineswegs die unmittelbare Beobachtung des Patienten, sollte also nicht unter dem Gesichtspunkt der Personalersparnis eingeführt werden [15, 16, 24]. In Zukunft wird die automatisierte Datenerfassung ohne Zweifel größere Bedeutung gewinnen, wenn Trenderfassungen zur Vorbeugung von bestimmten Komplikationen möglich werden.

Das Laboratorium muß Geräte zur Messung von pH, pO_2, pCO_2, Standardbicarbonat, Elektrolytkonzentrationen und Hämatokrit umfassen. Selbstverständlich müssen auch die Elementarlabordaten dort registrierbar sein (Tab. 6).

Tabelle 6. *Übersicht über fortlaufende Messungen und regelmäßig durchzuführende Einzelbestimmungen*

Fortlaufende Messungen	Regelmäßige Einzelbestimmungen
EKG	pO_2
Pulsfrequenz	pCO_2
Blutdruck { systol. / diastol.	pH
Temperatur	Standard-Bicarbonat
	Atmung

Spezielle Anforderungen
an eine Infarktüberwachungsstation

Der Herr Vorsitzende hat mich gebeten, einige spezielle Bemerkungen noch über die Frage der Infarktüberwachungsstationen zu machen. Wir kommen damit zugleich zu einem Problem der weiteren Entwicklung unserer Intensivbehandlung.

Der Herzinfarkt hat nach wie vor eine relativ hohe Letalität. In zahlreichen Statistiken schwankt die Sterblichkeitsrate zwischen 20 und 40%. Wenn man die Todesursachen analysiert, so geht ein Teil auf mechanisches Pumpenversagen zurück. Hier sind im Augenblick keine praktikablen therapeutischen Verfahren zu nennen. In Zukunft wird die assistierte Zirkulation wahrscheinlich Bedeutung gewinnen.

Ein weiterer Anteil stirbt im akuten kardiogenen Schock. Die Methoden der Intensivbehandlung haben auf diesem Gebiet eine gewisse Reduktion der Sterblichkeit erreicht. Ein dritter Anteil erliegt aber den durch den Infarkt ausgelösten Rhythmusstörungen, d. h. Kammerflimmern oder Asystolie ohne vorangehende Herzinsuffizienz oder kardiogenen Schock. Es handelt sich bei diesen Rhythmusstörungen lediglich um den Ausdruck einer elektrischen Instabilität. Diese Gruppe ist therapeutischen Verfahren zugänglich. Die Erfahrungen haben gezeigt, daß bei rechtzeitiger Erfassung von Kammerflimmern durch die Methode der Defibrillation eine Normalisierung der Herztätigkeit möglich ist. Bei Asystolie kann eine Stimulation mit Schrittmachern die Herzfunktion wieder herstellen. Rhythmusstörungen treten beim Herzinfarkt in den ersten Stunden relativ häufig auf. Bestimmte Formen sind Vorläufer von ernsteren Komplikationen wie Kammerflattern oder Kammerflimmern. Diese Vorläufersymptome lassen sich nicht durch unmittelbare Beobachtung der Patienten erfassen. Sie können allein durch elektronische Dauerüberwachung sichtbar gemacht werden. Hier ist also die Überwachung mit apparativer Hilfe einer unmittelbaren Beobachtung durch Arzt oder Schwester weit überlegen. Die eben genannten Gesichtspunkte machen verständlich, daß sich mehr und mehr spezielle Herzinfarktbehandlungszentren eingebürgert haben, über die auch in Deutschland eine Reihe von Erfahrungen bereits vorliegen [7, 34, 40]. In Amerika beträgt die Zahl der speziellen Infarktüberwachungsstationen 350 [27, 28]. Die Sterblichkeitsrate ist durch Intensivbeobachtung und daraus abgeleitete Intensivbehandlung in verschiedenen Zentren um ein Drittel reduziert worden, d. h. von etwa 40% auf 27% gefallen. SCHROEDER u. Mitarb. [34] berichten soeben über eine erfolgreiche Behandlung von 36 unter 337 Fällen mit Kammerflimmern oder lebensbedrohlichen Rhythmusstörungen anderer Art, die durch spezielle Methoden der apparativen Therapie vor dem deletären Kreislaufstillstand bewahrt werden konnten. Diese Zahl bedeutet eine allerdings errechnete Senkung der Mortalität von

40 auf 29%. Man schätzt die Zahl der auf diese Weise vor dem akuten Herz-infarkttod zu bewahrenden Patienten in den USA auf 50000 pro Jahr [6, 27, 28]. In Deutschland würde diese Zahl bei etwa 15000 liegen.

Die apparative Ausrüstung einer solchen Infarktüberwachungsstation umfaßt Defibrillator und Schrittmacher. Wenn die räumlichen Möglich-keiten es gestatten, sollte die Station Teil der Intensivbehandlungseinheit oder ihr unmittelbar benachbart sein, da alle Möglichkeiten der Schock-therapie, des Ausgleichs von Störungen im Säure-Basen-Haushalt und des Mineralhaushalts gegeben sein müssen. Unsere eigenen Erfahrungen haben gezeigt, daß die 10-Betten-Intensivbehandlungsstation zur Hälfte mit Vergiftungsfällen belegt ist, so daß nur ein Teil der Infarktpatienten, die klinisch schwersten Fälle, überwacht werden konnten. Wir haben aus diesem Grunde soeben eine 5-Betten-Infarktüberwachungseinheit im gleichen Gebäude eingerichtet, auf der jeder Infarkt in den ersten Tagen beobachtet werden soll. Die Dauer des Aufenthaltes auf dieser Station wird sich nach der Infarktfrequenz richten. Die Mehrzahl der Autoren hält eine Intensivbeobachtung von 5 Tagen für ausreichend, da in den ersten Tagen die Häufigkeit von Rhythmusstörungen sehr viel höher ist als im weiteren Verlauf des Infarktes [6]. Eine günstige räumliche Anordnung, die wir über-nommen haben, ist von Bruck u. Spang [7] angegeben worden (Abb. 5).

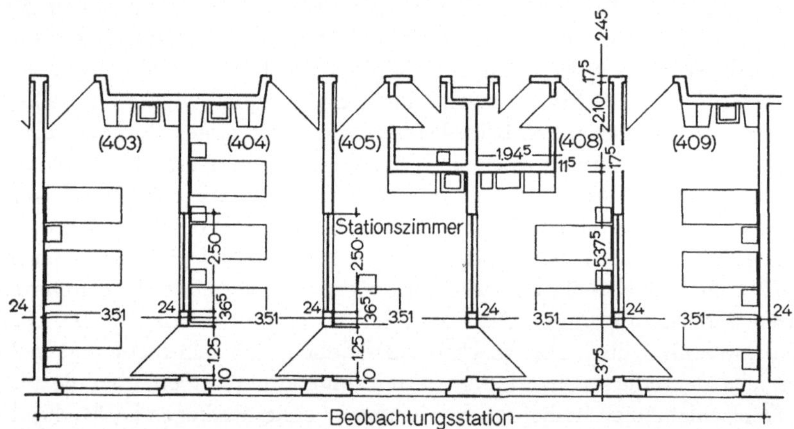

Abb. 5. Schematische Darstellung der Beobachtungsstation für Herzinfarkte im Katharinenhospital Stuttgart (Prof. Spang). Grundriß der Überwachungseinheit. Sämtliche 11 Betten sind vom Schreibtisch des Stationszimmers aus zu überblicken

Perspektiven der weiteren Entwicklung

Am Beispiel des Herzinfarkts läßt sich die voraussichtliche weitere Entwicklung des Problems der Intensivbehandlung analysieren. Ziel der gegenwärtigen Entwicklung ist, Parameter zu gewinnen, die bei schweren

Krankheiten die Möglichkeit von Komplikationen voraus erkennen lassen.

Dieses System ist beim Herzinfarkt schon weit entwickelt. Es gilt als Regel, daß eine gegen Rhythmusstörungen gerichtete Therapie notwendig ist, wenn eine der folgenden Bedingungen erkennbar ist [24, 38]:

Frühzeitig einfallende ventrikuläre Extrasystolen, bei denen Kammerflimmern droht.

Multilokuläre Extrasystolen.

Gehäufte Serien von Extrasystolen sowie eine Häufung von Extraschlägen während einer bestimmten Zeit.

Im Bereich anderer schwerer interner Krankheitsbilder ist eine solche Trenderfassung mit der Möglichkeit der Prophylaxe zur Zeit noch schwieriger. Ziel ist, biochemische Parameter zu erfassen, die in ihrer Tendenz Komplikationen, wie Nierenversagen, Versagen der Stoffwechselfunktion der Leber oder hypoxische Schäden, vorauszusagen gestatten. Wahrscheinlich wird man eine Vielzahl von Einzelwerten in ihrem Zusammenspiel analysieren müssen, um zu solchen Aussagen zu kommen. Solche Vielfachanalysen legen natürlich eine Computerauswertung nahe. Wir zweifeln nicht daran, daß die Entwicklung zu einer solchen automatisierten Überwachung und Auswertung von Labordaten führen wird [36, 37].

Damit sind wir schon ein wenig im Bereich von Utopia. Es erschien mir aber zweckmäßig, auch auf diese Perspektiven in Gegenwart der Krankenhausplaner und der Öffentlichkeit hinzuweisen, die für die Finanzierung der Krankenhäuser von Einfluß sind. Selbstverständlich werden solche Entwicklungen zunächst nur an wenigen Stellen erprobt werden können.

Nächstliegendes und für uns bedeutsames Ziel muß es sein, die Methoden der Intensivbehandlung auf eine breitere Basis zu stellen, d. h. die Zahl der Intensivbehandlungseinheiten in den Krankenhäusern erheblich zu vermehren. Hier liegt in Deutschland ein ungewöhnlich großer Nachholbedarf vor. Die Lösung des Problems hängt aber auch natürlich eng mit einer Planung des Krankenhauswesens zusammen, die ein System von Schwerpunktskrankenhäusern anstreben muß. Einige Bundesländer haben hier vorbildliche Planungen durchgeführt.

Auch wenn der Erfolg einer solchen Therapie nicht im Sozialprodukt meßbar wäre, so sollte für den Arzt jeder einzelne erfolgreich behandelte Patient ein Anreiz sein, diese Möglichkeiten moderner Therapie möglichst vielen zugänglich zu machen.

Literatur

1. ASCHENBRENNER, R., A. DOENHARDT u. K. FOTH: Künstliche Dauerbeatmung in der eisernen Lunge. Erfahrungsbericht über 105 atemgelähmte Poliomyelitis-Patienten der Jahre 1947–1952. Münch. med. Wschr. **95**, 748 (1953).

2. Bauer, A.: Fünfzehn Jahre postoperative Überwachung und Intensivbehandlung. Anaesthesist **17**, 65 (1968).
3. Baum, P.: Interne Wachstation und Entgiftungszentrale. Ein Beitrag zur baulichen und funktionellen Struktur. Krankenhaus **59**, 92 (1967).
4. — Organisatorische Aspekte der Intensiv-Therapie. Der angestellte Arzt **21**, 447 (1968).
5. Baur, H.: Aktuelle Gefährdung des Lebens als Notfälle. Regensburg. Jb. ärztl. Fortbild. **14**, 57 (1966).
6. Brown, K. W. G., R. L. Macmillan, N. Forbath, F. Mel'Grano, and J. W. Scott: Coronary unit. An intensive-care centre for acute myocardial infarction. Lancet 1963/II, p. 349.
7. Bruck, A., u. K. Spang: Zur Einrichtung von kardiologischen Überwachungsstationen im Rahmen Innerer Kliniken. Dtsch. med. Wschr. **92**, 14 (1967).
8. Clarmann, M. v.: In: Just, O. H., H. Stoeckel: Die Ateminsuffizienz und ihre klinische Behandlung. Stuttgart: Thieme 1967.
9. Demmel, E., u. W. F. Henschel: Einrichtung, Organisation und Aufgaben der Intensivpflegeeinheit der Allgemeinen Anaesthesieabteilung der Städt. Krankenanstalten, Zentralkrankenhaus St.-Jürgen-Straße – Bremen. Bremer Ärztebl. H. 11 (1967).
10. Finn, R., B. G. Haggart, W. F. White, and R. H. Trefor Jones: A general intensive therapy unit. Brit. med. J. 1966, p. 39.
11. Frey, R.: Fortschritte der Wiederbelebung bei Kreislaufstillstand. Verh. dtsch. Ges. inn. Med. **74** (1968).
12. Freyberger, H.: Psychosomatische Aspekte auf Intensivbehandlungsstationen. In: Praxis der Intensivbehandlung. Hrsg. Lawin. Stuttgart: Thieme 1968, S. 28.
13. Fuchsig, P., P. Brücke, R. Kucher u. K. Steinbereithner: Intensivbehandlungs-Station. Münch. med. Wschr. **108**, 2473 (1966).
14. Gessler, U.: Aufbau eines Dialyse-Zentrums. Nürnberger Symposion 1968 (im Druck).
15. Gross, R., K. D. Grosser, P. Bierstedt, K. Deck, W. Habicht u. G. Steinbrück: Erfahrungen mit einer internistischen Intensivpflegestation in der Großstadt. Dtsch. med. Wschr. **93**, 784 (1968).
16. Haan, D.: Der stufenweise Aufbau apparativer Überwachungseinrichtungen auf medizinischen Intensivstationen. Med. Klinik **63**, 633 (1968).
17. Holmdahl, M. H., u. H. Duvernoy: Intensivbehandlung in Schweden. Krankenhausarzt **40**, 131 (1967).
18. Horatz, K., u. R. Frey (Hrsg.): Probleme der Intensivbehandlung. Anaesthesiologie und Wiederbelebung. Berlin-Heidelberg-New York: Springer 1966.
19. Ibe, K.: Das Reanimationszentrum. Medizinal-Markt/Acta Medicotechnica No. 1, S. 4 (1966).
20. Jones, E. S.: The organization and administration of intensive patient care. Postgrad. med. J. **43**, 339 (1967).
21. Kirschner, M.: zit. nach A. Bauer. Anaesthesist **17**, 65 (1968).
22. Kucher, R.: Funktion und Einrichtung einer Intensivbehandlungsstation – Krankengut und Ergebnisse. Wien. klin. Wschr. **49**, 969 (1965).
23. Lassen, H. C. A.: zit. nach E. S. Jones. Postgrad. med. J. **43**, 339 (1967).
24. Lawin, P.: Praxis der Intensivbehandlung. Stuttgart: Thieme 1968.
25. — Intensivbehandlung im Großkrankenhaus. Krankenhausarzt **40**, 116 (1967).
26. Lehmann, Ch.: Die Intensivbehandlungs-Einheit – Ausstattung, Organisation und Erfahrungen. Krankenhausarzt **40**, 124 (1967).

27. Lown, B., A. M. Fakhro, W. B. Hood, jr., and G. W. Thorn: The coronary care unit. J. Amer. med. Ass. **199**, 156 (1967).
28. —, and J. P. Shillingford: Symposium on coronary care units. Coronary care unit – promise and challenge. Amer. J. Cardiol. **20**, 449 (1967).
29. Müller-Wieland, K., H. Freyberger u. F. K. Maetzel: Funktionale Organisation der Intensivstation einer medizinischen Klinik. Med. Klinik **62**, 831 (1967).
30. Neuhaus, G.: Pathophysiologie und Klinik von Erkrankungen bei Patienten unter den Bedingungen der Vita reducta. Verh. dtsch. Ges. inn. Med. **69**, 16 (1963).
31. Norskov-Petersen, P.: Die zentralisierte Behandlung der akuten Vergiftungen. Anaesthesist **17**, 107 (1968).
32. Poulsen, H.: Allgemeine Problematik der Intensivbehandlung. In: Just, O. H., H. Stoeckel, Die Ateminsuffizienz und ihre klinische Behandlung. Stuttgart: Thieme 1967, S. 155.
33. Safar, P.: Resuscitation, controversial aspects. Aneasthesiology and Resuscitation, Bd. 1. Berlin-Göttingen-Heidelberg: Springer 1963.
34. Schröder, R., W. Dissmann, H. J. Buschmann, Th. Dissmann, V. Meyer, H. Paetsch, U. v. Pawel, J. Schneider, H. Sonderkamp u. J. Wesselhoeft: Myokardinfarkt – Wachstation. Ein Bericht über 100 Patienten mit besonderer Berücksichtigung der Rhythmusstörungen. Z. Kreisl.-Forsch. **56**, 1 (1967).
35. Schubert, R., u. H. L. Staudacher: Notwendigkeit, Aufgaben und Bewährung einer zentralisierten Vergiftungsstation. Verh. dtsch. Ges. inn. Med. **71**, 297 (1965).
36. Schölmerich, P.: Aufgabe, Gliederung und Ausrüstung von Intensivbehandlungsstationen. Verh. dtsch. Ges. inn. Med. **74** (1968).
37. — Intensivpflege bei Herzstillstand. Verh. dtsch. Ges. Unfallheilk. 1968 (im Druck).
38. Schuster, H. P., J. Knolle, P. Baum, L. Herkel u. A. v. Ungern-Sternberg: Früh- und Spätresultate in der Behandlung des akuten Herzstillstandes. Verh. dtsch. Ges. inn. Med. **74** (1968).
39. Wiemers, K.: Allgemeine Gesichtspunkte, Organisation und Aufbau von Intensivbehandlungsstationen. In: Horatz, K., R. Frey: Probleme der Intensivbehandlung. Anaesthesiologie und Wiederbelebung. Berlin-Heidelberg-New York: Springer 1966.
40. Wolter, H. H.: Herzstimulation und ihre Überwachung. Verh. dtsch. Ges. inn. Med. **74** (1968).

Aufgaben, Einrichtung und Organisation des Reanimationszentrums der I. Medizinischen Klinik und Poliklinik der Freien Universität Berlin

Von **Karla Ibe**

Das Reanimationszentrum der Medizinischen Klinik und Poliklinik der FU Berlin ist eine der ältesten Einrichtungen dieser Art in Deutschland. Es entstand 1957 unter dem Eindruck der seinerzeit grassierenden Poliomyelitisepidemien. Die Umstände drängten auf die beschleunigte Errichtung einer zentralen Behandlungsmöglichkeit speziell für die schweren Verlaufsformen dieser Erkrankung. Zeit zur Erstellung eines Neubaues und entsprechende Erfahrungen fehlten. Man hat deshalb mit relativ bescheidenem finanziellem Aufwand eine Normalbettenstation alten Typs durch die erforderlichen Installationen und geringe Umbauten zweckentsprechend hergerichtet. Die apparative Ausstattung wurde insbesondere auf die Behandlung von Kinderlähmungsfällen mit ventilatorischer Insuffizienz zugeschnitten. Die Intensiveinheit verfügte zunächst über 11 Betten und beschränkte sich auf einen Teil der Räumlichkeiten des umgestalteten Hauses, die Installationen waren jedoch von vornherein für die doppelte Bettenzahl vorgesehen.

Nach der ersten Schluckimpfaktion gegen die Poliomyelitis im Jahre 1960 ging jedoch die Morbidität der Erkrankung in Berlin derart zurück, daß die zweckgebundenen Spezialbetten weitgehend ungenutzt geblieben wären. Es lag daher nahe, die Möglichkeiten zur Intensivpflege, vor allem aber zur maschinellen künstlichen Beatmung, die ja seinerzeit erst in wenigen Krankenanstalten praktiziert wurde, einem erweiterten Patientenkreis zugänglich zu machen. Durch die Umbenennung des Institutes in „Reanimationszentrum" sollte gleichzeitig dokumentiert werden, daß die Einrichtung *allen* Kranken zur Verfügung steht, die der Wiederbelebung im weitesten Sinne des Wortes bedürfen. Seither werden neben Kranken mit versagender Spontanatmung auch solche behandelt, bei denen andere vitale Körperfunktionen zu erliegen drohen oder bereits erlegen sind.

Das Krankengut des so erweiterten Aufgabenbereichs des Zentrums umfaßt heute eine breite Skala von lebensbedrohlichen Zuständen aller Art (Tab. 1). Sie reicht von den schweren Schädel-Hirntraumen oder anderen Unfallfolgen, wie z. B. der Verätzung innerer Organe, der Starkstrom-

Tabelle 1. *Krankengut des Reanimationszentrums 1957–1967. Aufschlüsselung nach Erkrankungsgruppen*

Traumatologie einschließlich Schädel-Hirntraumen	152
Chirurgie/Neurochirurgie	117
Neurologie einschließlich Poliomyelitis	129
Innere	671
Notfallsituationen einschließlich Narkosezwischenfälle	168
Akute Vergiftungen	4192

einwirkung u. ä., bis zu zentral und peripher bedingten schweren Lähmungen verschiedenster Ätiologie, von der Tetanusinfektion bis zur Basedow-Krise, von Stoffwechselentgleisungen und Komata jedweder Genese bis zur akuten Intoxikation. Die Behandlung kann ebenso, wie z. B. bei extremer metabolischer Alkalose bei Pylorusstenose oder bei hochgradiger Exsikkose, im Rahmen präoperativer Maßnahmen erfolgen, wie auch der Beherrschung einer besonders komplikatoinsreichen postoperativen Phase dienen.

Bei der Art des Krankengutes sind Herzstillstand und akute Atemlähmung relativ häufige Ereignisse. Für die Beherrschung dieser akuten Notfallsituationen sind Ärzte und Pflegepersonal gleichermaßen kompetent.

Etwa 80% der Patienten werden bewußtlos in das Zentrum eingeliefert, weitere 10% sind bei der Aufnahme somnolent.

Die besonderen Verhältnisse Berlins und seiner Bevölkerungsstruktur bedingen, daß die akuten Intoxikationen mit Hypnotika einen wesentlichen Anteil der Behandlungsfälle ausmachen. Diese intensive Berührung mit der Toxikologie hatte die Benennung des Zentrums als eine der Giftauskunftszentralen des Bundesgebietes zur Folge. Durch die Behandlung industrieller Intoxikationen sind gute Kontakte zu den betriebsärztlichen Abteilungen vieler Berliner und auch einzelner westdeutscher Großbetriebe entstanden, so daß das Zentrum schließlich auch mit arbeitsmedizinischen Problemen anderer Art, wie z. B. zur Zeit mit den medizinischen Problemen der Caissonarbeit, befaßt wird.

Der Arbeitsbereich des Reanimationszentrums berührt also gleichermaßen die großen Fachdisziplinen der Chirurgie, der inneren Medizin und der Neurologie-Psychiatrie, wie auch die speziellen Fachbereiche, vor allem der HNO, der Toxikologie und Pharmakologie und nicht zuletzt der Pathophysiologie und Pathologie, welche durch die künstliche Aufrechterhaltung lebenswichtiger Körperfunktionen vor die bis dahin unbekannte Problematik der sogenannten „Vita reducta" gestellt wurden. Die Möglichkeiten der Reanimation eröffneten insbesondere ganz neue Perspektiven im Hinblick auf die alle Fachdisziplinen gleichermaßen interessierende aktuelle Frage nach den Grenzen zwischen Leben und Tod.

Reichhaltigkeit und Vielfalt unseres Krankengutes haben eine rege Konsiliartätigkeit zur Folge und geben zu lebhaften wissenschaftlichen Diskussionen Anlaß.

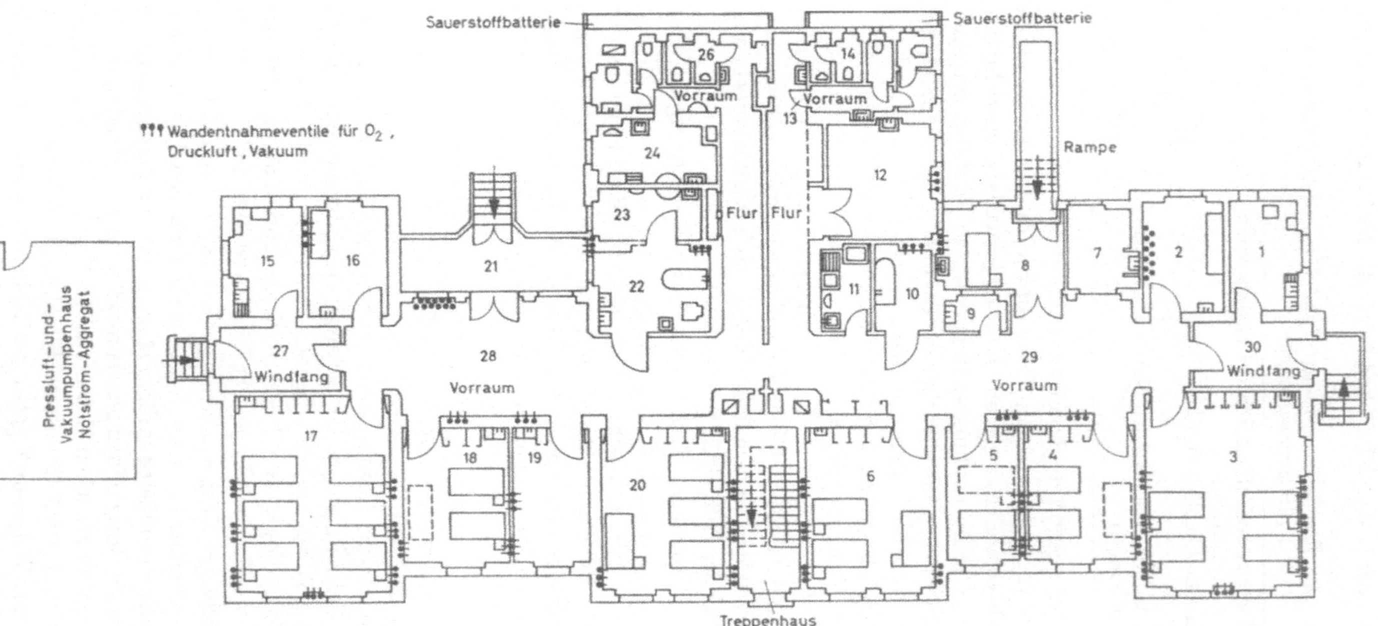

Abb. 1. Bauplan des Reanimationszentrums der Med. Klinik und Poliklinik der FU Berlin im Klinikum Westend. Das Zentrum entstand durch Umbau eines Bettenhauses: 1 Wäschedesinfektion; 2, 7 Arztzimmer; 8 Auffahrt-Rampe und Aufnahmebett; 3, 4, 5, 6, 17, 18, 20 Patientenzimmer; 9 Spritzenraum; 10 Gerätedesinfektion; 11, 23, 24 Desinfektion und Reinigung; 12 Technikerraum; 13, 14, 26 Toiletten; 22 Bad; 19 Sekretariat; 21 Oberschwester; 16 Schwesternzimmer; 15 Küche. 3 weitere Arztzimmer, Umkleideräume und Geräteräume in anderen Stockwerken

Neben den aufgezeigten umfangreichen Aufgaben ist im Laufe der Zeit mehr und mehr auch die Ausbildung ärztlichen und pflegerischen Personals für neu zu erstellende Intensivstationen im Inland und zum Teil auch im Ausland übernommen worden.

Das Reanimationszentrum befindet sich in einem wenig attraktiven Altbau des um die Jahrhundertwende im Pavillonstil erbauten Klinikums Westend. Die Räumlichkeiten liegen im Erdgeschoß (Abb. 1). Die ebenerdige Lage hat sich als außerordentlich günstig erwiesen, denn die in der Regel im Eiltransport eingelieferten Patienten gelangen über eine angeschüttete Rampe unmittelbar in einen separaten Raum mit dem Aufnahmebett. Hier werden sie entkleidet und die ersten Notmaßnahmen eingeleitet. Die Patientenzimmer liegen den Funktionsräumen gegenüber. Sie sind von diesen durch einen langgestreckten, ziemlich breiten Korridor getrennt, in dem auch sperrige Gerätschaften, wie transportable Röntgengeräte, EEG-Geräte usw., abgestellt werden. In Wandschränken sind Kleingerät, Medikamente und Materialien griffbereit untergebracht. Breite Zugänge zu den Patientenzimmern (115 cm) gewährleisten den ungehinderten Antransport der Kranken und der notwendigen Gerätschaften. Die einzelnen Zimmer sind durch Türen verschließbar, so daß die Räume im Wechsel 1–2mal wöchentlich desinfiziert werden können.

Die Ausstattung der Behandlungszimmer ist im Vergleich zu modernen Intensivbehandlungseinheiten denkbar einfach. Statt der weit zweckmäßigeren, wandhohen Kachelung wurden die Wände aus Ersparnisgründen mit einem abwaschbaren Farbanstrich versehen. Zwei der Räume sind mit Spezialleuchten ausgestattet, die eine relativ natürliche Farbwiedergabe des Hautkolorits gewährleisten, damit auch dezente krankhafte Verfärbungen der Haut nicht übersehen werden. Die besonders großen Spezialbettstellen (215×90 cm) sind von stabiler Konstruktion mit abnehmbarem Bügel am Kopfteil und einem Holzboden, damit der Patient erforderlichenfalls auch im Bett durchleuchtet werden kann. Pro Bett stehen 2 Armaturen mit Anschluß für Sauerstoff, Druckluft und Vakuum zur Verfügung. Dazu kommen 4–6 Schukosteckdosen, eine an der Wand installierte Absaugvorrichtung, Anti-Dekubitus-Matratze und Infusionsvorrichtung (Abb. 2). In Ermangelung von Einzelboxen und einer zentralen Klimaanlage benutzen wir die Sauerstoffzelte nicht nur für die Sauerstofftherapie, sondern vor allem bei intubierten und tracheotomierten Patienten als Klimazelt und gleichzeitig als eine gewisse Isoliermöglichkeit für den einzelnen.

Nach unseren Erfahrungen sind 16–20 m² Raum pro Bett erforderlich, damit auch dann genügend Arbeitsraum vorhanden ist, wenn das Bett zusätzlich mit Respirator, Hypothermiegerät, Monitor und ähnlichem bestückt ist.

Die apparative Ausrüstung des Zentrums besteht aus 32 Geräten verschiedenen Typs für kontrollierte und assistierende künstliche Beatmung,

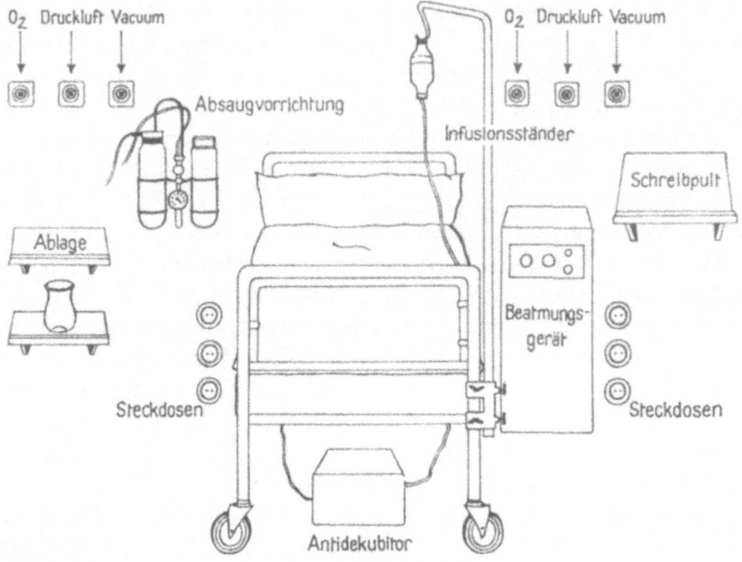

Abb. 2. Grundausstattung des Intensivbehandlungsbettes (schematische Darstellung)

1 Narkosegerät, 2 Kardiovertoren, die auch als Sichtgerät Verwendung finden, transportablen EKG-Geräten, EEG-Geräten, Rektalthermometern für abnorme Temperaturbereiche, 2 transportablen Röntgengeräten, 2 Hypo-Hyperthermiegeräten, 1 Drehbett für Verbrennungen und diversem Zubehör wie Ruben-Beuteln, Dauer-Saugdrainagen, Inhaliergeräten usw. Sämtliche Gerätschaften werden von einem stationseigenen Techniker gewartet und regelmäßig auf Betriebssicherheit überprüft. Er führt auch kleinere Reparaturen in seiner Werkstatt aus.

Es sei ausdrücklich erwähnt, daß das Zentrum weder über eine zentrale Registrier- und Überwachungsanlage mit Fernsehmöglichkeit, noch über größere Monitoreinheiten verfügt.

Zum besseren Verständnis der Organisation unseres Zentrums sei zunächst das Personal vorgestellt (Tab. 2). Auf 22 Krankenbetten kommen 8 vollapprobierte Ärzte, 22 Schwestern, 2 Pfleger, 2 Heilgymnastinnen, 4 Reinigungskräfte, 1 Sekretärin, 1 Techniker, Boten, Transporteure usw. Dazu kommen für die Pflegearbeit noch halbtags tätige Schwestern und Studenten als sogenannte „Extrawachen", denn mit dem hier aufgeführten Personal wäre die praktische Arbeit derzeit nicht zu bewältigen. Allein nachts sind regelmäßig 3–4 angelernte Pflegekräfte zusätzlich zu 2 vollausgebildeten Schwestern tätig.

Die Leitung des Zentrums ist einem gleichzeitig als Facharzt für Anaesthesie und Innere Medizin ausgebildeten Arzt überantwortet, dessen

Tabelle 2. *Personal und Raumaufteilung im Reanimationszentrum. Labor-Untersuchungen werden im Zentrallabor ausgeführt*

I. Personal:	8 wiss. Assistenten
	22 Schwestern und 2 Pfleger
	2 Heilgymnastinnen
	1 Sekretärin
	1 Techniker
II. Räume:	22 Krankenbetten
	1 Sekretariat
	4 Arztzimmer
	2 Bereitschaftszimmer für Ärzte
	1 Technikerraum
	1 Archiv
	1 Nebengelaß

Ausbildungsstand also dem eines amerikanischen Facharztes für Reanimation vergleichbar ist.

Die ärztliche Versorgung der Patienten wird ausschließlich von den im Zentrum tätigen Ärzten durchgeführt; sie stellen auch einen eigenen, gesonderten Aufnahme- und Nachtdienst. Der leitende Stationsarzt, der im übrigen absolut als Primus inter pares fungiert, ist weitgehend vom Routine-Dienst entbunden, da ihm neben seiner ärztlichen Tätigkeit umfangreiche organisatorische und koordinative Aufgaben obliegen.

Der ärztliche Einsatz ist so geregelt, daß jeweils für 24 Std im Wechsel ein „Arzt vom Dienst" vorhanden ist. Er übernimmt jeden während dieses Zeitraumes zur Aufnahme kommenden Patienten in seine Obhut und betreut ihn weiterhin bis zur Entlassung. Seine Aufgabe besteht in erster Linie in der ärztlichen Versorgung, der Fixierung aller Befunde, der Abfassung der Krankengeschichte und des Arztbriefes. Er nimmt aber auch die Verbindung zu den Angehörigen auf und kümmert sich um die eventuelle Rückverlegung des Patienten, fürsorgerische Maßnahmen u. dergl. Der diensthabende Arzt berichtet vor seiner Ablösung auf einem allmorgendlich stattfindenden Kolloquium im ärztlichen Kreis über die Vorkommnisse der Nacht und die Neuaufnahmen. Im Sinne echter Teamarbeit werden hier die einzelnen Fälle differentialdiagnostisch erörtert und Entscheidungen über das therapeutische Vorgehen getroffen. Dies geschieht erforderlichenfalls unter der Mitwirkung von Konsiliarien. Die tägliche gemeinsame Besprechung hat den Vorteil, daß *jeder* Arzt zu *jeder* Zeit über *jeden* Patienten voll orientiert ist, und daß ein neu zum Zentrum gestoßener Arzt in die Lage versetzt wird, sich innerhalb kurzer Zeit in den Fragenbereich und die Methodik einzuarbeiten. Die anschließende morgendliche Visite am Krankenbett kann deshalb so kurz wie möglich gehalten werden, so daß die laufende Pflegearbeit kaum behindert wird. Die darüber hinaus erforderliche ärztliche Überwachung der Patienten erfolgt am Tage grundsätzlich durch *den* Arzt, der den Kranken aufgenommen hat und in der Nacht durch den „Arzt vom Dienst".

Unser Pflegepersonal, das auf Grund seiner besonderen Ausbildung zu einer kritischen Beurteilung Schwerstkranker in der Lage ist, steht mit dem behandelnden Arzt bzw. dem „Arzt vom Dienst" in ständigem Kontakt und wird als absolut gleichwertiger Mitarbeiterstab betrachtet. Die Tatsache, daß dem Pflegepersonal ein gewisses Maß an Eigenverantwortung übertragen wird, hat sich auf Betriebsklima und Arbeitsmoral außerordentlich günstig ausgewirkt. Trotz enormer physischer und psychischer Belastung für den einzelnen dürfte nicht zuletzt deshalb im Zentrum noch zu keiner Zeit ein Mangel an Personal aufgetreten sein.

Die Schwestern haben einen durchgehenden Dienst von jeweils 8 Std mit gestaffeltem Einsatz: Von 6 Uhr bis 14 Uhr, von 7 Uhr bis 15 Uhr, von 12 Uhr bis 20 Uhr, von 14 Uhr bis 22 Uhr und von 22 Uhr bis 7 Uhr. Die nachts tätigen Extrawachen laufen von 20 Uhr bis 7 Uhr morgens.

Die Arbeit in einem Reanimationszentrum ist vielseitig, oft notgedrungen etwas hektisch und trotz zahlreicher Mitarbeiter für den einzelnen reichlich bemessen. Rascher Patientenwechsel, Intensität und Aufwand der diagnostischen und therapeutischen Bemühungen, die wissenschaftliche Bearbeitung des Krankengutes und besonderer medizinischer Fragestellungen und anderes haben auch in sogenannten „ruhigen Zeiten" die volle Auslastung aller Beteiligten zur Folge. Gerade, weil *jeder* seine ganze Arbeitskraft einsetzt, erschien es von besonderem Interesse, die gesamte Arbeitsleistung des Zentrums, abgesehen von ihrem ideellen Wert, auch nach statistischen und wirtschaftlichen Gesichtspunkten zu überprüfen und zu erfassen.

BELLINGER hat diesbezügliche betriebswirtschaftliche Untersuchungen für das Arbeitsjahr 1967 angestellt und gelangt zu folgenden Ergebnissen:

Bei einem Normalbettenbestand von 22 Krankenbetten wurden im Jahre 1967 1060 Patienten behandelt. Sie benötigten – nach Mitternachtsbeständen gerechnet – insgesamt 4588 Pflegetage, so daß sich pro Patient eine durchschnittliche Verweildauer von 4,3 Tagen ergibt. Demgegenüber betrug im Jahre 1966 die durchschnittliche Liegezeit auf Akutkrankenstationen in Westdeutschland 19,5 und in West-Berlin 27,1 Tage. Im Mittel sind also von den vorhandenen 22 Betten des Zentrums lediglich 12,6 belegt: Das entspricht einer Bettenausnutzung von nur 57,1 %.

Die im Jahre 1967 aufgewendeten Kosten beliefen sich unter Einschluß der kalkulatorischen Abschreibungen aus dem Gesamt-Investitionsvolumen und der kalkulatorischen Zinsen für Gebäude, technische Bau- und Betriebsanlagen, medizinische Geräte, Anlagegüter usw. auf 1 376 340,— DM. Pro Patient und Pflegetag errechnet sich demnach ein täglicher Kostensatz von 300,— DM. BELLINGER konnte jedoch zeigen, daß auf Grund der Behandlungsergebnisse des Zentrums auch bei dieser erheblichen Kostensumme die sogenannten „social benefits" die „social costs" bei weitem übersteigen, womit also die Wirtschaftlichkeit des Zentrums im volkswirtschaftlichen Sinn erwiesen ist.

Dennoch drängt sich angesichts dieser Zahlen die Frage auf, ob eine Durchschnittsbelegung von nur 57,1 % zu rechtfertigen ist, oder ob nicht doch eine unwirtschaftliche Überkapazität abzubauen wäre. Wir können zunächst darauf verweisen, daß das Berliner Reanimationszentrum aus kleinen Anfängen heraus organisch bis auf seine heutige Größe angewachsen ist und demnach auch ein Kind echten Bedarfes darstellt. Die Einrichtung wurde nach und nach sowohl apparativ wie auch personell auf einen Stand gebracht, der den jeweils gewachsenen Erfordernissen entsprach.

Wir begannen 1957 mit 11 Betten, der Hälfte der jetzt vorhandenen Räume und 169 Behandlungsfällen pro Jahr, einem Arzt, der Tag und Nacht zu erreichen war, und 8 Schwestern. Bereits 2 Jahre später mußte das Personal erweitert werden, und ein zweiter Arzt wurde eingestellt; 1960 folgte ein dritter. 1964 wurde die baulich bereits erstellte zweite Hälfte der Station von der Inneren Klinik übernommen, weil die zur Verfügung stehenden 11 Betten ganz einfach für die zu behandelnden Patienten nicht mehr ausreichten. Obgleich in der Zwischenzeit eine gesonderte Herzinfarkt-Station im Klinikbereich entstanden ist, und andere, überwiegend hervorragend und modern ausgestattete Intensivbehandlungseinheiten an

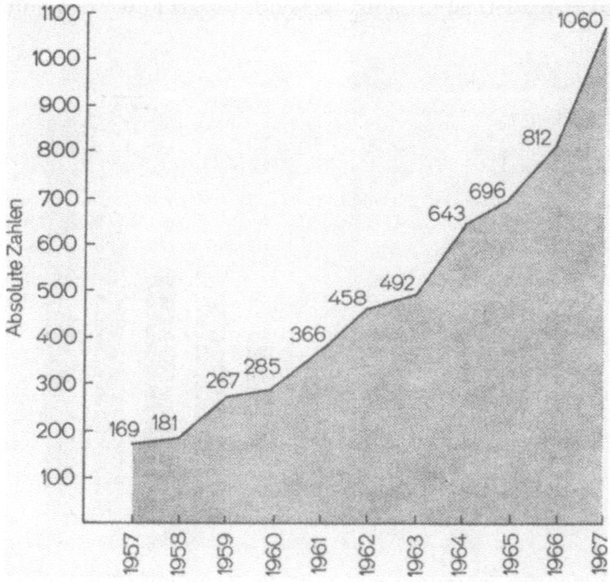

Abb. 3. Zunahme der stationären Behandlungsfälle 1957–1967

zahlreichen Krankenhäusern Berlins ihre Arbeit aufgenommen haben,
zeigen unsere Behandlungszahlen noch immer steigende Tendenz (Abb. 3).
Mit steigender Patientenzahl stieg auch die Zahl der künstlichen Dauerbeatmungen, der Intubationen, der Tracheotomien usw. (Tab. 3). Dem-
entsprechend erhöhte sich der Sauerstoffverbrauch, so daß die ursprüng-
lichen Flaschenbatterien durch eine Kaltvergaseranlage ersetzt werden

Tabelle 3. *Häufigkeit einiger spezieller Behandlungsmethoden 1957–1967*

	1957	1958	1959	1960	1961	1962	1963	1964	1965	1966	1967	1957/67
Orotracheale Intubation	18	16	36	50	54	119	135	148	135	161	307	1179
Tracheotomie	16	13	18	25	25	48	49	53	51	65	66	429
Künstliche Beatmung	17	15	33	27	38	52	62	72	77	121	242	756
Kontrollierte Hypo- thermie	∅	∅	6	7	3	14	10	9	2	6	4	61
Hämodialyse[a]	∅	∅	∅	20	22	43	38	12	6	15	37	193
Peritonealdialyse	∅	∅	∅	∅	∅	∅	∅	∅	3	14	59	76

[a] In Zusammenarbeit mit der Dialyse-Abteilung der Med. Klinik und Poliklinik der Freien Universität Berlin im Klinikum Westend.

mußten. Im gleichen Maße nahm die Arbeit der Laboratorien zu, der Verschleiß an Verbrauchsgut, der Verbrauch an Einmalgerätschaften, an
Kanülen und Spritzen, Infusionslösungen und nicht zuletzt die Abnutzung
der Geräte (Abb. 4). Während der Jahre mußte der Gerätepark den gewachsenen Erfordernissen entsprechend ergänzt werden, und unsere

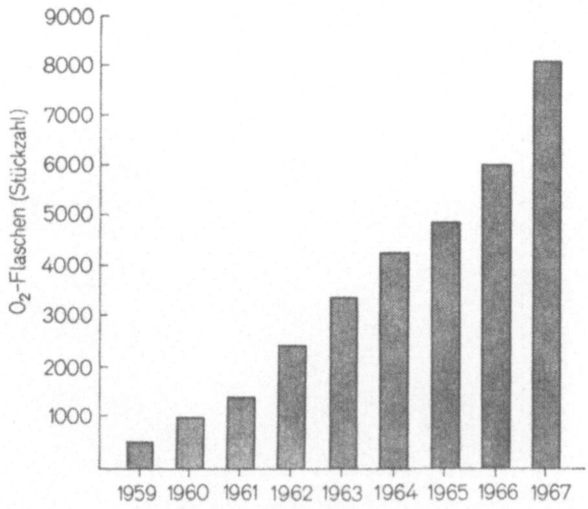

Abb. 4. Anstieg des Sauerstoffverbrauchs des Zentrums 1959–1967. 1 Sauerstoff-
Flasche = 50 l/200 atü/10 m³

Sekretärin, die zum Zeitpunkt ihrer Einstellung 169 Krankengeschichten zu schreiben hatte, muß jetzt rund 1000 Akten pro Jahr mehr bewältigen!

Diese, dem wachsenden Aufgabenbereich angepaßte, schrittweise Ausweitung unseres Zentrums schließt eine Überkapazität sicher aus. Unsere Entwicklung zeigt vielmehr, daß bei der Planung von Reanimationszentren grundsätzlich andere Normen zugrunde gelegt werden müssen als bei herkömmlichen Krankenstationen. Während letztere mit einer relativ gleichmäßigen Belegungsdichte rechnen können, hat ein Reanimationszentrum extreme Belegungs*spitzen* zu berücksichtigen, die im Jahresablauf und im Wochenwechsel deutlich sichtbar werden. Mehr als die durchschnittliche Belegungs*dichte* sagt deshalb der jährliche Patienten*durchgang* aus, der in unserem Falle bei nur 22 Betten mit über 1000 Behandlungsfällen pro Jahr bereits die Frequenz eines Kleinkrankenhauses überschreitet. Nach diesen Behandlungs*spitzen* hat sich aber letztlich die Kapazität eines Zentrums auszurichten, wenn es seiner Aufgabe und Bedeutung jederzeit gerecht werden soll. Freie Valenzen sind also eine *unumgängliche Notwendigkeit* für jedes Reanimationszentrum, denn es wäre weder aus ärztlicher Sicht zu verantworten noch aus der Sicht der mehr oder weniger sachlich informierten Laien zu verstehen, wenn ein mit Blaulicht und Sirene im Eiltransport gebrachter, bewußtloser Patient wegen Bettenmangels an eine konventionelle Krankenstation mit nur begrenzter Hilfsmöglichkeit verwiesen werden müßte, *bevor* eine ernsthafte Lebensbedrohung sicher ausgeschlossen werden konnte. Sofern also die Umstände eine ernsthafte Lebensbedrohung möglich erscheinen lassen, ist das Zentrum zur Aufnahme des Patienten verpflichtet, ganz gleichgültig, ob sich diese späterhin als berechtigt erweist oder nicht.

Abschließend seien einige Gedanken darüber vermerkt, *wo* und *unter welchen Umständen* sich nach unseren Erfahrungen die Errichtung von Reanimationszentren als zweckmäßig und nutzbringend erweisen dürfte. Obwohl das Berliner Zentrum aus einer Universitätsklinik hervorgegangen ist, sind wir der Auffassung, daß die Berechtigung für eine interdisziplinäre Einheit diesen Typs um so *mehr* gegeben ist, je *kleiner* die in einem Krankenhaus zusammengefaßten Spezialabteilungen sind und je *unwirtschaftlicher* damit die *streng-fachgebundene Intensivbehandlungseinheit* werden muß. Deshalb könnte der ideale Standpunkt für ein dem unseren vergleichbaren Zentrum im Rahmen eines mittleren Kreiskrankenhauses gegeben sein, das noch alle großen Fachgebiete unter einem Dach vereint und das über ein relativ weites Einzugsgebiet verfügt. In einem solchen Rahmen dürften auch die wirtschaftlichen Voraussetzungen vorhanden sein. Da auf Grund unterschiedlicher örtlicher Gegebenheiten die erforderliche Kapazität der interdisziplinären Einheit nicht ohne weiteres vorauszusagen ist, empfiehlt sich eine fürsorgliche, großzügige Planung, die im Bedarfsfall eine Erweiterung des Zentrums ohne größere Umbauten und Investitionen gestattet.

Vielfach ist die Ansicht verbreitet, daß Intensivbehandlungseinheiten ohne perfektionierte technische Apparatur, wie zentrale Krankenüberwachung u. ä., gar nicht funktionsfähig seien. Wir erkennen Wert und Notwendigkeit solcher Apparaturen für die fachgebundene Intensiveinheit der Großklinik durchaus an, denn hier sind neben der kurativen vorwiegend auch wissenschaftliche Aufgaben gestellt. Es besteht jedoch kein Zweifel darüber, daß Arzt und Pflegepersonal von ihrer unmittelbaren Beobachtungsposition am Kranken um so mehr abgelenkt werden, je zentraler und technisch perfektionierter die apparative Überwachung der Patienten ist. Dies bedeutet unter Umständen nicht nur den Verlust der individuellen Betrachtungsweise eines Krankheitsbildes, sondern auch eine Einbuße an kurativer Tatkraft, die nur aus der unmittelbaren Beobachtung des Kranken entspringen kann. In der täglichen praktischen Arbeit vermissen wir daher zentrale Überwachungsmöglichkeit u. ä. keineswegs. Wo erforderlich, geben wir der apparativen Überwachung des Kranken am Bett mit kleineren transportablen Monitoren unbedingt den Vorzug.

Dem flüchtigen Besucher mag das Berliner Reanimationszentrum veraltet und unmodern erscheinen. Wir glauben aber durch unsere Arbeit bewiesen zu haben, daß Reanimation und Intensivpflege auch mit relativ bescheidenen Mitteln durchzuführen sind.

Literatur

BELLINGER, B.: „Zur Wirtschaftlichkeit von Intensivpflegeabteilungen. Kostenstrukturen, finanzielle Belastung, social benefits". „Erkennung, Verhütung und Behandlung von Vergiftungen", Symposion in Mainz am 12. 10. 1968. Reihe Anaesthesiologie und Wiederbelebung. Berlin-Heidelberg-New York: Springer (z. Z. im Druck).

IBE, K.: „Das Reanimationszentrum". Medizinalmarkt/Acta Medicotechnica 14, 4–7 (1966).

—, u. W. KATZ: „Der Techniker im Reanimationszentrum". Medizinalmarkt/ Acta Medicotechnica 15, 450–452 (1967).

Die Einrichtung eines Dialysezentrums

Von **U. Gessler**

Die technische Voraussetzung für eine Beseitigung der Niereninsuffizienz mit Hämodialyseverfahren sind heute gegeben. Diese modernen Verfahren sind zur Behandlung des akuten Nierenversagens und akuter Vergiftung mit dialysablen Substanzen ebenso geeignet wie für die Therapie der chronischen Niereninsuffizienz. Der chronisch Nierenkranke kann über Jahre, selbst bei doppelseitiger Nephrektomie, mit der intermittierenden Hämodialyse am Leben erhalten und in gewissem Grade rehabilitiert werden. In der Mehrzahl der Fälle wird die Dialysebehandlung vorübergehend angewandt, um die Nierentransplantation vorzubereiten, oder um nach erfolgloser Transplantation die Zeit bis zu einer zweiten Nierenübertragung zu überbrücken.

Heute werden fast ausschließlich zwei Prinzipien zur Hämodialyse angewandt:

1. Die Spulenniere nach KOLFF und WATSCHINGER,
2. die Plattenniere nach KIIL.

Andere Verfahren können hier unberücksichtigt bleiben, da sie entweder noch nicht ausgereift sind oder wegen schwerwiegender Nachteile von keinem größeren Zentrum mehr benutzt werden.

Will man sich bei dem Neuaufbau eines Zentrums oder bei entscheidender Vergrößerung der Nierenabteilung für eines der beiden Systeme entscheiden, so sind folgende Überlegungen anzustellen, die sich auf eigene Erfahrungen mit beiden Verfahren gründen:

Zugunsten der *Spulenniere* spricht die zeitsparende Anwendung der bereits steril gelieferten Spuleneinsätze und die hohe Dialysance dieses Systems. Demgegenüber muß die Plattenniere vor jeder Behandlung vorbereitet und sterilisiert werden, was etwa 1–2 Std Zeit erfordert.

Zugunsten der *Plattenniere* spricht das kleinere Füllungsvolumen, das Bluttransfusionen bei der intermittierenden Hämodialyse überflüssig macht und keine Blutumlaufpumpe erfordert. Außerdem sind die laufenden Unkosten ganz wesentlich niedriger als bei der Spulenniere. Im direkten Vergleich beider Systeme am gleichen Patienten beobachten wir, daß der Patient sich unter der Behandlung mit der Plattenniere wohler fühlt und besser rehabilitiert wird als mit der Spulenniere. Dies wird auf die etwas weniger wirksame und damit länger anhaltende und schonendere Dialyse mit der Plattenniere zurückgeführt. Für den Neuaufbau einer Dialysestation in Nürnberg waren die geringen laufenden Unkosten ausschlaggebend. Wir verfügen gegenwärtig über eine Doppelspulenniere und 13 Plattendialysatoren sowie 6 Einrichtungen zur Peritonealdialyse. Läßt man die Peritonealdialyse außer Betracht, so beträgt unsere gegenwärtige Kapazität 6–7 Dialysen gleichzeitig, davon 5 mit automatischer Überwachung.

Ende Februar 1969 wird die Abteilung 14 gleichzeitige Dialysen ausführen können, davon 13 mit automatischer Überwachung.

Vor dem Aufbau oder Ausbau einer Dialysestation ist die *optimale Größe* der Anlage zu ermitteln. Diese ergibt sich aus dem voraussichtlichen Bedarf an chronischen und akuten Dialysen pro Jahr, aus dem verfügbaren Personal und aus den technischen Möglichkeiten. Diese technischen Möglichkeiten betreffen vor allem den Grad und die Intensität der automatischen Überwachung bei der Dialyse.

Die geplante Dialysestation sollte einen Jahresbedarf an akuten und chronischen Dialysen decken. Je 1 Million Einwohner kann man mit 20 bis 50 Fällen von akutem Nierenversagen und ca. 20 Patienten mit chronischer Niereninsuffizienz rechnen, die der Dialysebehandlung bedürfen. Die Anzahl der akuten Niereninsuffizienzen steigt mit der Industrialisierung und zunehmenden Verkehrsdichte und verhält sich umgekehrt proportional zur Quantität und Qualität der im Einzugsgebiet vorhandenen Intensivpflegestationen. Auf 1 Million Einwohner sind 8 Dialyseplätze erforderlich. Dabei wird zugrundegelegt, daß ein Dauerdialysepatient wöchentlich zweimal behandelt wird, was ca. 2000 Dialysen pro Jahr entspricht, und daß ein Kranker mit akutem Nierenversagen zwei- bis viermal wöchentlich dialysiert wird, und dies für die Dauer von etwa 3 Wochen. Daraus ergeben sich im Mittel etwa 400 Dialysen pro Jahr. Bei 8 Dialyseplätzen ist die Anlage an 6 Tagen der Woche für jeweils 12 Std in Betrieb. Eine Halbierung der Dialyseplätze ist bei Zweischichtbetrieb (2×10 Std) möglich, bringt aber Gefahren mit sich, da bei jedem technischen Defekt das Dialyseprogramm empfindlich gestört wird. Außerdem bleibt keinerlei Reserve für Katastrophenfälle.

Bei großem Einzugsgebiet oder wenn direkt mit einem Transplantationszentrum zusammengearbeitet werden soll, erhöht sich die Zahl der erforderlichen Dialyseplätze auf ca. 12. Nur so wird es möglich, etwa 40 Patienten auf die Transplantation vorzubereiten, von denen ungefähr 25 bereits zweimal wöchentlich dialysiert werden, und weitere 15 diätetisch oder durch gelegentliche Peritonealdialysen gerade noch ausreichend einzustellen sind. Diese Größe der Dialysestation erlaubt auch die Rücknahme von Kranken, welche erfolglos transplantiert wurden, zur überbrückenden Dialyse bis zur nächsten Transplantation. Dialyse und Transplantation sind keine konkurrierenden Behandlungsverfahren, sondern ergänzen sich. Die Dialyse ermöglicht erst eine vorbereitete Transplantation, und die Transplantation ist der einzige Ausweg aus dem Dilemma der lawinenartig anwachsenden Zahl der dialysablen Fälle.

Die *automatische Überwachung* erhöht die Sicherheit für den Patienten ganz erheblich und reduziert den Personalbedarf. Wir überwachen folgende Größen bei unseren Patienten:

1. Die Temperatur des Dialysates,
2. den Salzgehalt des Dialysates mit der Leitfähigkeitsmessung,
3. das Minutenvolumen des Dialysates mit dem Strömungsmesser,
4. die Trübung des Dialysates durch austretendes Blut mit einer Photozelle
5. die Größe des vorgewählten Rücklaufsoges des Dialysates,
6. den Blutdruck des Patienten, der beim Austritt des Blutes aus dem Dialysator im Nebenschluß über ein Luftpolster mit der Marey'schen Kapsel gemessen wird.

Die gemessenen Größen werden vorgewählt, beim Überschreiten von Grenzwerten wird nicht allein optischer und akustischer Alarm gegeben, sondern darüber hinaus der Dialysekreislauf abgeblockt. Damit sind Monitor, Dialysator und Patient im Gefahrenfall von dem zentralen Teil der Anlage getrennt. Die Suche nach dem Fehler ist ohne Hast möglich.

Auf Grund dieser Überlegungen haben wir uns zum *Aufbau einer Dialyseabteilung* mit 13 Dialyseplätzen entschlossen, die ich Ihnen demonstrieren möchte. Abbildung 1 zeigt die gesamte Anlage, die auf einer normalen Krankenstation ohne Umbauten untergebracht wurde. Bei einem Neubau wäre eine Unterbringung in wenigen großen Räumen vorzuziehen. Die Abteilung wurde bzw. wird in zwei Ausbaustufen erstellt. Sie umfaßt 12 ortsfeste Dialyseplätze und eine mobile Dialyse-Einheit, die im Prinzip in jedem Zimmer der Klinik betrieben werden kann. Zwei Zimmer mit je zwei bis drei Betten sind zur Herzüberwachung oder für künstliche Beatmung eingerichtet. Gegenwärtig stehen 2 Kardioverter zur Verfügung. Ein Zimmer ist mit Installationen für 3 gleichzeitige Peritonealdialysen im halbautomatischen Verfahren versehen.

Die erste Ausbaustufe ist ein Gemeinschaftswerk, an dem die Herren Ing. STOCK, Oberarzt Dr. WEIDINGER, der Mechaniker unserer Klinik, Herr LERNER, ferner Mitglieder des Städt. Hochbauamtes Nürnberg und die Schwestern und Pfleger der Dialysestation, sowie alle Ärzte der Klinik beteiligt waren. Die erste Ausbaustufe betrifft die Zimmer 1, 4, 5 und 6 (Abb. 1). Dieser Teil der Anlage ist jetzt seit etwa 16 Monaten in Betrieb. Von den zu überwachenden Funktionen werden zentral kontrolliert: Die Temperaturregulation, die Leitfähigkeit und die Trübung des Dialysates. Bei Störungen werden alle Dialysatoren abgeblockt. Mit Monitoren werden an jedem Krankenbett gesondert überwacht: Das Dialysat-Minutenvolumen, der Rücklaufsog und der Blutdruck nach dem Dialysator. Bei Störun-

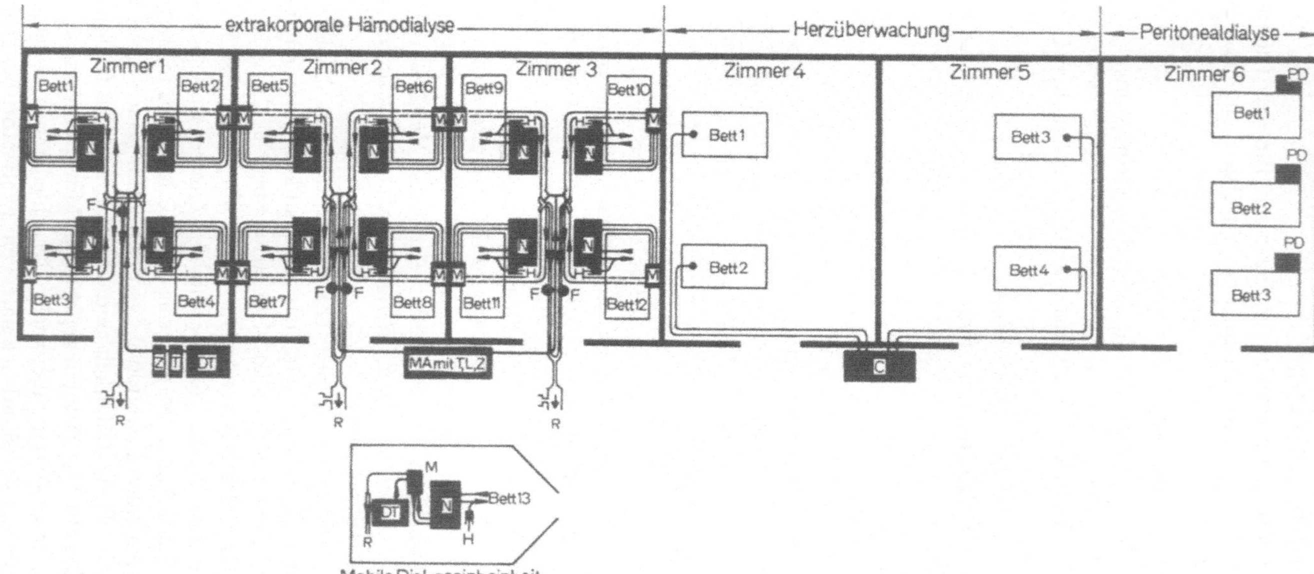

Abb. 1. Aufbau einer Dialyse- und Intensivpflegestation mit 13 Dialyseplätzen: 4 Betten zur Herzüberwachung oder künstlichen Beatmung und 3 Betten zur Peritonealdialyse. Zeichenerklärung: N = Plattenniere, M = Monitor: Blutdruck nach der Niere, Sog (Dialysat), Minutenvolumen (Dialysat), MA = Mischaggregat, DT = Dialysetank, T = Thermostat für Temperaturregelung, H = Heparinpumpe, F = Fotozelle (Trübungsschutz), L = Leitfähigkeitsmessung, R = Rücklaufsog, Z = Zentrale Überwachungseinheit, C = Cardioverter, PD = Peritonealdialysegerät

gen wird jeweils nur eine Dialysiereinheit blockiert. Die chronische Dialyse wird nachts während des Schlafes durchgeführt, wodurch die Patienten zwei Tage pro Woche gewinnen.

Auf Grund der Erfahrungen, die wir während des ersten Jahres gemacht haben, wird gegenwärtig eine Anlage für 8 Dialyseplätze erstellt (Abb. 1, Zimmer 2 und 3). Diese verzichtet auf Tanks. Das Dialysat wird aus einem Konzentrat und Leitungswasser in einem Mischaggregat hergestellt. Der Trübungsschutz wird für je 2 Betten durch eine Photozelle gewährleistet. Die Gesamtanlage wird fertig bezogen und ist inzwischen auch auf dem Markt zu haben.

Die mobile Dialyse-Einheit setzt sich aus einer Plattenniere, einem fahrbaren Überwachungsgerät und einem fahrbaren Tank zusammen. Das Gerät erlaubt nur eine Überwachung des Blutdrucks, des Rücklaufsoges, der Dialysattemperatur und des Dialysatminutenvolumens. Eine automatische Abblockung zur Sicherung des Patienten ist nicht möglich.

Der *Personalbedarf* der Dialyseabteilung wird sich gegenüber jetzt 6 gleichzeitigen Dialysen auch beim endgültigen Betrieb mit 12 gleichzeitigen Dialysen nicht mehr ändern.

Die chronisch Nierenkranken werden grundsätzlich nachts dialysiert. Sie kommen um 17.30 Uhr in die Klinik. Um 18 Uhr schließen zwei bis drei Ärzte und zwei bis drei Schwestern die Patienten an die Dialyse-Einheiten an. Ab 19 Uhr bis morgens 6 Uhr ist eine Nachtschwester erforderlich; für Notfälle steht der diensthabende Arzt der Klinik zur Verfügung. Von 6 Uhr bis etwa 8 Uhr morgens trennen zwei bis drei Krankenschwestern die Patienten wieder von den Dialyse-Einheiten und versorgen den Shunt. Tagsüber wird die Anlage von einem Pfleger und einem Techniker wieder instandgesetzt, die Plattendialysatoren werden mit frischen Membranen versehen und mit Formol sterilisiert. Gegenwärtig hat die Station bei 6 gleichzeitigen Dialysen, einschließlich der Herzüberwachungsbetten und der Peritonealdialyse, 18 Betten und verfügt über 9 Schwestern und Pfleger, 1 Techniker und 2 Ärzte. Der diensthabende Arzt der Klinik schließt abends die Patienten zusammen mit den beiden auf der Station tätigen Ärzten an. Zwischenfälle wurden in den vergangenen 16 Monaten nicht beobachtet.

Die *Kosten der Anlage* gehen aus Tabelle 1 hervor. In der ersten Ausbaustufe wurden 5 automatisch überwachte Dialyseplätze und ein 6. nicht überwachter Dialyseplatz erstellt. Die Unkosten für die ersten 8 Plattennieren lagen wesentlich höher als jetzt bei der zweiten Ausbaustufe. Dies erklärt sich daraus, daß seit einigen Monaten Plattendialysatoren von einer Nürnberger Firma hergestellt werden. Die Geräte sind im Handel. Die laufenden Unkosten zeigt Tabelle 2. Dabei ist eine Amortisation der Anlage in Höhe von 70,— DM in Ansatz gebracht. Dieser Betrag wurde mit den Krankenkassen unseres Einzugsgebietes im Frühjahr 1968 vereinbart, um den weiteren Ausbau der Anlage zu ermöglichen.

Tabelle 1. *Kosten für eine Dialysestation mit 13 Plätzen*

1. Ausbaustufe 5 Dialyseplätze

4 Monitore à DM 4000,—	DM 16000,—
1 Monitor	DM 6000,—
1 Zentrale Einheit	DM 10000,—
8 Plattennieren à DM 4500,—	DM 36000,
5 Heparinpumpen à DM 800,—	DM 4000,—
1 Rollenpumpe	DM 6000,—
Installationen	DM 2000,— *DM 80000,—*

2. Ausbaustufe auf 13 Dialyseplätze

Mischaggregat mit 8 Monitoren und zentraler Einheit sowie 8 Heparinpumpen	DM 120000,—
8 Plattennieren à DM 2500,—[a]	DM 20000,— *DM 140000,—*
	Gesamt *DM 220000,—*

[a] Hier wurde der Preis von in Nürnberg angefertigten Plattennieren zugrunde gelegt.

Tabelle 2. *Laufende Dialysekosten*

Je Dialyse	DM 150,—	
Amortisation	DM 70,	DM 220,—
1 Jahr/104 Dialysen à DM 220,—		DM 22880,—
Einmalige Einrichtung des Dialyseplatzes		DM 17000,—
Laufende Kosten im Jahr ohne Amortisation		DM 15600,—

Hier sind noch einige Bemerkungen über die Bedeutung des Faktors *Erfahrung* für die Dialysebehandlung zu machen. Während der ersten 20 Monate 1966/67 verstarben von 18 dialysierten Patienten 10. Die Todesursachen waren 5mal Herzinsuffizienz, 3mal akuter Herzstillstand, 1mal Magenblutung und 1mal Sepsis. Während der letzten 16 Monate verstarben von 13 dialysierten Patienten 2, davon einer an Hirnblutung und einer an Herzinsuffizienz. Eine Patientin wird seit 3 Jahren 5 Monaten dialysiert, ein Patient seit 2 Jahren 3 Monaten, 4 Patienten seit mehr als 1 Jahr, die übrigen seit 3–10 Monaten.

Die Kombination der Dialyseanlage mit der Herzüberwachung und der Möglichkeit zur Kardioversion hat sich sehr bewährt. Auf diese Weise konnten akute Herzkomplikationen teilweise vermieden und teilweise sofort beseitigt werden. Die Erfahrung, welche bei der Behandlung der chronisch Niereninsuffizienten gewonnen wird, kommt auch den Patienten mit akutem Nierenversagen zugute. Auch hier ist die Komplikationsrate ganz erheblich zurückgegangen.

Abschließend ist festzustellen, daß die modernen Dialyseverfahren eine erhebliche Bereicherung unserer therapeutischen Möglichkeiten darstellen. Für die Behandlung der chronischen Niereninsuffizienz ist jedoch eine befriedigende Lösung nur bei gleichzeitiger Schaffung der Möglichkeit einer Nierentransplantation zu erreichen.

Literatur

WEIDINGER, H.: Organisatorische Probleme bei der Dauer-Dialyse, „Die Ärztliche Fortbildung", Organ d. Regensburger Kollegiums, Bd. XVI, 1968, Heft 4.
— Die Therapie d. chron. Niereninsuffizienz im Hämodialyseverfahren. Fortschritte d. Medizin, 85. Jg. Nr. 22 v. 23. 11. 67, S. 967–971.
—, U. GESSLER, G. RIESS u. K. SCHRÖDER: Erfahrungen mit einer vollautomatischen Hämodialyseabteilung. Verhandlungen d. Dtsch. Ges. f. inn. Medizin, Bd. 74, 1968 (im Druck).

5 Jahre Erfahrungen mit der Organisation und dem Betrieb einer gemischten Intensivbehandlungsstation

Von **R. Kucher, O. Mayrhofer** und **K. Steinbereithner**

Vor etwas mehr als fünf Jahren wurde dank der Initiative FUCHSIGS in den Räumen der Eiselberg'schen Unfallstation, die nach der Errichtung eines Neubaues für die Unfallbehandlung leer stand, nach einfachster Adaptierung (ohne wesentliche Raumveränderungen) eine Intensivpflegestation eröffnet. Das ursprüngliche Konzept war bewußt auf ein Probe- und Entwicklungskonzept ausgerichtet, so daß erst im Laufe von etwa 2 Jahren die personelle und gerätemäßige Ausstattung schrittweise verwirklicht wurde. Die Erfahrungen dieser Station kamen dann der Errichtung und vor allem dem Betrieb einer neugebauten Station an der chirurgischen Parallelklinik zugute, die etwa zur Hälfte der Betreuung postoperativer Fälle mit dem Schwerpunkt auf große herzchirurgische Eingriffe (inkl. Respiratorbehandlung), zum anderen Teil der Versorgung eines ziemlich gleichartigen Intensivkrankengutes dient. In beiden Fällen war und ist mit der Leitung ein Anaesthesist betraut; auch das ärztliche Personal besteht zu drei Viertel bzw. vier Fünftel aus älteren Angehörigen des Institutes für Anaesthesiologie. Der im folgenden zu gebende Bericht stützt sich in erster Linie auf Erfahrungen an der erstgenannten Altbaustation.

Wir wollen versuchen, diesem Rechenschaftsbericht drei Schwerpunkte zu geben und unserer Analyse folgende Fragen voranstellen:

1. Welche Richtlinien für Planung und Einrichtung einer Intensivbehandlungsstation können als Resultat unserer Beobachtungen empfohlen werden?

2. Welche Schlüsse gestatten die Zusammensetzung des Krankengutes und die erreichten Behandlungsergebnisse?

3. Lassen sich heute bereits gültige positive und negative Aspekte des Intensivkonzeptes absehen?

1. Gesichtspunkte zur Planung aus 5jähriger Erfahrung

a) *Intensivausschuß*: Das Nichtbestehen eines derartigen Ausschusses (Repräsentanten aller beteiligten Fächer, Beamte, leitende Schwestern und beratende Fachleute, wie Hygieniker, Immunologe, Serologe, Architekt und Krankenhausplaner sowie technische Spezialisten) wirkte sich im eigenen Arbeitsbereich anfänglich sehr erschwerend aus. Die erst allmählich sich entwickelnden persönlichen Kontakte bedingten durch unökonomisch häufige Besprechungen großen Zeitbedarf bei relativ geringem Effekt. Die Bombardierung der Krankenhausleitung mit Eingaben und persönliche Interventionen bei politischen Instanzen sind ein unzureichender Ersatz für das Vorhandensein kompetenter, entscheidungsberechtigter Ausschußmitglieder.

b) *Medizinischer Umfang der Intensivbehandlung:* Wie das Krankengut noch ausweisen wird, hat sich das primäre Konzept einer „gemischten" Intensivbehandlungsstation als durchaus tragbar erwiesen. Dies geht auch daraus hervor, daß trotz anfänglicher Widerstände auch an der zweiten Station eine ähnliche Entwicklung Platz griff. Ohne die Berechtigung von Spezialeinheiten mit besonderer Schwergewichtsverteilung in Frage stellen zu wollen, darf überall dort, wo nur an die Errichtung von 1–2 Intensivstationen – auch an größeren Krankenhäusern – gedacht wird, dieses „gemischte" Konzept empfohlen werden.

c) *Bettenbedarf, Aufenthaltsdauer und Ausnutzung:* Die Frage des Bettenbedarfs wurde schon so oft diskutiert, daß wir auf Wiederholungen verzichten möchten. Die Unterschiede zwischen Schätzungen aus den Jahren 1964/1965 und aus der jüngsten Zeit springen stark ins Auge (Tab. 1).

Tabelle 1. *Geschätzter Bedarf an Intensivbetten*
(bezogen auf die Gesamtzahl der Spitalsbetten)

Autoren	Bedarf in % der Spitalsbetten
BROBERG (1964)	5–10 %
SAKLAD (1964)	8–10 %
PONTOPPIDAN (1964)	4,3 %
VAN BERGEN (1964	3,6 %
POULSEN (1965)	5–10 %
ROBINSON (1966)	∼ 2 %
MASON (1966)	1 %
DAM u. Mitarb. (1967)	1– 2 %
B.M.A.-Report (1967)	1 %

Wir halten die neueren Zahlen für realistischer und meinen, daß ein Schlüssel von 3–5% nur dann vertretbar erscheint, wenn gleichzeitig sichergestellt ist, daß das gesamte Krankenhaus auf das System des „Progressive Care" ausgerichtet ist. Die derzeitige Situation im eigenen Arbeitsbereich zeigt Tabelle 2.

Tabelle 2. *Bettenschlüssel der Intensivbetten – Wiener Allgemeines Krankenhaus (Universitätskliniken)*

Stand vom 1. Aug. 1968 ohne Berücksichtigung der Betten für postop. Herz- und Thoraxfälle der II. Chir. Univ. Klinik und der Vergiftungsstation der Psychiat.-Neurol. Univ. Klinik

			Prozent Intensivbetten
Altes Haus	1. Gesamtzahl der Betten	1240	$\sim$ 0,9 %
11 Intensiv-betten	2. Bettenzahl d. chirurgischen Gruppe (I. Chir., Kieferkl., Neurochir., Orthop., Urologie u. Reserve) Augenkliniken u. HNO-Filialstation	530	$\sim$ 2,1 %
	3. „Akutbetten" aller Kliniken[a] (inkl. II. Med., I. u. II. Hautklinik)	370	$\sim$ 3,0 %
Neues Haus	1. Gesamtzahl der Betten	1339	$\sim$ 1,0 %
13 Intensiv-betten	2. Bettenzahl d. chirurg. Gruppe (II. Chir., I. u. II. Frauenklinik; HNO-Klinik)	702	$\sim$ 1,8 %
	3. „Akutbetten" aller Kliniken[1] (inkl. I. Med., Kinderklin., Psych.-Neurol. Univ. Klinik)	430	3,0 %
Allgem. Kranken-haus	1. Gesamtzahl der Betten	2579	$\sim$ 0,9 %
24 Intensiv-betten	2. Operative Betten	1232	$\sim$ 1,9 %
	3. „Akut-Betten" aller Kliniken[1]	800	$\sim$ 3,0 %

[a] Grobe Schätzung des „Reservoirs" potentieller Intensivpatienten.

Die Aufstellung erweckt zwar den Anschein, als wäre der erforderliche Bedarf fast gedeckt, doch entwickeln sich die Anforderungen an eine derartige Station in absolut progressiver Weise, womit auch die sorgfältigste Planung teilweise illusorisch wird.

Die Gründe hierfür sind:

1. Jenes Phänomen, das man als „Sog" der Station bezeichnen kann. Nicht nur daß eine Art „Spezialkrankengut" zunehmend anfällt (z. B. Tetanus, Myasthenie usw.), es wächst auch die *Beanspruchung durch benachbarte Kliniken*, wobei diese Tatsache infolge Bettenmangels und zunehmender Selektion in Tabelle 3 nur scheinbar nicht ganz zum Ausdruck kommt.

Auch das *Einzugsgebiet* einer solchen Station wächst ständig (Tab. 4).

2. Zunehmender Bedarf an Beatmungsbetten.

Die *Frequenz der Dauerbeatmungen* im eigenen Gesamt-Krankengut beträgt 33,3% (Tab. 5), ist aber in den letzten Jahren praktisch auf beinahe 50% angestiegen und wird wohl noch weiter wachsen.

Tabelle 3. *Ausnützung der Intensivbehandlungsstation der I. Chir. Univ. Klinik durch andere Kliniken des Wiener Allgemeinen Krankenhauses*

Jahre	Urol.	Neurochir.	Kieferkl.	Orthop.	I + II Frauen	I + II Augen	HNO	II. chir. Kl. (bis 1967)a	I + II Haut	I. Med.	II. Med.	Med. Abt. (bis 1966)[2]	Ki. Kl.	Neurol. Psych.	Summe	Prozent d. Gesamtaufn.
1963																
1964	45	9	6	2	3	2	1	1	1	2	2	3	1	10	88	(27,9)
1965	25	11	4	3	0	0	0	2	4	1	5	3	1	14	73	(36,4)
1966	20	11	3	1	3	0	0	3	1	2	12	1	0	13	70	(34,0)
1967	10	16	4	0	4	0	0		1	4	11		0	9	59	(35,4)
1968 (15.8.)	14	5	5	0	0	1	0		0	5	3		1	9	43	(37,8)
Summe	114	52	22	6	10	3	1	6	7	14	33	7	3	55	333	(33,3)

a Ab 1. 12. 1967 Errichtung einer eigenen Station.   [2] Schließung der Abteilung 1967.

Tabelle 4. *Einzugsgebiet der Intensivbehandlungsstation (I. Chir. Univ. Klinik Wien)*

Bundesländer	Art des Krankenhauses	Gesamtzahl[a] d. Anstalten	Zahl der einweisenden Krankenhäuser
Wien	Allg. Krankenanstalten mit Öffentlichkeitsrecht	8	5
	Sonderheilanst. inkl. Kinderkrankenhäuser	11	7
	Privatkrankenanstalten	11	5
	Sanatorien	7 (37)	5 (22)
Burgenland	Allg. Krankenanstalten mit Öffentlichkeitsrecht	5	2
Kärnten		6	1
Nied. Österr.		25	23
Oberösterr.		16	3
Salzburg		8	1
Steiermark		16	—
Tirol		10	1
Vorarlberg		9	1

[a] Nach: Handbuch für die Sanitätsberufe Österreichs, Ausg. 1968; Göschl, Wien 1968.

Tabelle 5. *Dauerbeatmung im Verhältnis zur Gesamtzahl der Aufnahmen*
[1963–1968 (15. 8.)]

Jahr	Anzahl der Aufnahmen	Anzahl der Beatmeten	Prozent
1963	77	2	(2,6)
1964	237	36	(15,1)
1965	201	36	(18,9)
1966	206	109	(53,0)
1967	167	65	(41,3)
1968 (15. 8.)	114	53	(46,5)
Summe	1002	301	(33,3)

In diesem Zusammenhang muß ein heikles Thema kurz gestreift werden: Es sind zwar vielerorts Anaesthesisten als Leiter von Intensivbehandlungsstationen offiziell eingesetzt, sieht man von Skandinavien und einigen britischen Stellen ab, verfügt der Anaesthesist jedoch nur in Ausnahmefällen über echte systemisierte eigene Behandlungsbetten. Wenn der Anaesthesist, wie die Erfahrung zeigt, über 50% (Bewußtlose, Langzeitbeatmung) als Hauptverantwortlicher betreut, scheint es ganz „unlogisch" –

um mit IBSEN zu sprechen – daß ein Chirurg oder Internist eine, wenn auch vielfach nur lose Verantwortlichkeit für diese Patienten besitzt. Dieser, in allen anderen medizinischen Fächern heute kaum vorstellbare Zustand sollte in Neuplanungen seitens der verantwortlichen Krankenhausleitung ausgeschlossen werden. Diese Forderung hat nichts mit dem Problem der interdisziplinären Zusammenarbeit zu tun, wie wir nachdrücklich hervorheben möchten!

3. Mit der Zunahme der erforderlichen Beatmungsbetten steigt zwangsläufig die *Aufenthaltsdauer* (Tab. 6).

Tabelle 6. *Durchschnittliche Aufenthaltsdauer*

Jahr	Zahl der Patienten	Durchschn. Aufenthaltsd.	+ (%)
1963	77	12,3 Tage	40 (51,9)
1964	237	11,4 Tage	106 (44,7)
1965	201	14,3 Tage	94 (46,7)
1966	206	13,7 Tage	87 (42,2)
1967	113	14,2 Tage	38 (33,6)
1963–1967	834	13,2 Tage	365 (43,7)

Diese beträgt durch alle Betriebsjahre rund 2 Wochen, was mit den Angaben des Schrifttums für Langzeitbeatmungen (BENDIXEN u. Mitarb.; CAMPBELL u. Mitarb.; WIEMERS u. a.) ausgezeichnet übereinstimmt.

Wir halten es – will man eine Intensivbehandlungsstation nicht zu einer Wachstation degradieren (wir möchten es uns versagen, die negativen Aspekte des „Wachstation"-Konzepts hier näher zu diskutieren) – für unrealistisch, eine mittlere Aufenthaltsdauer von weniger als 8–10 Tagen für Schwerstkranke planungsmäßig vorzusehen. Das Problem der Bettenausnützung kann hier nicht im einzelnen untersucht werden, doch muß ein echter Mittelweg zwischen zu geringer Ausnützung (weniger als 60%; – im eigenen Bereich liegt sie bei fast 78% und ist daher zu hoch) und der Forderung nach *steter Aufnahmebereitschaft* (GROSS u. Mitarb.) gefunden werden.

d) *Größe (Bettenzahl) der Station:* Wir halten jede Station unter 5, aber auch oberhalb von 15 Betten für eine klare Fehlplanung; das Optimum dürfte bei 10–11 Betten (eigene Station) liegen. Aber auch dort wird man stets nur die Hälfte der Patienten für Intensivbehandlung vorsehen können, während der Rest in der Regel intensiver Überwachung und Pflege und nur in Notfällen intensiver Behandlung bedürfen sollte. Alle anderen Lösungen (Großstationen, Reservebetten usw.) überfordern das Personal oder führen zur „Wattierung" mit Intermediärfällen, wofür sich genügend Beispiele anführen ließen.

e) *Voraussetzungen hinsichtlich Einrichtung und Ausstattung:* Da bauliche Probleme zur Genüge in diesem Symposium abgehandelt werden, möchten wir im folgenden nur die einrichtungsmäßigen Minimalforderungen schematisch abhandeln:

1. Ausreichende elektrische Installationen (einschließlich Anschluß für Röntgen) – verläßliche Notstromversorgung!

2. Störungsfreie, ausreichende Versorgung mit medizinischen Gasen und Preßluft. Kleinreserve an Sauerstoffbomben in unmittelbarer Nähe der Station.

3. Saugmöglichkeit bei jedem Bett und genügend mobile Sauger.

4. Ausstattung für akute Wiederbelebung (Herzmassage, Defibrillator, temporäre Schrittmacher, Hand- und maschinelle Beatmung, Intubationsgerät).

5. Instrumentarium für Noteingriffe und Infusionsbehandlung (Thorakotomie, Tracheotomie, Kavakatheter, Gefäßfreilegung).

6. Minimalbedarf von Instrumenten und Behandlungsbehelfen für jeden Patienten getrennt (Verbandinstrumente und -material, Katheter, Tracheotomiekanülen, Saugkatheter usw.).

7. Respiratoren (je nach Typ der Station) mit ausreichender Reserve an Gerät; gleichzeitige Anschaffung von 2–3 Verneblern, Schläuchen und Verbindungsstücken für laufenden Wechsel und Sterilisation ist unbedingt zu fordern.

8. Transportables Röntgengerät (für jede Abteilung).

9. Sterilisationsmöglichkeit (Kleingerät) zur Überbrückung (auch bei durchorganisierter Zentralsterilisation).

10. Möglichkeiten ausreichender Luft- und Sauerstoffbefeuchtung.

11. Vorsorge für Keimfreimachung der Raumluft in Beatmungseinheiten und septischen Stationen.

12. Minimal-monitoring (Sichtgeräte für EKG); für Respiratoreinheiten evtl. Warnanlagen.

13. Möglichkeit der Gewinnung dringlicher Befunde (Blutgaswerte, Säure-Basenstatus, Hämatokrit, Elektrolyte) in eigenem Kleinlabor.

Man ersieht aus dieser Zusammenstellung, daß wir die optisch so eindrucksvolle Gleichung: Teure Elektronik = gute Intensivstation aus eigener Erfahrung grundsätzlich als verfehlt ansehen.

f) *Sicherung der „Hintergrundeinrichtungen":* Ohne entsprechend geplante Zusatzdienste wird auf die Dauer keine Einheit gedeihlich funktionieren. Wir halten daher folgende technische und personelle Voraussetzungen für unabdingbar:

1. Funktionsfähiger Daueranaesthesieservice.

2. Einsatzbereites kardio-pulmonäres Wiederbelebungsteam (falls nicht an der Station zentralisiert).

3. Leistungsfähiger blutserologischer und Blutbankservice.

4. Betriebsbereiter Operationssaal.

5. Einsatzfähiges Röntgen (Arteriographie auch nachts!).

6. Verläßlicher Labordienst, notfalls auch mit Gerinnungslabor.

7. Schaffung von Abteilungen für klinische Physik und Bioingenieurwesen mit entsprechenden mechanischen und elektronischen Werkstätten und Vorsorge für die Außenstellen oder von mobiler Einsatzgruppe für mehrere Krankenhäuser.

8. Dialysemöglichkeit (jede Intensivbehandlungsstation ohne diese Voraussetzung ist ein „Rumpfgebilde"!).

9. Multidisziplinärer Stab von Dauerkonsiliarärzten.

10. Physiotherapeutischer Dauerdienst. Zusammenarbeit mit einschlägigen Rehabilitationseinrichtungen.

11. Geordnete Dokumentation.

12. Zusammenarbeit mit Pathologen und Bakteriologen (Fehlerkontrolle!).

g) *Personal:* Es ist uns erfreulicherweise gelungen, im Laufe der Jahre sowohl das ärztliche, wie das Pflegepersonal auf praktisch ausschließlich freiwilliger Basis zu rekrutieren. Gleiches gilt für die med.-technischen und physiotherapeutischen Mitarbeiter. Hat man dies erreicht (im letzten Betriebsjahr hatten wir durch Kündigungs- oder Versetzungswünsche keine Abgänge mehr zu verzeichnen), so ist der Geist der Station von jugendlichem Enthusiasmus und echter Zusammenarbeit getragen. Wir halten es allerdings für eine wesentliche Voraussetzung gedeihlichen Funktionierens, daß nicht nur das „Betriebsklima" entsprechend gestaltet wird, sondern daß auch die Bemühungen um *Ausbildung und Fortbildung* (wir begannen dieses Jahr erstmalig mit einem 2jährigen Fortbildungslehrgang für Schwestern) nicht erlahmen!

Zum Problem des Pflegepersonals eine kurze Bemerkung: Hier muß entscheidendes Umdenken Platz greifen. Ebenso wie der Arzt im Sinne der Ibsenschen Formulierung: „Was heute der Arzt macht, muß morgen die Schwester und übermorgen der Techniker tun" seine Verpflichtung darin sehen soll, die Schwester nicht nur in das ärztliche Handeln miteinzubeziehen und an seinen therapeutischen Überlegungen teilhaben zu lassen, hat er die Aufgabe, aber auch das Anrecht in allen pflegerischen – vermeintlich der Schwester vorbehaltenen – Belangen sich mitentscheidend Gehör zu verschaffen. Nur so ist eine stete „Rückkopplung" auch in Detailfragen gewährleistet.

2. Zum Krankengut

Die in den nächsten Tabellen (7, 8, 9) präsentierte Aufschlüsselung des Krankengutes läßt vor allem unter der Rubrik „*Übriges Krankengut*" die breite Streuung anfallender Fälle klar erkennen. Es bedarf wohl keiner besonderen Unterstreichung, daß diese Auswahl Schwerkranker aus allen

Tabelle 7

Art der Fälle	1963 (15. 9.) A + (%)			1964 A + (%)			1965 A + (%)			1966 A + (%)			1967 A + (%)			1968 (15. 8.) A + (%)			Summe A	+	+ %
1 Schädel-Hirnverletzungen	22	13	(59)	59	35	(59,3)	39	27	(69,2)	31	17	(54,8)	32	13	(40,7)	20	11	(55)	203	116	(57)
2 Andere Unfallverletzungen (meist kombiniert)	9	5	(55,5)	34	10	(29,4)	18	8	(44,4)	38	20	(52,6)	30	15	(50)	16	10	(62,3)	157	81	(51,6)
3 Abdominalfälle*a* (konservat. u. postop.)	15	9	(60)	33	17	(51,5)	25	10	(40)	18	8	(44,4)	13	4	(30,7)	14	5	(33,3)	106	40	(37,7)
4 Neurochirurg. Fälle (ohne Unfälle)	7	4	(57,1)	13	5	(38,4)	8	6	(75)	6	5	(83,3)	7	7	(100)	2	2	(100)	43	29	(67,3)
5 Urolog. Erkrankungen*b*	8	4	(50)	40	18	(45)	25	14	(56)	17	10	(58,8)	10	2	(20,0)	7	1	(14,3)	107	49	(45)
6 Übriges Krankengut	16	5	(31,2)	58	21	(36,2)	86	29	(33,7)	96	27	(28,1)	75	14	(18,7)	55	13	(23,6)	386	109	(28,2)
Summe	77	40	(51,9)	237	106	(44,7)	201	94	(46,7)	206	87	(42,2)	167	55	(32,9)	114	42	(36,7)	1002	424	(42,5)

a Mit Ausnahme von Leberresektionen (vgl. Kolonne 6).

b Fälle mit sekundärem Nierenversagen (z. B. Infektionen, Traumen, Intoxikationen, Hämolysen usw.) sind in den Kolonnen 1, 2, 3 und 6 enthalten. Gesamtzahl der Hämodialysen: 995.

Tabelle 8. *Übriges Krankengut*

	A	+ (%)
Meningitis, Encephalitis	5	3
Sinusthrombose	2	2
Strangulation	2	1
Struma(malig. od. permagna)	16	5
Hyperthyreose	27	2
Hyperparathyreoidismus	5	0
Trachealstenose	9	0
Oesophagusvaricenblutung	3	1
Leberresektion	7	2
Gefäßerkrankg., Gefäßop. (By-pass; Embolekt., Thrombekt., Kavaligatur)	32	6
Pulmonalembolie	6	4
Pneumonie	5	2
Aspiration	7	1
Respirat. Insuff. (vorw. postop.)	20	6 (30,0)
Asthma	4	0
Kard. Dekompensation	8	4
Herzinfarkt	2	1
Herzstich-Herzschuß	4	1
Herzstillstand	16	7 (43,7)
Morbus Cushing (postop.)	6	0
Nierenarterienstenose	13	2 (15,4)
Nierentransplantation	18	9 (50,0)
Schlafmittelvergiftung (Pneumon., Oligur. Anurie, Urämie)	52	10 ⎫
Sonstige Vergiftungen	2	1 ⎬ (19,6)
Sublimatvergiftung	1	0 ⎪
Knollenblätterpilzvergiftung	1	0 ⎭
Eklampsie	6	3
Myasthenie	28	8 (28,5)
Tetanus	38	15 (40,5)
Hämophilie	5	1
Hämolyse	2	2
Sepsis	9	4
Stromunfall	2	1
Verbrennung	3	2
Perfusion (Cytostatica)	4	1
Austauschtransfusion	1	0
Ertrinkung	1	0
Diverses	14	2
	386	109

Fachbereichen für Ärzte und Pflegepersonal eine stete Bereicherung an
klinischen und therapeutischen Erkenntnissen mit sich bringt. Der Nutz-
effekt ist nicht nur in einer relativen Häufung seltener Krankheitsbilder zu

Tabelle 9. *Indikationen zur Dauerbeatmung*

Art der Erkrankung	(Zahl d. Fälle)	Zahl der Beatmeten (%)	+	(%)
Schädel-Hirnverletzung	(203)	69 (33,7)	46	66,5
Thoraxverletzung		12	5	41,6
sonst. Unfälle („Polytraumatisierung")	(157)	17 (18,4)	11	64,5
Postop. resp. Insuff.		25	9	27,8
Respirat. Insuff. (vorw. pulm. Genese)		13	3	15,4
Kard. Dekompensation		4	3	75,0
Herzstillstand		12	6	50,0
Pulmonalembolie		3	3	100,0
Nierentransplantation		14	5	35,7
Nierenversagen (Dialyse)		15	14	93,5
perakutes Abdomen (Peritonitis, Pankreatitis, Mesent.-Embolie)		15	12	80,0
Intoxikationen	(56)	25 (44,6)	10	40,0
Myasthenie	(28)	19 (64,7)	8	42,1
Eklampsie		2	2	100,0
Tetanus	(38)	26 (68,5)	15	57,5
intrakran. Prozeß (Blutung, Aneurysma, Tumor)		20	19	94,9
Meningitis, Encephalitis		3	3	100,0
Sonstige		7	5	71,5
Summe		301	179	59,7

sehen, vielmehr glauben wir, als besonderen Vorteil hervorheben zu müssen, daß die an bestimmten Fällen gewonnenen Erfahrungen auch in die Behandlung anderer different gelagerter Erkrankungen durchaus nutzbringend umgesetzt werden können. So wird es möglich „eingreifende Methoden wie ein Medikament und mit demselben Grad von Sicherheit verordnen zu können" (Hercus u. Mitarb.). Wir erblicken in dieser Tatsache eine Bestätigung der Ansicht Ibsens, der es für unzweckmäßig ansieht, ausschließlich Intensivbehandlungseinheiten für *spezielle* Krankheiten einrichten zu wollen. Andererseits möchten wir nicht versäumen, auf gewisse Nachteile hinzuweisen, die eine solche „gemischte" Station mit sich bringt. Dies sei am *Beispiel der Langzeitbeatmung* darzulegen versucht (Tab. 9).

Die Sterblichkeit unserer Fälle liegt, verglichen mit anderen Statistiken, gesamthaft relativ hoch (erstaunlicherweise ist die Respiratormortalität, was eine Bestätigung unserer Ansicht darstellen dürfte, auch an der Station der II. Chirurgischen Klinik praktisch identisch). Worin sind die Gründe hierfür zu suchen? Einmal darin, daß sich bei einer Klassifikation der Beatmungsfälle nach dem Allgemeinzustand zeigt, daß die allerschwersten, teilweise präterminal beatmeten Fälle praktisch ausnahmslos sterben (Tab. 10).

Tabelle 10. *Klassifikation aller Beatmungspatienten nach dem Allgemeinzustand*[a]
[1967–1969 (15. Juli)]

Allgemeinzustand	Zahl der Fälle (%)	R[b]	Gest.	Gest. in % d. Statusklasse	R[b]
1. Normal und gesund	0 (0,0)		0	0,0	0 (0,0)
2. Milde Organerkrankungen	1 (0,5)	1 (0,5)	0	0,0	
3. Schwere Organerkrankungen Aktivität eingeschränkt, nicht arbeitsunfähig	80 (35,5)		35	43,6	83 (50,3)
4. Schwere Organerkrankungen echte Lebensgefahr, arbeitsunfähig	85 (37,8)	165 (73,3)	48	56,4	
5. Moribunder Pat., der mit u. ohne Operation wahrscheinlich nicht länger als 24 Std leben wird	59 (26,2)	59 (26,2)	56	94,9	56 (94,9)
	225		139		

[a] New classification of physical status [House of Delegates A.S.A., 1962; vgl. Anesthesiology **24**, 11 (1963)].

[b] Reduktion auf 3 Beurteilungsgruppen: 1–2 (leicht), 3–4 (schwer), 5 (moribund).

Eine *„gereinigte" Beatmungsstatistik* unter Beschränkung auf echte Langzeitbeatmungsfälle (Tab. 11) zeigt ein weitgehend homogenes Ergebnis an allen hier ausgewerteten Stationen.

Das Bild verschiebt sich jedoch entscheidend, wenn man die Resultate einer echten Respiratoreinheit (BENDIXEN u. Mitarb.) betrachtet. Hier werden auch an einem „gemischten" Krankengut Ergebnisse erzielt, die

Tabelle 11. *Vergleich der Mortalität bei Respiratorbehandlung unter Ausschluß der Fälle bis zu 1 Tag Beatmungsdauer*

Autor	Gestorben (%)	Zahl der Fälle	Bemerkungen
WIKLUND (1966)	57,7 %	90	
WIEMERS (1967)	51,0 %	399	
KUCHER u. STEINBEREITHNER (1968)	48,6 %	258	
KÜGLER u. HORATZ (1966)	74,3 %	144	viele Fälle von Hirnblutung
BENDIXEN u. Mitarb. (1965)	69,2 %	1499	1958–1964
	40,9 %	367	1961–64 (Resp. Unit)
AMAHA u. Mitarb. (1966)	48,9 %	47	vorwieg. postop. Abdominalfälle
AGERSKOV u. STAFFELDT (1966)	55,9 %	163	

sich ohne weiteres neben den Zahlen sehen lassen können, welche bei postoperativer Beatmung in der Herz- und Thoraxchirurgie erzielt werden (Bjork u. Holmdahl, 1965: 36,5%; eigene Ergebnisse bei Operationen mit EKK 36,0%). Eine entscheidende Verbesserung kann also nur dann erwartet werden, wenn die räumlichen und apparativen Gegebenheiten einer spezialisierten Respiratoreinheit die Komplikationsrate (Querinfektion) zu verringern vermag.

3. Zur Kritik des Intensivkonzepts

In diesem letzten Abschnitt können wir uns kurz fassen. Wenn wir zuerst auf die *Nachteile* der Intensivbehandlung eingehen wollen, so lassen sie sich (ohne große Kommentare zu erfordern) in der nächsten Tabelle (12) wie folgt zusammenfassen.

Tabelle 12. *Nachteile der Intensivbehandlungsstation*

1. Psychische Belastung der Patienten.
2. Kontinuität medizinischer Verantwortlichkeit eventuell unterbrochen.
3. Psychische Überlastung des Pflegepersonals.
4. Verschleiß der Ärzte.
5. „Elitebewußtsein" des Personals provoziert Animosität bei Außenstehenden.
6. Gefahr des „overenergetic treatment".
7. Senkung des Ausbildungsniveaus an anderen Stationen.
8. Hohe Kosten.
9. Querinfektion!

Dem seien (Tab. 13) die *Vorteile* einer solchen Einrichtung gegenübergestellt.

Tabelle 13. *Vorteile der Intensivbehandlungsstation*

1. Ununterbrochene Betreuung durch erfahrenes Ärzteteam.
2. Verbesserte Pflege und Behandlung durch besonders geschultes Personal.
3. Sinnvolle Konzentration teurer Geräte und Einrichtungen.
4. Komplizierte Therapiemethoden werden Routine.
5. Sofortige Umsetzung von Kontrollwerten in Therapie.
6. Echte Notfallzentrale.
7. ·Hervorragende Ausbildungsmöglichkeit für Ärzte und Schwestern.
8. Erprobung neuer Verfahren.
9. Klinische Forschung wird in Routinebehandlung umgesetzt („Multidisciplinary approach").
10. Interdisziplinäre Plattform.
11. „These units save lives!".

Die unter Punkt 11. wiedergegebene Feststellung des Kommitee-berichts der British Medical Association (B.M.A.-Report) spricht für sich selbst. Und wenn wir dem gleichen Bericht entnehmen dürfen, daß noch keine einzige Intensivbehandlungsstation, welche in Großbritannien errichtet wurde, wieder – aus welchen Gründen immer – geschlossen werden mußte, so ist dieser Feststellung nichts hinzuzufügen.

Intensivtherapie im operativen Bereich

Von **E. Rügheimer**

Noch vor wenigen Jahren war der Meinungsstreit um die Semantik des Begriffes „intensive care unit" größer als unsere Erfahrungen mit postoperativen Behandlungseinheiten, und Lageberichte, wer im Kampf der Kompetenzen die Oberhand behielt, häufiger als sachkundige Vorschläge Erfahrener.

Inzwischen haben zahlreiche Symposien und Publikationen dazu beigetragen, zumindest in der Definition der Aufgaben klare Abgrenzungen zu schaffen. Demnach sind drei durch ihre Funktion deutlich unterschiedene Überwachungseinheiten sinnvoll:

1. Der Aufwachraum,
2. die Wachstation und
3. die Intensivbehandlungsstation.

Aber, so fragen wir uns, ist eine solche Einteilung auch in jedem Fall praktikabel? In einem Klinikum, in dem alle medizinischen Fachabteilungen in einem Hause untergebracht sind, selbstverständlich ja. Dort aber, wo die operativen Kliniken mehrere 100 m voneinander entfernt sind, sehe ich Schwierigkeiten. Nicht für den Aufwachraum; seine Funktion ist völlig klar. Sie konzentriert sich auf die Überwachung der Atmung und des Kreislaufs, bis der Patient aus der Narkose völlig erwacht ist. Dann wird er auf seine Ausgangsstation oder (spätestens am Operationstage um 16.00 Uhr) auf die Wach- und Intensivbehandlungsstation verlegt.

Ganz anders jedoch ist die Situation im Aufgabenbereich der Wachstation oder einer Intensivbehandlungsstation im engeren Sinne. Die vollzogene Trennung mag, auch wenn sie manchmal recht willkürlich erscheint, ihr Gutes haben, zumal, wenn sie Tätigkeit und Verantwortlichkeit der behandelnden Ärzte verschiedener Fachrichtungen regelt.

Diese Trennung aber wird fragwürdig, wenn daraus die Forderung nach einer gebäudlichen Trennung abgeleitet wird. Oder halten Sie es für zweckmäßig und ärztlich vertretbar, wenn ein Patient, der auf einer chirurgischen Wachstation liegt und nach einer Magenresektion eine Lungenembolie erleidet, auf eine mehrere hundert Meter entfernte Intensivbehandlungsstation verlegt werden muß, statt daß der Anaesthesist Atmung und Kreislauf an Ort und Stelle behandelt?

Hier gäbe es noch viele Beispiele zu nennen, die eine gebäudliche Trennung von Wach- und Intensivbehandlungsstation unzweckmäßig erscheinen lassen; außerdem werde ich den Gedanken nicht los, daß eine isolierte Intensivbehandlungsstation zum Siechenkobel für unheilbar Kranke werden könnte, die trotz intensiver Überwachung und Behandlung dann doch sterben. Die Folgen sind Ihnen bekannt; das Schwesternpersonal verläßt in wenigen Wochen solche Abteilungen.

Aber ich habe dieses Beispiel nicht angeführt, um postoperative Überwachungseinheiten, die anderenorts nach diesem dreigeteilten System gut funktionieren, zu torpedieren, sondern es lag mir einfach daran, darauf hinzuweisen, daß es durchaus sachliche Gründe sein können, die eine strenge Trennung zwischen Wach- und Intensivbehandlungsstation unerwünscht erscheinen lassen. Im übrigen ist der Charakter solcher postoperativer Überwachungseinheiten so stark von örtlichen Faktoren abhängig, daß man in der Tat kaum zwei Abteilungen findet, die nach denselben Grundsätzen arbeiten.

Wenn ich also zu der mir gestellten Aufgabe „Intensivtherapie im operativen Bereich" Stellung nehmen soll, so beziehe auch ich mich auf ein Modell mit lokalem Zuschnitt, eben auf die Erlanger Verhältnisse.

In der chirurgischen Klinik sind die Aufwachstation und die Wach- und Intensivbehandlungsstation voneinander getrennt.

Alle drei Behandlungseinheiten sind im T-förmigen Anschluß dem Operationstrakt vorgeschaltet. Der Aufwachraum liegt im gleichen Stockwerk des Bettenhauses und in unmittelbarer Nähe der Operationsräume. Die apparative Einrichtung ist entsprechend dem Charakter dieser Station in der Hauptsache auf Komplikationen der Atmung eingerichtet, also mit Sauerstoffinhalations-, Intubations- und Beatmungsmöglichkeit. Zur Kreislaufüberwachung wird Blutdruck und Pulsmessung im turnusmäßigen Abstand durch die Schwester vorgenommen. Sollten Herzrhythmusstörungen den Einsatz eines Überwachungsgerätes notwendig machen, so haben wir dafür einen kleinen transportablen Monitor mit einem Kardioskop, einer Pulsfrequenzanzeige mit Grenzwertmeldung.

Die Planung und Gestaltung der Wach- bzw. Intensivbehandlungsstation ist auf Abbildung 1 zu sehen. Ich muß vorwegnehmen, daß es mir nicht möglich sein wird, Bau, Organisation und Einrichtung dieser Behandlungseinheiten mit jeder möglichen Alternativlösung zu diskutieren.

Zwischen Operationstrakt und Wachstation ist die Zentralsterilisation eingelagert, um die Hauptkonsumenten ohne lange Zufahrtswege zu versorgen. Der Zugang zur Wachstation ist als Sterilschleuse ausgebildet. Eine intensive direkte UV-Bestrahlung ist möglich, weil der Gang nur kurzfristig durchfahren oder durchgangen wird. In eine Seitenwand des Ganges sind Schaukästen für Röntgenbilder eingelassen, die so groß bemessen sind, daß nicht nur die aktuellen Bilder, sondern ganze Verlaufs-

             E. RÜGHEIMER

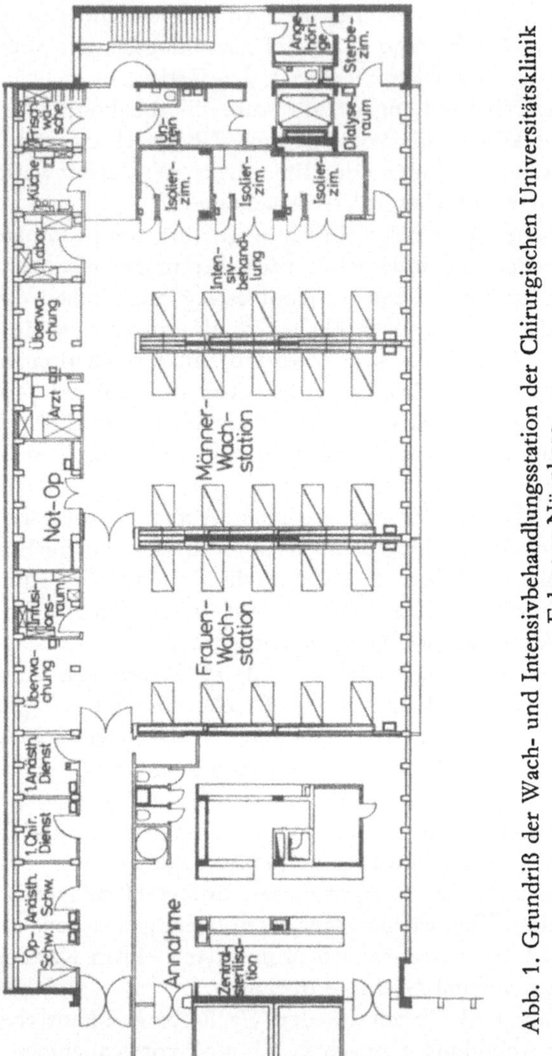

Abb. 1. Grundriß der Wach- und Intensivbehandlungsstation der Chirurgischen Universitätsklinik Erlangen-Nürnberg

serien eines Patienten demonstriert werden können. Gegenüber liegen die Dienstzimmer des 1. chirurgischen bzw. des 1. Anaesthesiedienstes, einer OP.- und einer Anaesthesieschwester. Diesem Operationsteam ist es jederzeit möglich, evtl. Notoperationen sofort durchzuführen. Außerdem übernehmen diese beiden Diensthabenden die ärztliche Betreuung der Wach- und Intensivbehandlungsstation während der Nacht.

Die Station selbst ist mit 28 Betten in 3 große Pflegegruppen eingeteilt. Das ist natürlich nicht in jeder Hinsicht ideal sondern, wie immer, ein

Kompromiß zwischen einer guten Übersichtlichkeit bei möglichst geringem Personalbedarf auf der einen Seite und den Problemen Kreuzinfektion, Hospitalismus, Trennung der Geschlechter und psychischem Wohlbefinden des Patienten auf der anderen Seite.

Wir haben uns, bevor wir uns für das modifizierte Großraumsystem mit einer Kombination von offenen und geschlossenen, aber einsehbaren Arealen entschlossen hatten, zahlreiche Neubauten von Intensivbehandlungsstationen angesehen. Interessant war das Ergebnis:

Während man in Schweden Intensivbehandlungsstationen mit mehr als 12–15 Betten für unübersehbar hält, hat die I.C.U. am Methodist Hospital in Houston 45 Betten, davon mindestens 80 % für Herzpatienten.

Wünschte man sich in Skandinavien 3 Ärzte zur sachgerechten Behandlung und den Austausch des Teams nach 8 Std, so hatte man in Houston einen Arzt, der 4 Wochen Tag und Nacht auf dieser Wachstation tätig war und nur gelegentlich in einer Patientenkoje schlafen durfte. Nicht ganz so konträr sind die Ansichten über die Bauform. Obwohl man sich überall darüber im klaren ist, daß Einzelzimmer das Risiko einer Kreuzinfektion vermindern – aber auch nicht verhüten können –, werden doch die meisten Intensivbehandlungsstationen als Kombination eines Großraumgruppensystems gebaut. Niemand, auch nicht die Amerikaner, können sich über das schwerwiegende Argument hinwegsetzen, daß die Überwachung umständlicher ist und weit mehr Personal erfordert, das man offensichtlich auch in den Vereinigten Staaten nicht hat.

Auf wenige Einzelzimmer kann man aber zur Isolierung von schwerinfizierten Patienten oder zur Unterbringung von Patienten, bei denen eine Infektion vermieden werden muß, nicht verzichten. Die Wände solcher Zimmer sollen mit thermoplastischem Material ausgelegt sein oder – wie in unserem Fall – von der Decke zum Boden gefließt sein. Nur dadurch ist eine gründliche Reinigung der Zimmer mit bakteriziden Mitteln möglich. Kleider sollten und Mäntel müssen ausgezogen werden, ehe man die Wachstation betritt. Um Tröpfcheninfektionen zu vermeiden, sollten Betten nicht näher als 2 m nebeneinander stehen. Jeder Patient ist als eine therapeutische Einheit zu betrachten und mit allem erforderlichen Instrumentarium und Medikamenten auszurüsten, die speziell nur für ihn gebraucht werden. Wir haben deshalb, wie es die meisten von Ihnen vorgestern gesehen haben, den Tagesbedarf eines Patienten in einem Schranksystem an jedem Bettplatz untergebracht.

Neben der Schmierinfektion durch das Pflegepersonal ist noch an die Möglichkeit der Luftinfektion zu denken. Drei Wege der Bakterienübertragung in der Luft kennen wir: Nämlich Tröpfchen, Staub und Tröpfchenkerne. Die Tröpfchen haben gewöhnlich einen Durchmesser von mehr als 100 Mikron und tragen eine größere Anzahl Bakterien in sich. Sie schlagen sich aber relativ rasch nieder, zumal wenn die relative

Luftfeuchtigkeit bei einer Raumtemperatur von 18–21° 70 % beträgt. Oder sie verdampfen, so daß nur noch der Kern des Tröpfchens übrigbleibt. Dieser Kern, der meist kleiner als 10 Mikron ist und die Bakterien enthält, bleibt über viele Stunden im Schwebezustand. Die Bakterien können also nur entfernt werden durch ultraviolette Bestrahlung oder durch Erneuerung der Luft. Direkte UV-Bestrahlung ist dort, wo Patienten liegen, unmöglich. Somit bleibt nur die Luftumwälzung. RILEY u. OGRATY konnten zeigen, daß die Tröpfchenkerne bei einer Erneuerung der Luft von nur 6mal pro Stunde relativ langsam entfernt werden. Wenn man dagegen die Luft 10mal pro Stunde oder noch öfters erneuert, verschwinden die Tröpfchenkerne rasch und vermindern die Gefahr der Luftinfektion.

Interessant sind auch die Ergebnisse unserer Patientenumfrage. Demnach erträgt die überwiegende Mehrzahl unserer Patienten viel eher den schwerkranken Nachbarn des gleichen Geschlechts als den leicht kranken Patienten des anderen Geschlechts. Ob das eine Erscheinung spezifisch bayerischer Mentalität ist, kann ich nicht sagen, da mir die Vergleiche dazu fehlen. Aber dieses Ergebnis war die Ursache für unseren Entschluß, die Wachstation in eine Pflegegruppe Männer und in eine Pflegegruppe Frauen mit jeweils 10 Betten einzurichten. Hier verbleiben die Frischoperierten zur Überwachung und Behandlung, aber auch nichtoperierte Schwerkranke bis zur Überwindung der kritischen Phase ihrer Krankheit.

Die dritte Pflegegruppe ist die eigentliche Intensivbehandlungsstation mit drei einzeln klimatisierbaren, schalldichten Boxen. Davor sind 5 Bettplätze mit Einzeltrennwänden eingerichtet. An der Frontseite dieser Pflegegruppen liegen 2 Schwesternaufsichtsplätze, eine Infusionszentrale, ein Notoperationsraum, das Arztzimmer, eine Kammer für Frischwäsche und, durch eine Tür von den Pflegegruppen getrennt, die Küche, der unreine Raum und ein Personen- bzw. Materialaufzug.

An die Intensivbehandlungsstation angeschlossen ist ein Raum zur extrakorporalen Dialyse. Hier sollen aber nur Patienten, die gleichzeitig beatmet werden müssen, dialysiert werden.

Dahinter liegt ein Isolierzimmer, dem direkt vorgelagert ein Raum für Besucher. Aus diesem Besucherzimmer können die Angehörigen mit dem Kranken sprechen und ihn über einen Fernsehmonitor auch sehen. Wir halten diese Einrichtung für außerordentlich wichtig, weil Sehen und Hören einen weitaus besseren Kontakt zwischen Kranken und Angehörigen herstellt, als nur das Telefonieren, und uns als die einzig tragbare Lösung erscheint, Menschlichkeit und Hygiene in ihrem Recht zu belassen.

Im Stockwerk darüber befinden sich zusätzliche Geräteräume insbesondere für sperrige Geräte, wie Sauerstoffzelte, Hypothermiegeräte, Beatmungsmaschinen und Zubehör, das nicht im direkten Einsatz auf der Wach- und Intensivbehandlungsstation im Gebrauch ist. Wir haben einen Gerätewart, der Zubehörteile und Geräte lagert und instand hält. Man muß dafür meines Erachtens einen Mann haben, der technisches Verständnis mitbringt und die Liebe zum Detail, denn nur 100 %ig funktionierende Geräte sind nützlich. Nach dem dritten Fehlalarm auf Grund technischer Mängel achtet nämlich niemand mehr auf den ausgelösten Alarm.

Im gleichen Stockwerk befinden sich noch Umkleide- und Duschräume für die Schwestern sowie ein Aufenthaltsraum.

Die Überwachungsplätze sind zu den Pflegegruppen hin völlig offen. Die Gruppenschwester sitzt auf einem überhöhten Podium. In das Arbeitspult vor ihr ist ein Überwachungsgerät mit zentraler Abfragemöglichkeit der bettseitig angebrachten Monitore mit Rückmeldung bei Alarmsignalisation eingebaut, außerdem eine Gegensprechanlage mit den wesentlichsten Funktionsräumen des Hauses und eine Patientenrufanlage. Übersichtliche Arzneischränke und Materialregale komplettieren die Einrichtung der Überwachungsplätze. Organisatorisch wertvoll erscheint uns die Einrichtung eines Versorgungsdienstes. Dieser Dienst bringt mit Hilfe eines Versorgungswagens Infusionslösungen, Medikamente und jegliches Zubehör, das vom Patienten gebraucht wird, an das Bett. Das setzt voraus, daß auch am Bett des Patienten ein gewisser Vorrat an Verbrauchsgütern vorhanden ist. Wir haben deshalb die Einrichtung so gestaltet, daß nicht nur Vakuumanschlüsse, Sauerstoff, Druckluft, Netzanschlüsse für elektrischen Strom und Meßanschlußkästen für elektrische Meßdaten am Bett des Patienten vorhanden sind, sondern auch der Tagesbedarf an Verbrauchsgütern in einem Schranksystem untergebracht werden kann.

Ein solcher Wandschrank enthält alles, was der Patient braucht, angefangen vom Thermometer über die Einmalhandschuhe, Infusionsbestecke, Verbandsmaterial, Infusionskanülen, Pflaster- und Tupferspender in allen Größen bis zur Allzweckschüssel, Einmalkatheter zum Absaugen und zur Sauerstoffinhalation, Instrumentenpäckchen, Bettschüssel, Urinflaschen usw.

Die Schrankoberfläche dient als Ablagebrett, die Schreibfläche ist herausziehbar. Darüber befindet sich ein zweites, durchgehendes Ablagebrett für Überwachungsgeräte und Infusionslösungen. Den hygienischen Aspekt einer solchen Schrankanlage habe ich Ihnen eingangs bereits geschildert. Der Tagesbedarf in den Wandschränken und der zentrale Versorgungsdienst sollen aber darüber hinaus verhindern, daß die Schwestern dauernd und immer wieder wegen irgendeiner Injektionsspritze oder einem Medikament unterwegs sind und sich so von ihrer eigentlichen Aufgabe, nämlich der Beobachtung, der Behandlung und Pflege des Patienten entfernen.

Abschließend möchte ich noch persönlich Stellung nehmen zum Einsatz elektronischer Geräte in der Patientenüberwachung. Die Skala der zu diesem Problem abgegebenen Stimmen reicht von der bedingungslosen

Zustimmung der von den technischen Möglichkeiten begeisterten Enthusiasten bis zur totalen Ablehnung durch diejenigen, die in den Überwachungsgeräten eine gefährliche Ablenkung von der eigentlichen Pflege und psychischen Betreuung des Patienten sehen. Die Wahrheit – so meinen wir – liegt in diesem Fall nicht, wie immer, in der Mitte. Die elektronischen Überwachungsanlagen haben heute bereits ihren festen Platz auf allen Wach- und Intensivbehandlungsstationen und werden – schon weil sie in der Lage sind, Vorgänge zu erfassen, die unseren Sinnen nicht zugänglich sind – immer häufiger zum Einsatz kommen.

Außerdem besteht nun einmal die Tendenz zur fortlaufenden Überwachung. Dafür gibt es genug Beispiele. Noch vor 15 Jahren wurde der Blutdruck bei Klinikaufnahme, vielleicht nach der Operation und am Ende des stationären Aufenthaltes gemessen. Heute messen wir viertelstündlich oder noch häufiger. Temperatur und Puls wurden zweimal täglich gemessen. Heute messen wir oft fortlaufend über Tage und Wochen. Natürlich nicht bei jedem Patienten, aber das liegt nicht so sehr daran, daß wir es nicht wollen, sondern daran, daß die Geräte nicht zuverlässig genug arbeiten, und die Abnahmeelektroden den Patienten noch über Gebühr belästigen. Ich denke hier an die automatische Blutdruckmessung, die der menschlichen Konkurrenz zur Zeit noch deutlich unterlegen ist. Die Schwester oder der Arzt können schneller und unkomplizierter den Blutdruck messen, Fehlerquellen ausschalten, registrieren und im gleichen Arbeitsgang aus den Meßergebnissen eine entsprechende Therapie ableiten. Ich denke an die EKG-Elektroden, die mit Flüssigkeit getränkt oder mit Elektrodengelee versehen, die Haut auf die Dauer mazerieren und über die achte Stunde hinaus keinen sicheren Kontakt geben. Da gibt es noch Gummibänder zur Befestigung der Plattenelektroden, die zweifellos die Atmung behindern, Thermofühler, die bei langer Liegedauer im Rektum Erosionen der Darmschleimhaut machen oder zumindest den Patienten stören. Das alles steht noch zu Buch auf der negativen Seite der elektronischen Überwachung. Den Einzug der Technik in die postoperative Überwachung unserer Patienten kann man damit aber nicht stoppen. Wer sich diesem Fortschritt entgegenstellt, begibt sich nach meiner Meinung auf die Ebene des Untersuchungsausschusses, der vom britischen Parlament eingesetzt wurde, um den Wert der elektrischen Glühlampen zu prüfen. Dieser kam damals zu dem Entschluß, daß Edisons Ideen zwar gut genug für unsere transatlantischen Freunde seien, aber nicht Wert der Aufmerksamkeit von Praktikern und Gelehrten.

Ich glaube, wer heute alle relevanten Tatsachen der elektronischen Überwachung kennt, kann nicht nur Kritik an dem Bestehenden üben, sondern er muß zugeben, daß uns diese elektronischen Geräte schon viel in der Überwachung unserer Patienten genützt haben. Und vielleicht wird es auch bald möglich sein, mit Hilfe eines taktilen Pulsabnehmers der Reflexions- und Transmissionsmethodik kombiniert, noch besser Frequenz,

Füllung und Tonus zu messen als der oft mit pathetischem Wehmut zitierte tastende und sinnende Finger am Puls des Patienten. Vielleicht müssen wir auch unser Pflegepersonal noch viel besser ausbilden und sie auf den Vormarsch der elektronischen Überwachungsanlagen in der Medizin vorbereiten, damit sie die Meßergebnisse sinnvoll in der Behandlung unserer Patienten verwerten können. Für staunende Augen jedenfalls ist ein Oszilloskop zu teuer.

Ein Wort wollte ich noch sagen zur Einrichtung eines sogenannten Notlabors, oder wie immer man es nennen mag. Zentrallabors – so wertvoll ihre Einrichtung für ein Klinikum ist, und so rationell sie diese Arbeit bei einer großen Anzahl durchzuführender Untersuchungen leisten, so schwierig ist es, von einem solchen Labor Sofort- oder Einzelwerte zu verlangen. Wir raten deshalb zur Einrichtung eines für die Wach- und Intensivbehandlungsstation zuständigen Kleinlabors zur Ausführung von Blutgasanalysen, Bestimmungen von Hämoglobin, Hämatokrit, Elektrolyten, Blut- und Harnzucker, sowie von harnpflichtigen Substanzen und Enzymen im Serum.

Meine sehr verehrten Damen und Herren, diese Darstellung und Schilderung der Erlanger Wach- und Intensivbehandlungsstation ist wie eingangs betont, ein Modell mit lokalem Zuschnitt. An anderen vergleichbaren Überwachungseinheiten gemessen, wird es Vor- und Nachteile aufzeigen. Aber das Erlanger Modell ist eine Diskussionsgrundlage. In zwei Jahren können wir Ihnen – vielleicht wieder in Nürnberg – dann schon von unseren Erfahrungen berichten.

Planung und Organisation einer Intensiv-
behandlungseinheit am großen Krankenhaus

Von **P. Lawin**

Nach den vorangegangenen grundsätzlichen Referaten dieser Tagung
soll ich hier auf Wunsch des Herrn Vorsitzenden über unsere sechsjährigen
Erfahrungen mit einer Intensivbehandlungsstation in einem Großkrankenhaus berichten. Zunächst sei im voraus betont, daß für Krankenhäuser mit
einer Akutbettenzahl von mehr als 600 eine zentrale Intensivbehandlungsstation mit „interdisziplinärem Charakter" nicht ausreichend ist, zumal
die optimale Bettenzahl einer solchen Station 10–15 Betten nicht überschreiten sollte. Für Groß- und Schwerpunktkrankenhäuser, in denen alle
medizinischen Disziplinen untergebracht sind, empfiehlt sich auch aus
fachlichen Gründen und entsprechend einer sinnvollen Verteilung des
Krankengutes die Einrichtung von zwei Intensivbehandlungsstationen:

Eine für den anaesthesiologisch-operativen Bereich,
eine zweite für den internistischen Bereich.

Die internistische Intensivbehandlungsstation wird entsprechend dem
dort vorhandenen Patientengut (z. B. Patienten mit Herzinfarkten, Schritt-
macherfälle) die Aufgaben einer Intensivobservation wahrnehmen, sofern
die Ärzte der internistischen Abteilung nicht über spezielle Erfahrungen
mit der maschinellen Beatmung verfügen. Sollte das der Fall sein – was
bisher selten ist –, so werden auch auf der internistischen Intensivbehandlungsstation ateminsuffiziente Emphysematiker, Asthmatiker und eventuell
Intoxikationen behandelt werden können. Auch die Hämodialyse sollte auf
einer solchen Abteilung durchgeführt werden.

Auf die Intensivbehandlungsstation der Anaesthesie-Abteilung kommen
die Patienten *aller* operativen Abteilungen: Z. B. Patienten nach Thorax-
eingriffen, mit schwerer Peritonitis, Polytraumatisierte, Schädel-Hirn-
Verletzte, Patienten, bei denen eine Beatmung notwendig wird, wie solche
mit ausgedehnten Thoraxwandverletzungen, Tetanus, Eklampsie, Wieder-
belebungsfälle der operativen Abteilungen, Intoxikationen.

Bei dieser sinnvollen Aufteilung der ärztlichen Verantwortlichkeit wird
man auch dem Mehrbedarf von Intensivbehandlungsbetten im Großkrankenhaus gerecht. Diese Konzeption erfordert, daß allen Ärzten und
Schwestern, insbesondere dem in der Aufnahme tätigen Personal, die

strenge Trennung und klare Absprache über die Aufteilung der verschiedenen Intensivbehandlungspatienten sowie die Zuständigkeiten der beiden Intensivbehandlungsstationen bekannt gemacht wird.

Nach diesem Organisationsprinzip wurde am 5. Januar 1963 mit der Arbeit auf der der Anaesthesie-Abteilung des Allgemeinen Krankenhauses Altona angeschlossenen Intensivbehandlungsstation begonnen. Sie war die erste Station dieser Art in Hamburg. Später konzentrierten die Internisten unseres Krankenhauses auch ihre Patienten auf einer entsprechenden Intensivbehandlungsstation.

Zwei Fakten möchte ich als erfreulich besonders hervorheben:

1. Zwischen Anaesthesisten und Internisten bestand von Anfang an eine enge Zusammenarbeit, die für beide als Bereicherung angesehen wird.

2. Es gab und gibt keine Kompetenzstreitigkeiten zwischen den Ärzten der verschiedenen operativen Abteilungen, die uns ihre Patienten verlegen, und uns Anaesthesisten.

Im folgenden möchte ich Ihnen über unsere Erfahrungen mit einer Intensivbehandlungsstation berichten, die wir in dem alten Krankenhaus eingerichtet haben, und über die Konsequenzen, die wir für den Neubau gezogen haben, den wir 1970 beziehen werden. Es ergab sich die günstige Gelegenheit, neben der Aufbauarbeit in einem alten Krankenhaus an der Planung und Realisierung unserer Vorschläge für den Neubau mitzuwirken.

Bauform und Gestaltung: Im Altbau wurde uns eine ehemalige chirurgische Station (Abb. 1) zur Verfügung gestellt, die entsprechend den architektonischen Gegebenheiten – großräumige Grundfläche – nur eine Gestaltung nach dem sogenannten „offenen Plan" zuließ. Dies wird in Altbauten meistens die Lösung sein, die sich ohne allzugroßen Aufwand realisieren lassen wird. Der „Saal", der früher mit 14 Betten besetzt war, wurde durch 2 m hohe Holzwände als Sichtschutz in mehrere Zweibett- bzw. Einbettboxen unterteilt (Abb. 2). Insgesamt wurden mit den beiden anderen Räumen 13 Bettenplätze für Intensivbehandlungspatienten ermöglicht. Hierbei hat sich herausgestellt, daß Einbettboxen vorteilhafter als Zweibettboxen sind, der Raumbedarf für Einbettboxen jedoch mindestens 10 m² betragen sollte. Bei differentem Krankengut und verschiedenen operativen Abteilungen und Unterbringung von Patienten beiderlei Geschlechts in einem Großraum ist sichtbegrenzten Einbettstellplätzen absolut der Vorzug zu geben. So stellt z. B. die gemeinsame Unterbringung eines tiefbewußtlosen Schädel-Hirn-Verletzten für einen nicht bewußtseinsgetrübten, polytraumatisierten Patienten eine zusätzliche Beängstigung und psychische Belastung dar.

Installation und Geräte: Der Station wurde eine zentrale Sauerstoffanlage mit automatisch arbeitender Doppelbatterie vorgeschaltet. Damit ist die kontinuierliche Sauerstoffzufuhr garantiert. Der Wechsel von Sauerstoff-

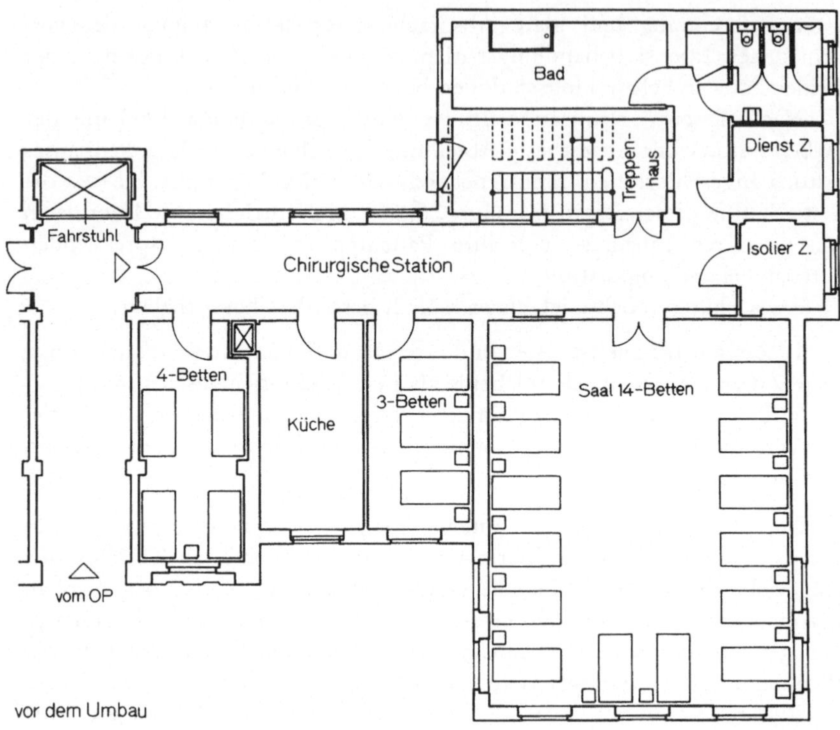

Abb. 1. Grundriß einer chirurgischen Station vor dem Umbau zu einer Intensivbehandlungsstation

flaschen, der stets mit Unruhe verbunden ist, und der von zufällig vorhandenem oder nicht vorhandenem Personal abhängt, entfällt somit.
Beatmungspatienten dürfen der Gefahr des Ausfalles der Sauerstoff-
versorgung auf keinen Fall ausgesetzt sein. In Hinsicht auf den Neubau
wurde von der Installation einer Druckluftanlage aus finanziellen Gründen
abgesehen. Dieses hat sich als sehr nachteilig erwiesen, da infolge Zunahme
der Beatmungsfälle der Sauerstoffverbrauch enorm zugenommen hat.
Druckluftanlagen sollten auch bei der Einrichtung von Intensivbehandlungsstationen im Altbau auf keinen Fall fehlen. Sie sind erforderlich zum
Betreiben der Absauggeräte wie auch der druckgesteuerten Beatmungsgeräte, die bei Anwendung von Sauerstoff als Druckgas unphysiologisch
hohe Sauerstoffwerte in der Inspirationsluft liefern.

Die Mindestforderung an Geräten und Instrumenten für operative
Noteingriffe wurde für unsere Station erfüllt; Jahr um Jahr konnten
moderne Geräte zusätzlich angeschafft werden. So sind vorhanden: Monitore, Defibrillator und Schrittmacher, an Beatmungsgeräten: 1 Engström-

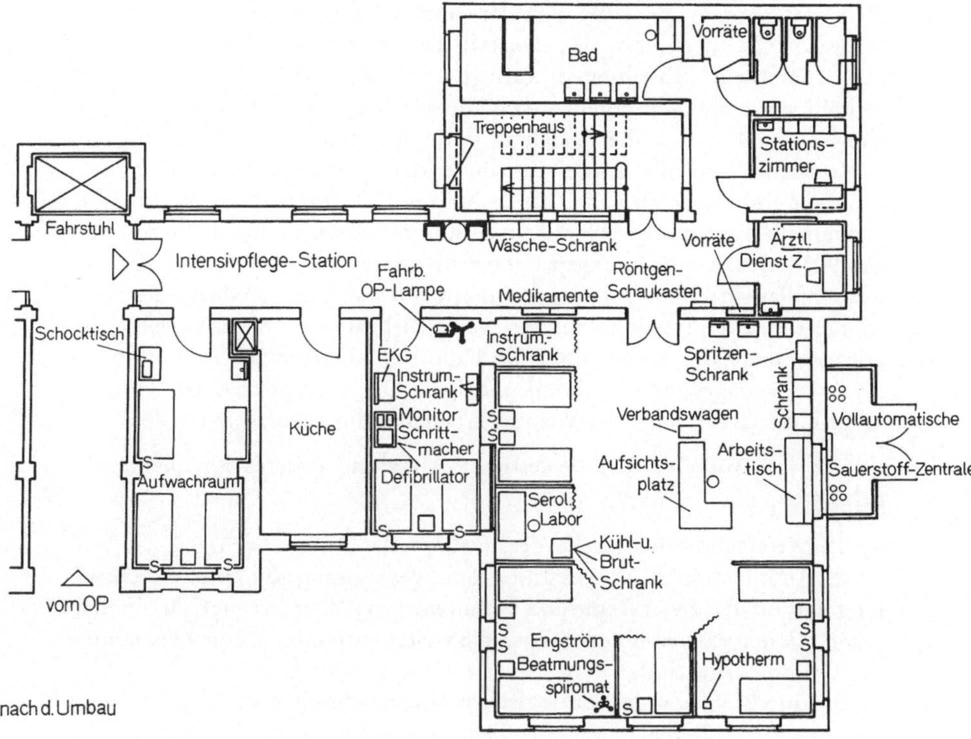

Abb. 2. Grundriß einer Intensivpflegestation nach dem Umbau nach dem sog. „offenen Plan"

Respirator, 1 Dräger-Spiromat, 2 Bird-, ein Benett-Respirator, 1 Dräger-Assistor mit Timer. Für eilige Laboruntersuchungen befinden sich auf der Station ein Astrup-Gerät, ein A-O-Oxymeter, eine Mikrohämatokritzentrifuge.

Ausnutzung der Station: Die Zahl der Intensivbehandlungsfälle hat sich bei gleichbleibender Gesamtbettenzahl im Krankenhaus erhöht (Tab. 1).

Tabelle 1. *Allgemeines Krankenhaus Altona in Hamburg*

	Intensivbehandlungsfälle der Anaesthesie-Abteilung	Gesamtpatientenzahl im Allg. Krankenhaus Altona
1963	454	(9421)
1964	439	(9110)
1965	592	(8861)
1966	629	(8390)
1967	903	(8765)
1968 (1. 1.–31. 10.)	621	(7740)

1967 waren mehr als 10% aller Patienten eine gewisse Zeit auf dieser
Station. Von den von uns behandelten Patienten wurden 577 von
den operativen Abteilungen verlegt, 320 als akute Fälle neu aufgenommen. Insgesamt ergeben sich für das Jahr 1967 3022 Berechnungs-
tage. Zu erklären ist die Zunahme durch vermehrte thorax- und gefäß-
chirurgische Eingriffe sowie Zunahme der Beatmungsfälle infolge er-
weiterter Indikationsstellung, da Technik und Kenntnisse gerade über die
maschinelle Beatmung in den letzten Jahren verbessert worden sind. Von
den 903 Intensivbehandlungspatienten im Jahre 1967 mußten 141 beatmet
werden, das sind 15,6%. Dabei konnten wir feststellen, daß durch die großzügige Indikationsstellung zur rechtzeitigen Beatmung die Zahl der Langzeitbeatmungsfälle zurückging, die Fälle mit kurzfristiger Beatmung für
ca. 3 Tage dagegen zugenommen haben. Die Komplikationen konnten
so gesenkt, die Erfolge des Respiratorbehandlung verbessert werden.

Zu den Aufgaben der Anaesthesie-Abteilung unseres Krankenhauses
gehören:

1. Die anaesthesiologische Versorgung aller Abteilungen.
2. Administration, Organisation und Versorgung der Intensivbehandlungsstation in eigener Regie und Verantwortung, aber in enger Zusammenarbeit mit den einweisenden Ärzten, die weiter zuständig für die Behandlung
des Grundleidens sind.
3. Durchführung der serologischen Untersuchungen für Transfusionen
im operativen Bereich, einschließlich Notfallblutgruppenbestimmungen.
4. Durchführung der Blutgasanalysen in unserem Bereich.
5. Kleinere operative Eingriffe wie Venae sectio zum Legen von Cava-
Kathetern, Subclavia-Katheterismus, Thoraxdrainagen und Tracheotomien.
Die genannten Eingriffe werden mit Ausnahme der Tracheotomien auch auf
den internistischen Stationen von uns durchgeführt.
6. Wiederbelebung bei Notaufnahmen; bei internistischen Patienten,
z. B. Infarktpatienten, im Team mit einem Internisten. Bei Auslösung des
„Herz-Alarms" werden über Personenrufanlage ein Anaesthesist, eine
Anaesthesieschwester und ein Internist zusammengerufen.
7. Seit einem Jahr führen wir konsequent Inhalationstherapie mit inter-
mittierendem positiven Überdruck mehrmals täglich sowohl bei unseren
Intensivbehandlungspatienten wie auch bei gehfähigen Patienten der
anderen Abteilungen im Krankenhaus durch. Hierfür haben wir einen
Raum mit drei Inhalationssitzplätzen und drei installierten Bird-Respiratoren. Bis zum 1. Oktober d. J. teilten sich in diese zusätzliche Aufgabe die
Anaesthesieschwestern und die Schwestern der Intensivbehandlungsstation.
Seit dem 1. Oktober steht uns nur für diese Tätigkeit ganztägig ein Pfleger
zur Verfügung. Daher ergaben sich die plötzlich angestiegenen Leistungen
seit Oktober 1968 (Tab. 2).

Tabelle 2. *Inhalationstherapie mit IPPB (1968)*

Monat	Jan.	Febr.	März	Apr.	Mai	Juni	Juli	Aug.	Sept.	Okt.	Nov.	Dez.	Ges.
Intensivbehandlungsstation													
Patienten	29	27	30	18	23	11	17	28	25	35	39	39	321
Sitzungen	259	361	279	163	322	138	199	267	328	690	214	329	3549
Andere Abteilungen (gehfähige Pat.)													
Patienten	5	4	8	3	2	5	12	9	7	24	28	32	139
Sitzungen	18	130	180	52	42	21	173	118	105	231	352	494	1916

Es ist mir außerordentlich wichtig, diese Aufgabe besonders zu betonen. Pulmonale Komplikationen zählen während der Intensivbehandlung zu den häufigsten und gefürchtetsten. Ihnen zu begegnen gelingt in vielen Fällen mit einer mehrmals täglich durchgeführten, druckgesteuerten Beatmungsinhalation.

Sechs Patienten mit Rippenserienfrakturen, die vor Einführung dieser Therapie zwangsläufig zu Langzeitbeatmungsfällen geworden wären, konnten mit einer 8mal täglich angewandten Beatmungsinhalation erfolgreich behandelt werden. Die Anwendung dieser Methode im Rahmen der präoperativen Behandlung von Emphysematikern ist ebenfalls von größtem therapeutischen Wert. Unsere Chirurgen machen regen Gebrauch von dieser Einrichtung. Mit einer angelernten Pflegekraft hat man die Möglichkeit, viele Patienten zu behandeln, der Aufwand für diese effektive Methode ist also nicht sehr groß.

Die von der Hamburger Gesundheitsbehörde verwirklichte Konzeption der Organisation von Intensivbehandlungsstationen hat sich hervorragend bewährt. Inzwischen sind sechs weitere Anaesthesie-Abteilungen Hamburger Großkrankenhäuser Intensivbehandlungsstationen angeschlossen. Die Aufgaben und die Verantwortung für unser Fach sind damit in bedeutendem Maße gestiegen. Die Ausstattung dieser Stationen ist als ausreichend zu bezeichnen, Verbesserungen sind immer möglich. Aber – wo viel Licht ist, ist auch viel Schatten: Als völlig unzureichend muß die personelle Besetzung sowohl im ärztlichen wie auch im pflegerischen Bereich angesehen werden. Entgegen dem internationalen Standard und zahlreichen Eingaben kompetenter Ärzte gewähren die Hamburger Behörden auf Grund eigener Vorstellungen über Intensivbehandlungsstationen seit Jahren nur eine Schwester für 1,5 Betten für 24 Std. Das bedeutet, daß beim 8-Std-Schichtdienst einer 12-Betten-Station zwei Schwestern pro Schicht in praxi zur Verfügung stehen! Dieser Schlüssel schließt nachtdienstfreie und feiertagsfreie Tage, Urlaub und Krankheit der Schwestern ein. Die Folgen sind seit Jahren Überstundenzahlen (Tab. 3), die unzumutbar sind, und die in industriellen Betrieben zu massiven Einsprüchen von

Tabelle 3. *Überstunden der Schwestern (beim Schlüssel 1 : 1,5)*

	1966	1967	1968
Januar	134	83	124
Februar	170	101	66
März	112	171	58
April	41	127	110
Mai	—	148	132
Juni	108	165	81
Juli	—	216	127
August	191	107	68
September	60	162	37
Oktober	106	147	134
November	153	115	107
Dezember	123	112	165
	1198	1654	1209

seiten der Gewerkschaft geführt hätten. Die Schwestern dieser Station wurden entsprechend ihrer höheren Verantwortung und nach Teilnahme an einem 6-, jetzt 9monatigen Unterrichtskursus in Anaesthesie und Intensivbehandlung der Vergütungsgruppe Kr IV zugeordnet. Der Einsatz von Hilfskräften, die die zahlreichen Reinigungsarbeiten, Botengängen etc. übernehmen und so die erfahrenen Schwestern entlasten könnten von den Arbeiten, die sie ja gar nicht mehr tun sollen und wollen, wurde nicht bewilligt, „um nicht Pflegekräfte ersten und zweiten Ranges auf einer Station zu haben". Die Folge ist Bitternis und Enttäuschung der Schwestern, denen es an Interesse und Einsatzfreudigkeit nicht fehlt, die aber auch nicht einzusehen vermögen, daß sie in ihre Spezialausbildung zusätzlich investieren und mehr Verantwortung übernehmen mußten, und die doch alles wieder – auch die Reinigungsarbeiten – selber machen müssen.

Auch Schreibkräfte werden nach wie vor abgelehnt, die zahlreichen Schreibarbeiten, wie Verlaufs- und Verlegungsberichte, Abschlußberichte, Sektionsanträge, Dokumentation etc., sollen von den Krankenhaussekretärinnen der anderen Abteilungen bewältigt werden. Daß dies in praxi nicht durchzuführen ist, liegt auf der Hand. So bietet sich täglich das unwürdige Schauspiel, daß approbierte Ärzte mit zwei Fingern tippend diese Arbeiten erledigen.

Eine Assistenzarztstelle wird für eine Intensivbehandlungsstation zugebilligt. Zum anderen ist aber auch nur ein Assistenzarzt im Nachtdienst für die gesamte Anaesthesie-Abteilung bezahlt. In praxi sieht das so aus, daß dieser eine Arzt – da nachts regelmäßig operiert wird – für Stunden mit Narkosen beschäftigt ist, und die Intensivbehandlungsstation, auf der zeitweise bis zu sechs Beatmungspatienten liegen, für diese Stunden ohne Arzt ist. Ein Oberarztdienst wurde trotz Antrag abgelehnt, dafür nur eine Oberarztdienstrufbereitschaft befürwortet. Da auch der „Schlüssel" von Anaesthesie-Arztstellen völlig unzureichend ist, ergeben sich auch für die Ärzte regelmäßig Überstunden, die sich im Jahre 1968 bis einschließlich 31. 10. auf 1300 beliefen. Nach Abzug der geldlich vergüteten Oberarzt-rufbereitschaftsdienste und der durch Freizeit abgegoltenen Überstunden der Assistenzärzte, was selten möglich ist, mußten 1967 473,5 und 1968 bis 31. 10. fast 600 Überstunden für Assistenzärzte bezahlt werden (Tab. 4).

Tabelle 4. *Überstunden der Ärzte der Anaesthesie-Abteilung*

	1967	1968
Januar	50,0	69,0
Februar	60,0	61,0
März	47,5	41,0
April	50,0	82,0
Mai	34,0	76,5
Juni	27,0	111,5
Juli	34,0	89,0
August	26,0	68,5
September	33,0	30,0
Oktober	54,0	70,0
November	25,0	—
Dezember	33,0	—
	473,5	598,5 Stunden

Durch solche Regelungen werden Ärzte und Schwestern täglich an die Grenzen ihrer Verantwortungskapazität wie ihrer physischen Leistungs-fähigkeit gebracht. Die Patienten einer solchen Station haben aber einen Anspruch auf wirklich intensive Behandlung und Überwachung. Eine ständige personelle Unterbesetzung ist eine Zumutung nicht nur für die Kranken, sondern auch für die Schwestern und Ärzte. Es ist unsere Pflicht, den Krankenhausträger immer wieder auch auf seine Verantwortung auf-merksam zu machen.

Mit unseren positiven und auch bitteren Erfahrungen haben sich für unseren Neubau – ein 1300-Betten-Krankenhaus – folgende Konsequenzen ergeben:

1. Das Organisationsprinzip wird beibehalten.

2. Die Bauformen der neuen Intensivbehandlungsstationen sind ge-ändert worden. Die Anlage nach dem „offenen Plan" hat – für differentes Krankengut aus verschiedenen Abteilungen – zu viele Nachteile: „Die Saalatmosphäre" geht auf Kosten einer individuellen Betreuung; die oft nicht zu vermeidende Unruhe durch Geräusche von Beatmungsgeräten, akustischen Pulsmonitoren und von notwendig werdenden akuten Maß-nahmen, durch Eintreffen und Verlegen von Patienten, Abtransport

Gestorbener und Visiten mit meist vielen diskutierenden Ärzten stellen eine echte Belastung für die Patienten dar, der sie oftmals psychisch nicht gewachsen sind. Besonders belastend und störend werden auch die Patienten die Aktivität dieser Station empfinden, die nur als „potentielle Intensivbehandlungspatienten" anzusehen sind, die nicht mehr einer intensiven Behandlung, jedoch einer ständigen Überwachung bedürfen. Und ganz besonders begünstigt die Anlage nach „offenem Plan" Querinfektionen. Vielfach sind es gerade Patienten mit septischen Krankheitsbildern, die auf einer solchen Station behandelt werden müssen.

Wir haben uns daher im Neubau für eine Anlage nach „modifiziertem offenem Plan" (Poulsen) entschlossen. Auch hierbei müssen die baulichen Voraussetzungen gegeben sein, um eine ausreichende Übersicht über alle Patienten einer Einheit zu gewährleisten. Dies wird erreicht, wenn, wie in unserem Falle, vier Zimmer mit jeweils ein bis zwei Betten zu einer Pflegegruppe mit einem vorgeschalteten Aufsichtsplatz zusammengefaßt werden, eine Konzeption, die Opderbecke vor Jahren angegeben hat. Die einzelnen Zimmer werden mit auf einem Mauersockel stehenden, großen Glaswänden voneinander getrennt. Die Glaswände bestehen aus Doppelglasscheiben, zwischen denen kleingliedrige Jalousetten angebracht sind, um bei Bedarf ausreichenden Sichtschutz zu ermöglichen. Die Aufteilung einer Überwachungseinheit in Einzelräumen gibt jedem Patienten das Gefühl, individuell behandelt zu werden; bei Notfallbehandlungen und operativen Eingriffen am Bett werden andere Patienten nicht beunruhigt. Für die Intensivbehandlungsstation der Anaesthesie-Abteilung (Abb. 3) stehen zwei Einheiten mit je sechs Betten sowie zwei Isolierzimmer mit einem bzw. zwei Betten zur Verfügung. Hier finden auch Patienten mit Tetanus oder Eklampsie die notwendige Ruhe. Bettenzimmer und Funktionsräume ergeben für diese 15 Betten eine Grundfläche von 400 m², so daß pro Bett 27 m² zur Verfügung stehen. Personalräume und Flure sind dabei nicht mitgerechnet. Die direkte Verbindung mit den beiden Aufwachräumen, die in septische und aseptische Zonen unterteilt sind, erlaubt ein Ausweichen auf diese Betten bei Überbelegung der Intensivbehandlungseinheiten.

Um den Platz um das Patientenbett nicht noch mehr einzuengen, und um möglichst wenig Geräte auf dem Fußboden stehen zu haben, waren wir bei der Planung der Installation darauf bedacht, möglichst viele Geräte und Zubehörteile an der Wand zu befestigen. Wie auf Abbildung 4 zu erkennen ist, wurden pro Patient drei Vakuumanschlüsse für die Ableitung von Magensonde, Abdominal- und Thoraxdrains sowie ein vierter Vakuumanschluß für die Bronchialsekretabsaugung vorgesehen. Anschlüsse für Sauerstoff und Druckluft sowie vier Netzanschlüsse für elektrischen Strom sind pro Bettstellplatz vorgesehen. Zusatzgeräte zur Sauerstoffanfeuchtung, Blutdruckapparate, Kurvenhalter, Tabletthalter und ausziehbare Lampen (Luxo-Lampe) werden an Klemmleisten (Modura-System) bzw. an wand-

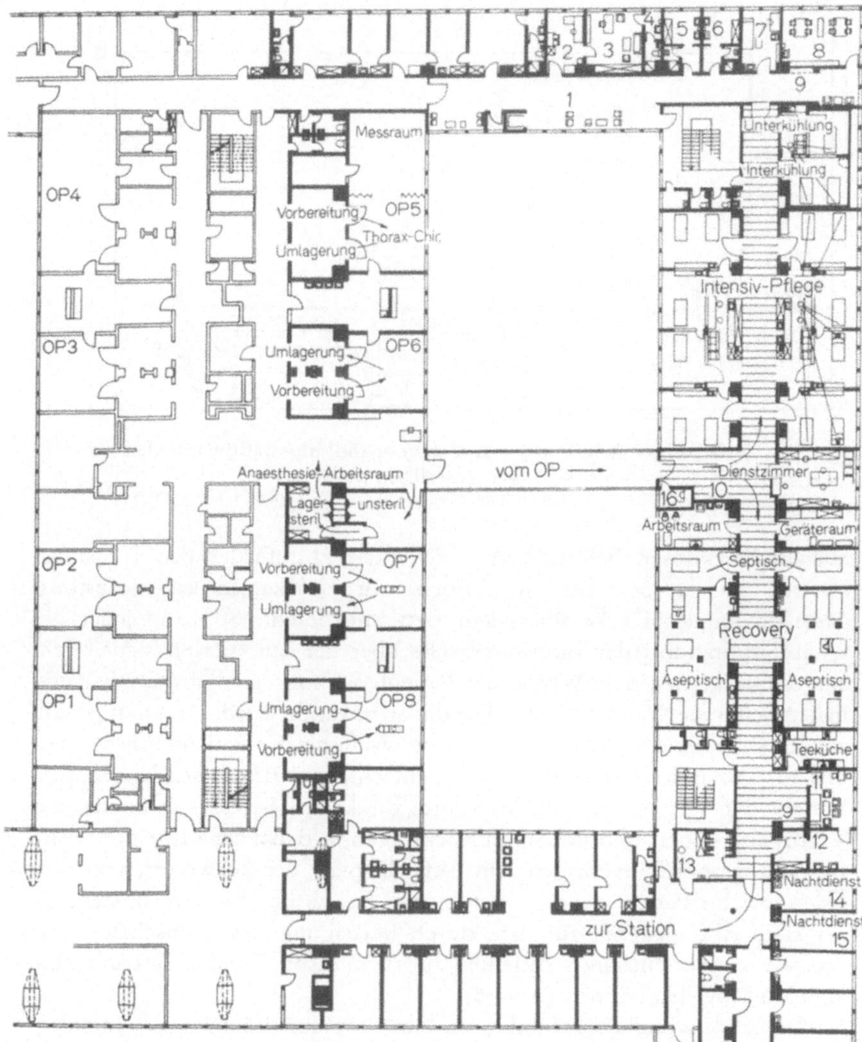

Abb. 3. Grundriß der Operationsabteilung mit der parallel dazu angeordneten Bettenstation der Anaesthesieabteilung, Unterteilung in Intensivbehandlungsräume und Aufwachräume. Besprechungsplatz mit Röntgen-Schautafel (10), Dienstzimmer, Labor (16), Arbeitsraum, Geräteraum, Aufenthalt für Schwestern (11) und Teeküche, Umkleideraum für Schwestern (12), Umkleideraum für Ärzte und Besucher (9), Raum für Schmutzwäsche (13). Für die Ärzte stehen folgende Räume zur Verfügung: Zwei Zimmer für die diensthabenden Anaesthesisten (14), (15), Besprechungszimmer der Anaesthesisten (8), Oberarztzimmer (7), Umkleide- und Duschraum für Ärzte (6), Umkleide- und Duschraum für Ärztinnen (5), Chefarztzimmer (3) mit Umkleideraum und Dusche (4), Vorzimmer (2), Warteplatz für Besucher (1)

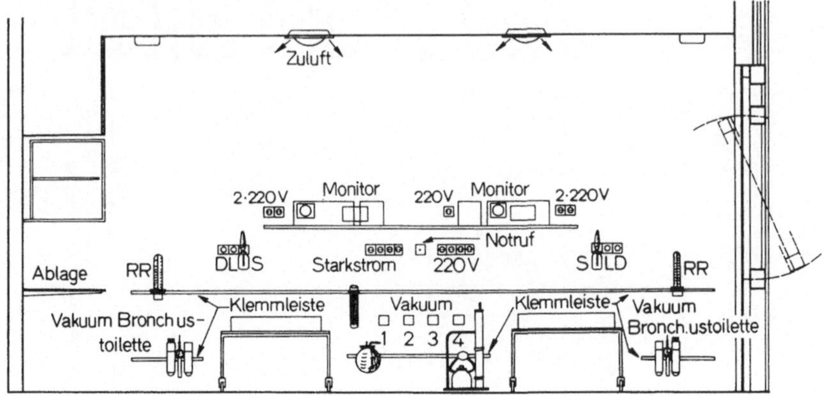

Abb. 4. Aufriß einer Wand in der Intensivbehandlungsstation mit den notwendigen Installationen

ebenen Steckdosen befestigt. An Stelle der raumfordernden Infusionsständer wurden Schienen in U-Form mit Laufkatzen und Infusionsgestellen an der Decke über dem Bett angebracht. So kann jeder gewünschte Standort der Infusionsflasche über der punktierten Vene leicht eingestellt werden. Die Wände der Patientenzimmer sind abwaschbar und haben hellgraue Wandanstriche. Für die Stirnwände wurde ein Orange-Ton ausgewählt. Bei der elektronischen Überwachung der Patienten haben wir uns für das individuelle Monitoring entschieden. Bei dieser Konzeption besteht der Vorteil, daß die Meßwerte direkt am Bett des Patienten zur Verfügung stehen, und sich somit Rückfragen, z. B. bei der Visite oder beim Konsiliargespräch, erübrigen. Am Aufsichtsplatz der Schwester, von dem jeder einzelne Patient der 6-Betten-Einheit frei zu überblicken ist, steht ein zentrales Abfragegerät, auf dem durch Betätigung des Wahlschalters die Meßwerte jedes einzelnen Patienten auf den entsprechenden Instrumenten abgelesen werden können (Abb. 5).

Operationsabteilung, Funktions- und Personalräume der Intensivbehandlungsstation sind in einem gemeinsamen Trakt des Krankenhauses etabliert (s. Abb. 4), so daß die Aufgaben der Anaesthesiologie in zusammenhängenden Arealen wahrgenommen werden können.

Im Trakt der Abteilung für physikalische Therapie steht uns ein Inhalationstherapieraum mit 5 Plätzen zur Verfügung.

Bedauerlicherweise ist die internistische Intensivbehandlungsstation, weit von der unsrigen, im 19. Stockwerk des Bettenhochhauses untergebracht. Bei neueren Planungen sollte man darauf achten, daß beide Intensivbehandlungsstationen räumlich aneinander grenzen, was viele Vorteile bieten würde. Die Zusammenarbeit könnte noch intensiver sein,

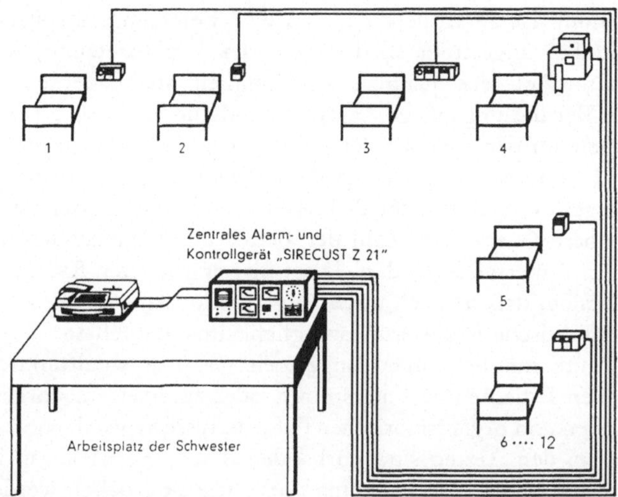

Abb. 5. Skizze einer Kombination von individuellem und zentralem Monitoring. Bettseitige Überwachungsgeräte und zentrales Alarm- und Kontrollgerät am Arbeitsplatz der Schwester. (Siemens AG., Erlangen)

teure Geräte könnten schnell ausgeliehen, kompetentes Personal ebenfalls rasch eingesetzt werden.

Die Organisation des Herzalarms im Neubau hatte auch bauseitige Konsequenzen. Es mußte garantiert werden, daß innerhalb von 20 sec eine Aufzugkabine am Standort der Wiederbelebungswagen eintrifft. Zwei „Max"-Wiederbelebungswagen (Firma Corbin Farnsworth) stehen in der Aufnahmestation zum dortigen Einsatz wie zur Fahrt auf die Stationen des Bettenhochhauses in Fahrstuhlnähe bereit. Beim Auslösen des „Max"-Alarms erfolgt eine Entzonung der Personenaufzugsgruppe und Schlüsselschaltung der Kabinen. Die in Bewegung befindlichen Aufzüge der großen Sechserfahrstuhlgruppe werden beim nächsten Stop auf Abwärtsrichtung umgesteuert und fahren im non-stop unter Mißachtung aller bestehenden Innen- und Außenkommandos bis zur Standhaltestelle der „Max"-Einheiten. Das Ärzteteam für den Herzalarm (ein Anaesthesist, ein Internist, eine Anaesthesieschwester) werden über Funkgeräte benachrichtigt.

Nachdem wir in den letzten Jahren einen vergeblichen Kampf um Vermehrung der Stellen für Ärzte und Schwestern geführt haben, zeichnen sich nunmehr hoffnungsvollere Aussichten ab. Die neuen Vorstellungen, die von uns Ärzten zusammen mit den Vertretern der Hamburger Gesundheitsbehörde entwickelt wurden, sind gerade von Dr. NACHTRAB, dem Dezernenten des Ärztlichen Krankenhausdienstes in Heft 5 der „Zeitschrift für Praktische Anaesthesie und Wiederbelebung" publiziert worden. Dieser

Veröffentlichung ist zu entnehmen, daß eine Besetzung im pflegerischen Bereich von 1:1 angestrebt wird, unter der Voraussetzung, daß diese Kräfte sich nur mit der qualifizierten Tätigkeit am Patienten, mit der eigentlichen Behandlungspflege befassen, und für einfachere pflegerische Verrichtungen auf dem Bereich der Grundpflege usw. ergänzendes Pflegehilfspersonal verfügbar ist. Der ärztliche Dienst eigens für die Intensivbehandlungsstation benötigt für den 24-Std-Dienst mindestens vier Ärzte, wobei die obere Grenze der Zahl der Betten einer Intensivbehandlungsstation 20 nicht überschreiten darf. Diese hier erarbeiteten Richtlinien, von denen wir hoffen, daß sie auch unser Organisationsamt anerkennt, möchte ich hier als praktische Realisierungsmöglichkeiten empfehlen.

Es ist heute möglich, über lange Zeit gestörte Vitalfunktionen bei schwerkranken Patienten zu unterstützen oder zu ersetzen, vorausgesetzt, alle technischen und organisatorischen Erfordernisse sowie die notwendigen Kenntnisse bei den Ärzten sind vorhanden. Diese Entwicklung hat dazu geführt, daß das Leben von Patienten dort aufrecht erhalten werden kann, wo diese Behandlungsmethoden praktiziert werden. Die Zahl der Kliniken in Deutschland, die über solche Einrichtungen verfügen, macht aber nur einen geringen Prozentsatz aus. Dagegen ist die Zahl der Kranken, die dieser intensiven Behandlungsmaßnahmen bedürfen, viel größer als die der heutzutage durchgeführten Behandlungen. Vielfach fehlen sogar Voraussetzungen für die Erkennung von akuten oder schleichenden Ateminsuffizienzen, Versagen der Nierenfunktion oder des Herzens und des Kreislaufes. Geräte und Laboratoriumseinrichtungen sind für Erkennung wie für Behandlung vitaler Funktionsstörungen notwendig. Sie sind aber gar nicht so teuer und jedem Krankenhausträger zuzumuten. Unentbehrlich jedoch sind rund um die Uhr ausreichend erfahrene Ärzte und Schwestern. Elektronische Überwachungsgeräte ersetzen keine Schwester, die nach wie vor für den direkten Kontakt und die direkte Überwachung des Patienten mehr denn je benötigt wird. Die Geräte können ein zitterndes, schreiendes Kind nicht trösten, sie können keine Schmerzen eines Patienten anzeigen, noch einen stuporösen, motorisch unruhigen Patienten bändigen. Diese Probleme können nur durch Menschen, und zwar durch trainierte, erfahrene, geschickte und intelligente gemeistert werden. Sie wiederum dürfen nicht in unzumutbarer Weise überfordert werden. Mein dringender Appell richtet sich daher an die Krankenhausträger, hier Verständnis und Aufgeschlossenheit zu zeigen. Intensivbehandlung mit zeitgerechtem Niveau durchgeführt, ist nur möglich mit ausreichendem und qualifiziertem Personal.

Die Intensivbehandlungseinheit eines mittleren Krankenhauses

Von **H. A. Berkel**

Am Städt. Krankenhaus Lüdenscheid wurde 1964 eine selbständige Anaesthesieabteilung errichtet und ihr die Aufgabe übertragen, eine unmittelbar neben dem Operationstrakt gelegene chirurgische Station zu einer – wie es zunächst hieß – Wachstation umzubauen und ihre ärztliche und organisatorische Leitung zu übernehmen. Diese Station hatte ursprünglich in vier Zimmern 25 Betten. Außerdem waren ein Behandlungsraum, eine Teeküche, ein Bad und ein Toilettenraum vorhanden. Zwischen drei nebeneinanderliegenden Zimmern wurden die Trennwände entfernt und so ein einziger großer Raum von 17,10 × 5,30 m geschaffen. Dieser wurde durch eine ca. 2 m hohe Konstruktion aus Holz und Glas optisch in drei übersichtliche Gruppen unterteilt, die im Normalfall 9 Betten aufnehmen können. Die Fenster dieser Trennwände sind durch Springrollos zu verdecken. Die drei Türen zum Flur wurden belassen und mit Fenstern versehen, die von innen mit einem abnehmbaren Vorhang verdeckt sind. So haben Besucher eine Möglichkeit, ihre Angehörigen zu sehen, ohne die Station betreten zu müssen. Besuche am Krankenbett sind nur für kurze Zeit und einzeln gestattet. Vor Betreten der Station erhalten die Besucher eine Schutzkleidung. Durch die optische Trennung in drei verschieden große Gruppen ist es möglich, die Belegung der Station flexibel zu gestalten, und Frauen und Männer im gleichen Raum unterzubringen. Da es sich immer um Schwerkranke handelt, hat es bei diesem Verfahren nie Schwierigkeiten gegeben; auch von den Angehörigen haben wir nie Klagen darüber gehört. Die hygienischen und bakteriologischen Probleme dieser offenen Form sind uns bekannt; die Einrichtung einer geschlossenen Bauform wäre aber bei uns an räumlicher Enge und Personalknappheit gescheitert.

Eine zentrale Gasversorgungsanlage war anfänglich von der Verwaltung abgelehnt worden, da das Krankenhaus durch einen Neubau ersetzt werden soll. Nach einjähriger Tätigkeit der Anaesthesieabteilung ergab aber ein Kostenvergleich, daß eine zentrale Gasversorgung sich durch Wegfall der Gasflaschen in etwa 4 Jahren bezahlt machen würde. Daraufhin wurden vor 2 Jahren Leitungen für Sauerstoff und Druckluft mit je 5 Anschlußstellen nachträglich eingebaut. Um den Stationsbetrieb nicht zu lange unterbrechen zu müssen, wurden diese Leitungen über Putz verlegt. Die Ausrüstung der Station besteht heute aus einem Spiromaten Baujahr 1961, einem Spiromaten 661, einem Bird-Respirator, einem Poliomaten, der mitunter noch zur Beatmung lungengesunder Patienten eingesetzt wird, wenn alle anderen Geräte in Betrieb sind, je einem Sauerstoff- und Klimazelt, 2 Geräten zur Peritoneal-Dialyse, Absauggeräten und Sauerstoffentnahmegeräten. Die elektronische Ausstattung besteht vorerst nur aus einzelnen Geräten, die stufenweise zu einer bettseitigen Einzelüberwachung ausgebaut werden sollen. Wir haben bisher ein Überwachungsgerät mit Pulskontrolle über EKG-Ableitung oder photoelektrischen Pulsabnehmer mit Darstellung der EKG- oder Pulskurve auf einer Bildröhre und einen eingebauten Atemfrequenzzähler mit Thermistorsonde, wobei vorwählbare Grenzwerte bei Veränderungen beider Frequenzen Alarm auslösen können. Ein weiteres Überwachungsgerät ist mit einem Schrittmacher kombiniert, der zur passageren Behandlung bradykarder Rhythmusstörungen dient. Ein drittes Gerät besteht aus einer Kombination von EKG-Überwachung, Schrittmacher und Synchron-Defibrillator. Zur Notfallbehandlung sind Atembeutel mit Masken, Notintubationsbesteck und Notfall-EKG griffbereit auf einem Sockel untergebracht. Daneben liegt auf einem Medikamentenschrank ein leuchtend rot gestrichenes Brett mit der Aufschrift „Herzmassage". Eigene Bestecke für Venae-sectio – die allerdings zugunsten der perkutanen Einführung eines Vena-cava-Katheters via V. subclavia an Bedeutung verloren hat –, Thorax-Drainage- und Thorakotomiebesteck machen die Station von der Operationsabteilung unabhängig[1].

Eine eigene Laborausstattung ist bis auf ein Gerät zur Blutvolumenbestimmung und einen Testsatz zum raschen Nachweis häufig vorkommender Gifte nicht vorhanden. Alle dringlichen Untersuchungen einschließlich Blutgasanalysen werden zu jeder Zeit vom Labor des Krankenhauses vorgenommen. Röntgenkontrollen am Bett werden mit einem Gerät der Strahlenabteilung angefertigt.

Alle nicht benutzten Geräte stehen in einem Raum gegenüber der Station, der zusätzlich als Behandlungsraum für einen Zahnarzt eingerichtet ist. Der frühere Behandlungsraum dient als Umkleideraum für das Personal und gleichzeitig als Aufnahmeraum für Patienten, die sofort von draußen, häufig verschmutzt, auf die Station kommen. Das frühere 4. Bettenzimmer wurde als Arztzimmer eingerichtet. Station, Behandlungszimmer, Arztzimmer, Stationsküche und OP sind durch eine Wechselsprechanlage miteinander verbunden.

Ein Überblick über 4 Jahre praktischer Tätigkeit mit dieser kombinierten Intensivbehandlungs- und Wachstation sollte Veranlassung zur

---

[1] Ein Echo-Encephalograph erleichtert die Verlaufskontrolle bei Schädel-Hirn-Verletzungen.

Diskussion sein, ob sich diese Einrichtung in einem mittleren Krankenhaus bewährt hat. Das Krankenhaus hat außer den 9 Betten der Intensivbehandlungsstation 566 Betten für 7 klinische Abteilungen:

1. Chir. Abt.	83 Betten
2. Chir. Abt.	87 Betten
Gynäk.-Geburtsh. Abt.	58 Betten
Innere Abt.	151 Betten
Augenabt.	40 Betten
Kinderklinik	141 Betten
Strahlenabt.	6 Betten

In 4 Jahren wurden auf der Intensivbehandlungsstation 2384 Patienten mit 10586 Pflegetagen behandelt:

Chir. Patienten 1802 = 75,6% mit 8571 Pflegetagen und 89 Todesfällen = 4,9%.

Gynäk. Patientinnen 50 = 2,0% mit 150 Pflegetagen und 2 Todesfällen = 4,0%.

Interne Patienten 532 = 22,4% mit 1865 Pflegetagen und 98 Todesfällen = 18,4%.

Total 23842 = 100% mit 10586 Pflegetagen und 189 Todesfällen = 7,9%.

Das entspricht einer durchschnittlichen Belegung der Station von 80,5%. Bei ca. 10000 Patienten pro Jahr im Krankenhaus werden 5–6% vorübergehend auf der Intensivbehandlungsstation behandelt.

Die hohe Zahl der chirurgischen Patienten zeigt, besonders auch bei Berücksichtigung der verhältnismäßig geringen Letalität, daß wir eine kombinierte Intensivbehandlungs- und Wachstation unterhalten, die Patienten nach größeren Eingriffen auch dann aufnimmt, wenn keine gravierenden Begleiterkrankungen bestehen oder besondere Komplikationen zu befürchten sind. Wer aber erfahren hat, wieviel Mühe es macht, postoperative Entgleisungen des Wasser- und Elektrolyt-Haushaltes, der Säure-Basen-Relation, Störungen der Nierenfunktion und der Atemtätigkeit zu behandeln, wird zugeben, daß es sinnvoller und rationeller ist, diese Patienten zunächst auf der Wachstation zu beobachten und zu behandeln, als einen Teil von ihnen einige Tage später als echte Intensivbehandlungsfälle übernehmen zu müssen. Außerdem sollte man dem Pflegepersonal die Freude gönnen, wenigstens einige Patienten pflegen zu können, bei denen sie mit ziemlicher Gewißheit auf einen guten Ausgang rechnen können. Zudem gestattet es dieser Modus einer gemischten Station, für jeden Intensivfall jederzeit durch Verlegung eines weniger gefährdeten Patienten Platz zu schaffen.

Bei den Patienten der inneren Medizin handelt es sich dagegen durchweg um Intensivfälle. Darunter fallen einmal alle schweren Vergiftungen mit Bewußtlosigkeit: 170 Schlafmittel-Vergiftungen mit 3 Todesfällen; 3 Cyankali-Vergiftungen, die alle innerhalb der ersten 2 Std verstorben sind; 3 Trichloräthylen-Vergiftungen mit 1 Todesfall im Leberkoma nach Erwachen aus der primären Bewußtlosigkeit; einige Vergiftungen durch Pflanzenschutzmittel und Kohlenmonoxyd. Bei den übrigen internen Patienten handelt es sich um Myokardinfarkte im Schock oder mit Rhythmusstörungen, Ateminsuffizienz bei obstruktiven Atemwegs-Erkrankungen und schweren Pneumonien mit der Indikation zur Beatmung, Spannungspneumothorax, Niereninsuffizienz mit der Indikation zur Peritonealdialyse und Fälle ungeklärter Bewußtlosigkeit. Dabei ist es unvermeidbar, daß immer wieder einmal ein Patient mit prognostisch infaustem apoplektischem Insult aufgenommen wird. Patienten der inneren Medizin, die im Verlauf der Intensivbehandlung operiert werden mußten, wie unstillbare Blutungen aus dem Magen-Darm-Trakt oder Herzrhythmusstörungen, die eine Schrittmacherimplantation erforderten, sind in der Übersicht dem chirurgischen Krankengut zugeordnet worden. Bei den internen Patienten sind auch einige aufgeführt, die aus der Kinderklinik unseres Krankenhauses oder aus der neurologischen Abteilung eines Nachbarkrankenhauses zur Beatmung zu uns verlegt worden sind.

Die Auswahl der Patienten erfolgt bei operativen Fällen im Benehmen mit den Kollegen der operativen Abteilungen, bei Neueinlieferungen nach Absprache mit dem Diensthabenden der einzelnen Abteilungen. Es kommt auch vor, daß Hausärzte einzelne Patienten sofort gezielt bei gleichzeitiger telefonischer Anmeldung auf die Intensivbehandlungsstation einweisen. Während ich früher in anderen Krankenhäusern häufig Schwierigkeiten hatte, Kollegen anderer Disziplinen die Zweckmäßigkeit einer anaesthesiologischen Mitbetreuung gefährdeter Patienten klarzumachen, habe ich umgekehrt heute Mühe, die Kollegen zu überzeugen, daß nicht jeder Schwerkranke auf die Intensivbehandlungsstation gehört, und die Feststellung, man habe zu wenig Personal auf seiner Station – besonders am Wochenende oder zur Nacht – für uns kein Argument ist, einen Patienten zu übernehmen. Ich habe mitunter auch Mühe darzulegen, daß Intensivbehandlungsstationen nicht dazu da sind, Menschen zu quälen und ein durch unheilbare Leiden befristetes Leben zu verlängern, was – um Aschenbrenner zu zitieren – nur darauf hinausläuft, das Sterben zu verlängern. Es darf nicht sein, daß in wirklich aussichtslosen Fällen heute sozusagen an Stelle des Pfarrers der Anaesthesist gerufen wird. Intensivbehandlung kann im Interesse der Würde des Patienten und des strapazierten Pflegepersonals nicht unter das Motto gestellt werden: „Kein Mensch darf ohne Behandlung sterben".

Die organisatorische Leitung unserer Station liegt in den Händen der Anaesthesieabteilung. Die allgemeine Behandlung, wie Bilanzierung des

Wasser- und Elektrolyt-Haushaltes, des Säure-Basen-Haushaltes, parenterale Ernährung, Schockbehandlung, Beatmung usw. wird vom Anaesthesisten festgelegt und überwacht. Die Chef- oder Oberärzte der operativen Fächer kommen täglich zur Visite und werden über den Verlauf orientiert. Bei internen Patienten wird grundsätzlich ein Internist zur Besprechung der Behandlung und der notwendigen diagnostischen Maßnahmen hinzugezogen.

Sämtliche Befunde und Behandlungsmaßnahmen werden zeitgerecht in einen Beobachtungsbogen eingetragen. Im Anfang benutzten wir dazu ein Protokoll für jeweils 24 Std, wie es SCHARA 1962 angegeben hat. Das bedingte aber, daß zur Information der weiterbehandelnden Abteilung und der Rechnungsabteilung der Verwaltung, die eine Durchschrift der oberen Hälfte der normalen Fieberkurve zur Abrechnung der Kosten benötigt, unsere Schwestern gezwungen waren, alle Medikamente, Infusionen, Transfusionen, Laborbefunde usw. auf diese Fieberkurve zu übertragen. Das bedeutete eine tägliche Schreibarbeit von ca. 3 Std. Wir sind daher dazu übergegangen, einen Beobachtungsbogen für ebenfalls 24 Std mit einer Durchschrift für die weiterbehandelnde Station und einer 2. Durchschrift der oberen Hälfte für die Rechnungsabteilung zu entwerfen, der diese doppelte Schreibarbeit erspart und außerdem übersichtlicher ist, weil Blutdruck, Puls und Temperatur nicht mehr zahlenmäßig, sondern graphisch dargestellt werden. Auf der üblichen Fieberkurve des Patienten erscheint dann für die Zeit seiner Behandlung auf der Intensivpflegestation nur noch ein roter Strich mit der Überschrift „Intensivbehandlung".

Nun ist Intensivbehandlung nicht gleichbedeutend mit Behandlung auf einer Intensivbehandlungsstation. So haben wir bewußt davon abgesehen, Säuglinge und Kleinkinder zu übernehmen, von einzelnen Ausnahmen abgesehen, da sie meines Erachtens in einer Kinderabteilung besser aufgehoben sind. Wir ziehen es vor, in solchen Fällen, etwa zur Einleitung und Kontrolle einer Beatmung, konsiliarisch in die Kinderklinik zu gehen. Auch können wir nicht jeden Patienten, der wegen mangelnder Fähigkeit zum Abhusten häufiger gezielt abgesaugt werden muß, aufnehmen. Es hat sich bei uns eingespielt, daß Ärzte der Anaesthesieabteilung diese Patienten auf den jeweiligen Stationen behandeln. Zahlreiche Behandlungsmethoden unserer Station sind im Laufe der Zeit von anderen Abteilungen übernommen worden, nachdem ihre Ärzte bei Besuchen auf der Intensivpflegestation diese kennengelernt hatten. So ist die Zahl der verbrauchten Infusionslösungen seit einigen Jahren ständig gestiegen:

Jahr:	1962	1963	1964	1965	1966	1967
Einheiten:	6752	7937	10927	15112	19635	25197

Daran ist unsere Station mit jährlich ca. 7000 Einheiten beteiligt. (In diesen Zahlen sind nicht die Lösungen zur parenteralen Ernährung und die

Plasmaersatzlösungen enthalten.) Die innere Abteilung unseres Hauses hat die Beatmungsinhalation von uns übernommen und 2 Bird-Respiratoren ständig im Gebrauch. Dadurch, daß zahlreiche heute auf anderen Stationen tätige junge Schwestern einige Zeit bei uns mitgearbeitet haben, sind vor allen Dingen pflegerische Maßnahmen und eine geschulte Patientenbeobachtung heute in manchen Bereichen intensiver als vor einigen Jahren.

Zur Kostenfrage können wir nur wenig konkrete Angaben machen. Ein Vergleich mit zwei gleich großen chirurgischen Privatstationen zeigt aber, daß allein für Medikamente das 5–7fache an Kosten auf der Intensivbehandlungsstation entsteht:

Kosten pro Jahr:		
I. Chir. Privatstation	26 000,— DM
II. Chir. Privatstation	20 000,— DM
Intensivbehandlungsstation	140 000,— DM

Das sind pro Tag und Patient auf unserer Station rund 53,85 DM.

Zur Errichtung einer Intensivbehandlungsstation genügt es nicht, Geld für Einrichtung und Unterhalt bereitzustellen. Entscheidend ist die Personalfrage. Deswegen habe ich zu Beginn auch einige Monate warten müssen, bis ich genügend Schwestern hatte, um die Station eröffnen zu können. Anfänglich war die Begeisterung bei den Schwestern, die noch nie eine Wach- oder Intensivbehandlungsstation gesehen hatten, nicht gerade so, daß sie sich zu dieser Arbeit drängten, zumal ihnen dauernd gesagt wurde „Was wollen Sie denn da? Dort wird doch nur an Knöpfen gedreht und mit Maschinen gearbeitet, aber keine Krankenpflege geleistet." Diese Ansicht hat sich gewandelt, denn gerade bei uns steht die Pflege des Patienten und die direkte Patientenbeobachtung im Vordergrund; Geräte werden als das angesehen, was sie sind: Technische Hilfsmittel zur genaueren Beobachtung und vital indizierten Behandlung. Auf unserem Stellenplan sind 9 examinierte Schwestern vorgesehen. Davon sind zur Zeit 5 Stellen besetzt; dazu kommen eine halbtägig tätige Schwester, 2 Schwesternschülerinnen und 3 Stationshilfen. Für besondere Aufgaben kann ein Krankenpfleger einer anderen Station angefordert werden. Mitunter gelingt es uns, zu Beatmungen, Peritonealdialysen und ähnlich aufwendigen Behandlungen zusätzliche Schülerinnen als Examenswachen zu bekommen. Natürlich sind wir oft nur mit Bangen an die Arbeit gegangen und haben auch manchmal die Aufnahme weiterer, nicht vital gefährdeter Patienten ablehnen müssen, um noch einigermaßen verantwortungsvoll arbeiten zu können. Daß meine Schwestern dabei durchgehalten haben, kann ich nur mit Dank und Anerkennung feststellen. Wenn man ihnen zeigt und erklärt, daß ihre Tätigkeit sinnvoll ist, und ihr Wissen durch regelmäßigen Unterricht schult, sind sie mit Freude bei der Arbeit und möchten zu keiner anderen Station zurück. Wenn die Schülerinnen unserer Krankenpflegeschule sich ihren Tätigkeitsbereich aussuchen könnten, wären wir alle

Personalsorgen los. Wir Ärzte können viel dazu beitragen, dem Pflegepersonal die Arbeit zu erleichtern. Es muß selbstverständlich sein, die Behandlung rechtzeitig zu besprechen, schriftlich festzulegen und die notwendigen Untersuchungen rechtzeitig anzuordnen. Wenn sich mehrere Disziplinen an der Behandlung beteiligen, muß der Therapieplan gemeinsam aufgestellt werden. Es geht nicht an, daß alle Augenblicke ein anderer Arzt mit neuen Untersuchungswünschen und Anordnungen kommt. Es trägt auch nicht gerade zur Freude der Schwestern bei, wenn sich Verlegungen zur Intensivbehandlungsstation in den Abendstunden oder zum Wochenende häufen.

Konsequenzen aus 4 Jahren praktischer Tätigkeit:

Zunächst können wir feststellen, daß niemand im Krankenhaus bereit wäre, die Intensivbehandlungs- und Wachstation wieder aufzugeben. Ihre Zuordnung zur Anaesthesieabteilung hat sich bewährt; keine Abteilung hat den Wunsch, sie in eigene Regie zu übernehmen. Die innere Abteilung würde es begrüßen, wenn wir mehr ihrer Patienten aufnehmen könnten und einen weiteren Raum für die Beobachtung von 4 oder 5 Infarktpatienten hätten. Die offene Bauform mit optischer Unterteilung hat sich als flexibel genug erwiesen, um alle echten Intensivfälle aufnehmen zu können, ebenso die meisten postoperativen und sonstigen Überwachungsfälle. Die jetzige Ausstattung mit Geräten reicht aus; einige zusätzliche Einzelüberwachungsgeräte sind wünschenswert. Geräte zur automatischen Blutdruckmessung haben wir von den verschiedenen Herstellern leihweise bekommen. Ich halte die konventionelle Messung für ausreichend. Sie besitzt zudem den unbestreitbaren Vorteil, daß sie die Schwestern zum Patientenbett bringt.

Schwierigkeiten bereiten unruhige Patienten. Für sie hätten wir gerne einen besonderen Raum. Notgedrungen bringen wir sie, besonders nachts, im Behandlungszimmer unter.

Einen beliebig zu temperierenden Raum zur Behandlung von Verbrennungen haben wir bisher nicht vermißt, da wir glauben, diese Patienten in einem heizbaren Klimazelt gleich gut behandeln zu können. Das hat zudem den Vorteil, daß das Pflegepersonal nicht in einem überheizten Raum arbeiten muß.

Eine Rückverlegung nach Abschluß der Intensivbehandlung muß jederzeit möglich sein und darf nicht am Bettenmangel der anderen Abteilungen scheitern. Deswegen übernehmen wir nach Möglichkeit Patienten mit ihrem Bett, da sonst eine Rückverlegung infolge Wiederbelegung auf Schwierigkeit stoßen könnte.

Bereitschaft zur Zusammenarbeit muß bei allen an der Behandlung und Pflege Beteiligten vorhanden sein. Intensivbehandlung darf nicht an der Frage nach der Verantwortung scheitern. Es kann sein, daß der Anaesthesist bei gegenteiligen Ansichten über die Therapie oder die Prognose eines bestimmten Krankheitsbildes sagen muß: „Gut, dann übernehmen Sie die

Therapie und ich die Überwachung und eventuell notwendige apparative Behandlung". Daß Diskussionen nicht am Krankenbett stattfinden, sollte selbstverständlich sein. Eine ständige Vollbelegung der Intensivbehandlungsstation ist nicht notwendig, nicht einmal zweckmäßig. Wichtiger ist, daß sie stets aufnahmebereit ist. Zeiten geringer Belegung eignen sich gut für den Unterricht und zur Überprüfung der Einrichtungen.

Die Leistungsfähigkeit der Intensivbehandlungsstation hängt primär nicht ab von der Vielzahl ihrer Einrichtungen, erst recht nicht vom Komfort der Baulichkeiten. Chrom und Marmor haben noch kein Menschenleben gerettet. Ein Mindestmaß an Geräten zur Therapie gehört selbstverständlich dazu. Ein Zuviel an Überwachungsgeräten erfordert zusätzliche Arbeit und verführt leicht dazu, bei plötzlichem Ausfall der Anzeige zunächst das Gerät und nicht den Patienten zu behandeln. Entscheidend sind bei der Intensivbehandlung Wissen, Können und Gewissenhaftigkeit. Ich kann von keinem der auf unserer Station verstorbenen 189 Patienten sagen, er wäre nicht gestorben, wenn wir dieses oder jenes Gerät gehabt hätten. Daß wir entscheidende Symptome nicht immer rechtzeitig erkannt oder richtig gedeutet haben, sei unbestritten. Eine Analyse der Todesfälle mit der Fragestellung, was wir hätten besser oder anders machen können, um sie zu vermeiden, ist noch nicht so weit gediehen, daß ich sie hier vorlegen kann, obwohl mir klar ist, daß Mißerfolge mehr über den Wert ärztlicher und pflegerischer Tätigkeit aussagen können als zufällige und mühelose Erfolge.

Ich konnte hier kein Paradebeispiel einer Intensivbehandlungseinheit für ein mittleres Krankenhaus zeigen. Dafür ist das jetzige Krankenhaus zu alt und unsere Erfahrung noch zu gering. Um so mehr bin ich zu Dank verpflichtet für die Einladung, vor diesem Kreis einen Beitrag zur Diskussion zu bringen.

Literatur

Aschenbrenner, R.: Intensivpflege im modernen Krankenhaus – warum und wie. Münch. med. Wschr. **110**, 984 (1968).

Berkel, H. A.: Aufgaben und Tätigkeit der Anaesthesie-Abteilung an einem mittleren Krankenhaus. Krankenhausarzt **40**, 74 (1967).

Gross, R., K.-D. Grosser, P. Bierstedt, K. Deck, W. Gerhard, W. Habicht u. G. Steinbrück: Erfahrungen mit einer internistischen Intensivpflegestation in der Großstadt. Dtsch. med. Wschr. **93**, 784 (1968).

Lawin, P.: Neu-Organisation einer Anaesthesie-Abteilung mit Wachstation in einem alten Krankenhaus. Krankenhausarzt **37**, 32 (1964).

Opderbecke, H. W.: Die Planung von Operationszentren aus der Sicht des Anaesthesisten. Krankenhaus **56**, 59 (1964).

Diskussion*

Leitung: **H. W. Opderbecke**

Opderbecke: Ich möchte die Diskussion mit einer ersten grundsätzlichen Frage eröffnen: Sind zur optimalen Realisierung der Intensivbehandlung nach den heutigen Erkenntnissen und Möglichkeiten der Medizin spezielle organisatorische Voraussetzungen im Sinne von Intensivbehandlungseinheiten erforderlich, oder ist jemand der Meinung, daß solche Einrichtungen entbehrlich sind, und Intensivtherapie optimal und auf breiter Basis auch dezentralisiert auf normalen Krankenstationen durchgeführt werden kann? – Nachdem offenbar das Auditorium der einheitlichen Meinung ist, daß Intensivbehandlungseinheiten notwendig sind, ergibt sich daraus die zweite Frage: *Benötigen alle Krankenhäuser Intensivbehandlungseinheiten, oder ist dieser Bedarf an bestimmte Mindestgrößen oder bestimmte Bettenzahlen eines Krankenhauses gebunden?* Hier möchte ich zunächst Herrn Prof. FUCHSIG ansprechen: In einer früheren Veröffentlichung haben Sie die Meinung vertreten, daß Intensivbehandlung doch wohl nur für größere Krankenhäuser in Frage käme. Stehen Sie auch jetzt noch auf diesem Standpunkt, oder würden Sie Ihre Meinung heute modifizieren?

Fuchsig: Nachdem, was wir selber an Erfahrungen gesammelt haben, und nach dem, was wir beobachten, halte ich eine Mindestgröße des Krankenhauses von etwa 600–700 Betten für angebracht. Wir haben aber heute gehört, daß man die „Wachstation", die in ein kleineres Krankenhaus gehört, im Bedarfsfall auch zu einer Intensivbehandlungsstation machen kann.

O.: Ich darf Herrn Prof. SCHÖLMERICH bitten, dazu Stellung zu nehmen, denn er hat heute gesagt, daß die Minimalgröße bei etwa 200 Betten liegen sollte.

Schölmerich: Ich habe gesagt, daß man bei Krankenhäusern unter 200 Betten zur Zeit sicher keine ernsthaften Anstrengungen machen sollte, Intensivbehandlungsbereiche einzuführen. Zwischen 200 und 400 Betten erscheint mir das Problem durchaus diskussionswürdig. Es ist aber eine Frage der prozentualen Ziffer, wieviel von der Gesamtbettenzahl als

---

* Dem vorliegenden Wortlaut liegt die Bandaufnahme der Diskussion zugrunde. Zur notwendigen Straffung des Textes wurden einige Kürzungen vorgenommen.

Intensivbetten benötigt werden. Hier sind die Differenzen relativ groß. Wir haben Zahlen zwischen 1–2 % und sogar 10 % gehört. Wenn wir also nach oben gehen, würde das bedeuten, daß wir für ein Krankenhaus von 300 Betten 30 Intensivbetten brauchen; das wäre durchaus eine praktikable Station.

O.: Es ist aber heute auch die Meinung vertreten worden, daß, je kleiner das Krankenhaus sei, desto dringender eine Intensivbehandlungseinheit passender Größe erforderlich sei. Ich persönlich möchte das eigentlich auch befürworten, denn je kleiner das Krankenhaus, desto geringer sind die personellen und apparativen Möglichkeiten einerseits, und desto leichter läßt sich aber auch andererseits eine Station von 4–6 Betten einrichten. Darf ich Herrn Dr. Nachtrab fragen: Haben Sie in Hamburg bestimmte Limitierungen vorgesehen? Fast alle Ihre städtischen Häuser haben Intensivbehandlungseinheiten. Haben Sie vorgesehen, kleinere Häuser nicht damit auszurüsten?

Nachtrab: Die Gesundheitsbehörde Hamburg unterhält an sich nur größere Krankenanstalten von rund 1000 Betten. Wir haben allerdings auch kleinere Häuser um 600 Betten. Für alle diese Häuser ist eine Intensivbehandlungseinheit vorgesehen. Es ist selbstverständlich, daß auch das kleine Krankenhaus, das ja nicht weiß, welche Patienten kommen, über die Möglichkeit einer Erstversorgung im Sinne einer Intensivpflege verfügen muß, d. h., daß schwere Fälle in der ersten Phase aufgefangen werden können, um dann unter Umständen verlegt zu werden. Daß man sagt, das 200-Bettenkrankenhaus soll grundsätzlich keine Möglichkeiten einer intensiveren Behandlung haben, erscheint mir vom Patienten her gesehen, den man ja nicht verplanen kann, bedenklich.

O.: Ich glaube auch, daß es immer wieder Patienten gibt, die nicht sofort verlegbar sind, z. B. Lungenembolien, Eklampsien, auch Herzinfarktpatienten, und man sollte eigentlich fordern, daß diese Patienten auch am kleineren und mittleren Krankenhaus optimal behandelt werden können.

Schölmerich: Ich wollte noch ergänzen, daß in Deutschland rund 3500 Krankenhäuser vorhanden sind mit 600000 Betten. Die mittlere Dimension liegt also bei rund 170 Betten. Wenn wir die Grenze sehr hoch ansetzen, dann würde das bedeuten, daß wir einen Großteil von Krankenhäusern von der Intensivbehandlung völlig ausschließen. Wenn wir also nur 600-Betten-Krankenhäuser für prädestiniert halten, Intensivpflege zu treiben, würden wir nur in einem sehr geringen Umfang solche Stationen einrichten können.

Poulsen: In Dänemark sind in Zukunft nur 3 Krankenhaustypen vorgesehen: Normalkrankenhäuser mit 300 Betten, große Normalkrankenhäuser, die 700 Betten haben, und überregionale oder Universitätskrankenhäuser mit 1100–1300 Betten. Für alle 3 Typen sind Intensivbehandlungseinheiten geplant.

Mayrhofer: Ich möchte mich auf den Report der British Medical Association, der kürzlich herausgekommen ist, beziehen, der eine Rundfrage aus 17 Krankenhäusern in Großbritannien beinhaltet; darunter sind auch zwei Krankenhäuser, die eine Bettenzahl von 250 bzw. 167 aufweisen. Beide haben eine 8 Betten große Intensivbehandlungseinheit, zumindest bezeichnen sie es so. Ich glaube, daß für kleinere Krankenhäuser eher der Ausdruck „Intensivpflege" oder „Intensivobservation" richtiger wäre. Aus der Zusammenstellung ergibt sich nämlich, daß in dem einen Krankenhaus die durchschnittliche Aufenthaltsdauer 4,5 Tage und im anderen 6 Tage beträgt bei einer Mortalität von 18 %. Daraus ist schon zu ersehen, daß dies keine echten Intensivbehandlungsstationen in unserem Sinne sein können.

O.: Das zeigt uns, daß wir unbedingt zu einer Klärung der Begriffe „Intensivbeobachtung" und „Intensivbehandlung" kommen müssen.

Wiemers: Ich glaube, wir sollten eins dabei noch unterscheiden: Wenn man eine Intensivbehandlungseinheit errichtet mit der Zielsetzung, daß diese Einheit auch von außerhalb des Krankenhauses Patienten aufnimmt, dann ist die Errichtung einer solchen Einheit doch wohl an eine bestimmte größere Bettenzahl des Hauses gebunden. Etwas anderes ist es, wenn man den ohnehin im Hause befindlichen Kranken optimale Überwachung und Behandlung angedeihen lassen will. In diesem Sinne sollten auch sicher die kleineren Häuser mit einer Intensivbehandlungs- oder Intensivobservationsmöglichkeit ausgerüstet sein. Zwingend wirkt wohl eine gewisse Größe des Krankenhauses dann, wenn man an relaxierte Dauerbeatmungspatienten denkt. Diese stellen ganz besondere Anforderungen, die sich ein kleines Haus nicht aufbürden sollte. Es ist durchaus durchführbar, solche Patienten in andere größere Häuser zu verlegen. Wir bekommen aus dem Bodenseegebiet, aus dem Schwäbischen, aus dem Saalgau, aus Konstanz, aus Überlingen und allen möglichen anderen Orten solche Patienten zugewiesen, zum Teil per Hubschrauber, und ich muß zur Ehre der einweisenden Kollegen sagen, daß es sich in all diesen Fällen um wirklich zwingende Notwendigkeiten gehandelt hat und durchwegs um Patienten, die von uns gerettet und wieder gesund verlegt werden konnten. Man darf sich nicht von vornherein auf den Standpunkt stellen, daß eine Verlegung Schwerstkranker nicht möglich sei. Sie müssen selbstverständlich unter ärztlicher Überwachung und gegebenenfalls unter Beatmung durch einen erfahrenen Arzt verlegt werden.

O.: Aber zweifellos wird es immer Patienten geben, die eben doch nicht verlegungsfähig sind. Ich persönlich meine, daß jedes Krankenhaus, das die drei klassischen Fachabteilungen Innere Medizin, Chirurgie und Gynäkologie besitzt, doch einige Intensivbehandlungsbetten in Form einer interdisziplinären Einheit haben sollte. – Wir haben in der Diskussion schon gesehen, daß es erforderlich ist, zu einer *Klärung der Begriffe* zu kommen, nämlich einmal „Intensivüberwachung" und „Intensivbehandlung" und zum anderen „Intensivpflege" und „Intensivbehandlung". Herr Prof. Poulsen, Sie haben in London auf dem von Ihnen geleiteten Symposion die „Intensivpflege" von der „Intensivbehandlung" unterschieden, während wir im deutschen Sprachgebrauch „Intensivpflege" und „Intensivbehandlung" als synonyme Begriffe verwenden. Darf ich Sie bitten, den Unterschied, den Sie machen, kurz zu erläutern.

Poulsen: In London haben wir einen Unterschied zwischen „Intensivtherapie" oder „Intensivbehandlung" und „Intensivpflege" oder „intensive care" gemacht. Wenn man von „Intensivtherapie" oder „Intensivbehandlung" spricht, dann sollte man strikt nur über die Aufrechterhaltung von vitalen Funktionen sprechen. Vitalfunktionen sind hier Respiration und Kreislauf. Wenn man über „Intensivpflege" spricht, dann muß man auch alle anderen Behandlungen, bei denen man eine sehr sorgfältige und intensive Pflege von Patienten benötigt, einschließen, z. B. im Aufwachraum, in akuten Abteilungen, wo neue Patienten aufgenommen werden, in Überwachungseinheiten usw. Wenn wir über Zahlen sprechen, dann ist es ganz klar, daß sich Angaben von 1–2 %, im schwedischen Report spricht man von 2–4 %, auf Intensivbehandlung im engeren Sinne beziehen. Wenn wir über Intensivpflege sprechen, dann kommen wir auf diese unsicheren Zahlenangaben von 5–10 %, weil man nicht richtig weiß, was man wirklich meint.

O.: Wir wollen noch nicht von den Bettenzahlen sprechen, sondern erst versuchen, die Begriffe zu klären und diese Begriffe in Deckung zu bringen mit den Einrichtungen am Krankenhaus. Wir haben im Augenblick Einrichtungen, die sich nicht ohne weiteres mit dem Begriff „Intensivbehandlung" und „Intensivpflege" decken in dem Sinne, wie Sie es eben definiert haben. Ich darf deshalb Herrn Dr. Eichhorn bitten, uns zu sagen, wie er den Begriff „Intensivüberwachung" und „Intensivtherapie" definiert.

Eichhorn: Bei einer Diskussion, die wir mit Anaesthesisten, Internisten und Chirurgen geführt haben, hat sich herausgestellt, daß es theoretisch zwei Aufgaben gibt, einmal die Intensivbehandlung oder Intensivtherapie im Sinne einer Aufrechterhaltung der Vitalfunktionen, genau wie dies vorhin gesagt wurde, und zweitens die Intensivüberwachung im Sinne einer kontinuierlichen ärztlichen und pflegerischen Betreuung, wobei einmal mehr das ärztliche oder mehr das pflegerische betont sein kann. Eigentlich ist das letztere nur die Behandlung und Pflege von schwerkranken Patienten, die nicht unmittelbar etwas mit der Intensivbehandlung als solcher zu tun haben. Die ganzen Verwirrungen kommen sicherlich nicht von der Diskussion um das große Krankenhaus, dort sind diese beiden Funktionen räumlich und organisatorisch getrennt, sondern vom mittleren und allgemeinen Krankenhaus, wo sie ineinander übergehen. Alle Begriffsverwirrungen und alle Zahlenverwirrungen bezüglich Bedarf und Personalbesetzung rühren nur daher, daß diese beiden Aufgabenstellungen im mittleren und allgemeinen Krankenhaus kombiniert werden.

O.: Wir können also feststellen, daß die beiden Begriffe fließend ineinander übergehen, und daß vor allen Dingen unsere Begriffe „Intensivbehandlungseinheit" auf der einen Seite und „Wachstation" auf der anderen Seite nicht unbedingt mit den Begriffen „Intensivtherapie" und „Intensivbeobachtung" identisch sein müssen. Wir können uns aber hier in unserer Diskussion nur auf die Intensivtherapie im engeren Sinne beziehen, vor allen Dingen hinsichtlich der erforderlichen Bettenzahlen; auf die Intensivbeobachtung einzugehen, würde jetzt ins Uferlose führen. Wenn wir nun auf den Bedarf an Betten kommen, so beziehen sich also die Zahlen auf reine Intensivtherapiebetten und nicht auf Intensivbeobachtungsbetten.

Holmdahl: Wir haben versucht, eine Zusammenstellung zu machen über den Bedarf verschiedener Krankenhäuser an Intensivbehandlungsbetten. Allerdings fließen an kleinen Krankenhäusern Intensivobservation und Intensivbehandlung zusammen. In den größeren Krankenhäusern kann man eine bessere Trennung vornehmen. In Schweden sollen in Zukunft die kleinsten Krankenhäuser mindestens 200 Betten haben. Diese müssen auch Intensivbehandlungsmöglichkeiten im Sinne von Erstversorgung haben. In einem noch kleineren Spital wäre das nicht möglich, weil dort nicht genügend Ärzte vorhanden sind, um unmittelbar die vitalen Funktionen zu unterstützen. Hier muß man ein gutes Krankentransportsystem haben, um den Patienten in ein besser versorgtes Spital zu transportieren. In größeren Spitälern sinkt die relative Bedarfszahl für Intensivbehandlungsbetten zugunsten von Intensivobservationsstationen. Diese können den verschiedenen Kliniken angegliedert sein. So wäre z. B. ein Coronary Care Unit als eine Observationsstation der Inneren Medizin zu bezeichnen. Der Patient kann von hier aus in die Intensivpflege übergehen oder auch in die Intensivbehandlung, falls z. B. Respiratorbehandlung erforderlich wird. Die Intensivbehandlungsstation ist dann interdisziplinär.

Schölmerich: Ich möchte darauf hinweisen, daß diese strenge Trennung auf Schwierigkeiten stößt, und z. B. bei kardiologischen Fällen die Unterscheidung von Intensivobservation und Intensivbehandlung problematisch ist. Beim Herzinfarkt kommt es innerhalb von Sekunden zu massiven Rhythmusstörungen mit dramatischem Kammerflimmern, so daß dann von einer zur anderen Sekunde ein Observationsfall zu einem Behandlungsfall wird.

O.: Ich glaube, wir kommen vielleicht eher zum Ziel, wenn wir sagen, daß die Intensivbehandlungsbetten immer auch mit Intensivbeobachtungsbetten kombiniert werden sollten, damit Fälle, die irgendwie bedrohlich erscheinen, zunächst in die Intensivbeobachtung kommen können, von da erforderlichenfalls in die Intensivbehandlung und, wenn sie aus der bedrohlichen Phase heraus sind, zunächst noch einmal in die Intensivbeobachtung zurück, ehe sie auf eine Normalstation verlegt werden. Trotzdem müssen wir dabei bleiben, uns bei unserer *Diskussion der Bettenzahlen* zunächst auf die Intensivbehandlung zu beschränken. Wir sollten jetzt die Frage der

Definition nicht zu weit treiben und uns lieber noch einmal der konkreten Frage zuwenden: Wieviel Betten sind erforderlich? Herr Prof. Holmdahl, Sie haben kürzlich im deutschen Schrifttum eine Aufstellung publiziert, in der der Bedarf nach Fachgebieten aufgeschlüsselt ist:

Chirurgie	3–5 %
Medizin	3–5 %
Gynäkologie	1 %
Orthopädie	0,5 %
HNO	0,5 %
Pädiatrie	4 %

Bleiben Sie bei dieser Meinung, sind das gültige Anhaltszahlen?

Holmdahl: Ja, ich möchte betonen, daß sich diese Zahlen auf Erfahrungen stützen, die wir in den letzten 14 Jahren in Schweden mit dem Betrieb von Intensivbehandlungseinheiten sammeln konnten. Allerdings ist es so: L'appetit vient en mangeant. Wenn wir mehr Betten fordern, müssen wir auch mehr Patienten behandeln. Auch müssen wir beachten, daß sich unsere Alterspyramide ständig verändert, und damit der Bedarf an Intensivbetten zunimmt. Die absoluten Zahlen werden sich daher vielleicht verändern, die Relation zwischen den Fächern bleibt wohl richtig. Doch ist zu sagen, daß bei einem Bedarf von 3–5 % für die Chirurgie nur das allgemein-chirurgische Krankengut gemeint ist. In der Neurochirurgie werden 15 % und mehr benötigt; das gleiche gilt auch für die Thoraxchirurgie.

O.: Es ist sicher schwierig, Regeln aufzustellen; trotzdem müssen wir zu gültigen Anhaltszahlen kommen, um die allgemeine Unsicherheit zu beseitigen. Ich glaube auch, wir sollten vorsichtig sein, die Zahlen nicht zu hoch anzusetzen, denn sonst wird der Begriff der Intensivtherapie verwässert; lieber weniger Betten und diese wirklich personell und apparativ optimal ausrüsten als ein Übermaß.

Eichhorn: Wenn es wirklich nur um Intensivbehandlung geht, ist es bei der Aufgabenverteilung in den Krankenhäusern der Bundesrepublik sicher unzutreffend, daß das kleine Krankenhaus eine höhere Anzahl von Intensivbehandlungsbetten benötigt als das mittelgroße Krankenhaus. Bei der Aufgabenverteilung unserer allgemeinen Krankenhäuser wird die anteilige Zahl reiner Intensivbehandlungsbetten beim 200-Betten-Krankenhaus sicherlich geringer sein als beim größeren Krankenhaus. Zum Bedarf insgesamt gesehen ist zu sagen, daß konkrete Angaben über die Pflege- und Behandlungsbedürftigkeit des Patienten bei uns kaum vorliegen. Wir haben zwar Erfahrungen aus einzelnen Kliniken, aber einen genauen Überblick haben wir nicht. Wir sind gerade dabei, vom Krankenhausinstitut aus in einer größeren Umfrage bei einer Vielzahl von Krankenhäusern unterschiedlicher Aufgabenstellung festzustellen, wie groß effektiv nach Ansicht der dort Tätigen der Bedarf an Intensivbehandlung und -überwachung ist, um überhaupt erst einmal Zahlenmaterial zu bekommen. Bisher stützten wir uns zum Teil nur auf Vermutungen. Sicherlich wird sich im Endeffekt zeigen, daß die Intensivbehandlung etwa zwischen 1 und 3 % der Betten liegt, aber es wäre doch gut, wenn wir gerade bezüglich der verschiedenen Krankenhaustypen einen Überblick erhielten, was in der Grundversorgung, Regelversorgung, Zentral- und Maximalversorgung anteilmäßig unterschiedlich ist, damit wir für die Planung endlich einmal vernünftige Anhaltswerte erhalten.

O.: Solche Aufstellungen sind sicher sehr nützlich. Wir dürfen aber nicht vergessen, daß der Begriff „Intensivbehandlungsfall" einen weiten Spielraum ärztlichen Ermessens beinhaltet. Der eine versteht vielleicht nur einen Beatmungsfall im engeren Sinne darunter, der andere schon einen leichteren Herzinfarkt, der im Grunde genommen nur einer Intensivbeobachtung bedarf.

Nachtrab: Diese ganzen Fragen haben eine ausgesprochen reale Seite, die den Krankenhausträger, der die Mittel aufbringen muß, außerordentlich interessiert. Zum Beispiel ist es sehr wichtig, daß man nicht mehr Intensivbetten einplant, als man unbedingt braucht. Die Investitionen des Krankenhauses sind nicht das entscheidende, sondern die laufenden Personalkosten. Und nicht nur die Personalkosten, denn wir können die übrigen Bereiche nicht entblößen, um sehr viel Personal dorthin zu stellen. Sie wissen, daß die Personaldecke sowieso zu kurz ist. Deswegen ist es bei den Begriffsbestimmungen außerordentlich wichtig zu wissen, ob, wenn wir von Intensivbeobachtungsbetten sprechen, dies Betten sind, die genau so ausgestattet sein müssen wie Intensivbehandlungsbetten; in einem solchen Fall sollte man lieber alles unter einem Begriff subsumieren und klarstellen, daß es in diesem Intensivbereich verschiedene Zonen gibt. Aber wenn wir von Intensivbeobachtung als Institution sprechen, dann sollte man auch gleich festlegen, welche Personalsituation man hier sieht; ich möchte annehmen, daß man hier mit einer sehr viel geringeren Besetzung als auf der Intensivbehandlungsstation auskommen wird.

O.: Wir können uns jetzt hier in der Diskussion nur auf die Intensivbehandlung beschränken. Es würde zu weit führen, die Intensivbeobachtung auch noch in unsere Fragestellung einzubeziehen. Ich glaube, daß die von Herrn Prof. HOLMDAHL hinsichtlich der Intensivbehandlung angegebenen Zahlen doch sehr nützlich sind, daß man also von rund 4 % für Chirurgie und Innere Medizin sprechen sollte und von 0,5–1 % für die anderen Fächer. – Wir kommen nun zur *optimalen Größe einer Intensivbehandlungseinheit*. Hier sind gestern und heute auch sehr unterschiedliche Zahlen genannt worden. Wir müssen versuchen, zu einer Einigung zu kommen über die optimale, die minimale und die maximale Größe. Vielleicht darf ich auch hierzu einen der beiden skandinavischen Herren bitten, aus ihrer Erfahrung darüber etwas zu sagen.

Poulsen: Ich meine, daß die Pflegeeinheit einer Intensivbehandlungsstation 4 bis maximal 8 Betten betragen sollte. Wenn wir von Intensivbehandlung sprechen, dann ist eine Pflegegruppe von 4 Betten besser als eine von 8 Betten. Aber es gibt natürlich auch ein Minimum, und da bin ich der Ansicht, daß aus praktischen Gründen eine Abteilung nicht kleiner als 5 oder 6 Betten sein sollte.

O.: Es werden auch hinsichtlich des Maximums unterschiedliche Zahlen angegeben. Herr Kucher hat vorhin von 16 Betten als Maximum gesprochen.

Mayrhofer: Ich meine, daß 8–12 Betten etwa das Optimum darstellen, und daß eine Zahl von 15 schon sehr hoch gegriffen ist, 15–16 als einzelne Pflegeeinheit. Wir müssen in Betracht ziehen, daß die Ausnutzung dieser Betten im allgemeinen etwa zwischen 60 und 70% liegt, und die müssen ja immer aufnahmebereit sein. Wenn wir nun zu wenig Betten haben, also angenommen, wir fangen mit 5 oder 6 Betten an, dann müßten wir davon jeweils 1–2 Betten freihalten, d. h., es müßte eine Schwesterngruppe und ein Arzt Tag und Nacht für eine solche Station mit nur 4 tatsächlich belegten Betten bereit sein. Das ist aber vom ärztlichen und pflegerischen Sektor her unökonomisch und begrenzt eigentlich auch von dieser Seite her die Möglichkeiten der Intensivbehandlung in einem kleineren Krankenhaus. Wir haben in der Zusammenstellung von Holmdahl gesehen, daß man auch dort 8 Betten als untere Grenze für Krankenhäuser mit 200 Betten ansieht.

O.: Können Sie vom betriebswirtschaftlichen Standpunkt etwas dazu sagen, welche Zahl wohl optimal wäre, Herr Dr. Eichhorn?

Eichhorn: Die Größe der Pflegeeinheit muß einmal vom baulichen her und einmal vom organisatorischen her gesehen werden. Vom baulichen her gesehen kann sie größer sein, vom organisatorischen und pflegerischen her gesehen kann man eine größere bauliche Einheit in mehrere kleine Einheiten unterteilen. Sicherlich ist vom baulich-wirtschaftlichen her gesehen die etwas größere Einheit wirtschaftlicher, wenn ich sie wiederum in mehrere kleinere Pflegegruppen teilen kann. Man muß beide Aspekte sehen, was ist das Optimum von der Organisation und der Behandlung her, und wie kann ich evtl. mehrere dieser organisatorischen Optima baulich zu einem anderen Optimum zusammenfassen, wobei dieses Zusammenfassen gegebenenfalls durch Geräteaustausch oder Gerätekombination zu einem wirtschaftlichen Betrieb führen würde.

O.: Ich glaube, wir kommen am ehesten zu einer einheitlichen Meinung, wenn wir sagen, das Maximum ist 16 Betten und wenn das erreicht ist, dann sollte die Station in je 8 Betten geteilt werden. Das Optimum, glaube ich, wären wohl 8 Betten, oder besteht dagegen ein Einwand? – Wenn wir damit über die optimale Größe einig sind, dann läßt sich daraus leicht die *Organisationsform* innerhalb des Krankenhauses ableiten insofern, als die Zahl der notwendigen Intensivbehandlungseinheiten sehr einfach aus der Zahl der

Krankenhausbetten zu errechnen ist. Wir kommen also dazu, daß in sehr
großen Krankenhäusern fachgebundene Einrichtungen das Gegebene sind,
wobei innerhalb der Fächer wiederum Differenzierungen gemacht werden
können, etwa im Bereich der Inneren Medizin eine Intensivbehandlungseinheit für Herzpatienten, für Nierenpatienten, für Vergiftungen; in der
Chirurgie eine Einheit für Herzoperierte, Verbrennungen oder Patienten der Neurochirurgie; der Anaesthesie würde etwa eine spezielle Beatmungsstation zufallen. Ab einer bestimmten Bettenzahl wäre es dann
zweckmäßig, für die operativen Fächer eine gemeinsame Intensivbehandlungseinheit vorzusehen, während die Innere Medizin über eine zweite
Einheit verfügt. Bei kleineren Krankenhäusern würden schließlich diese
beiden Intensivbehandlungseinheiten zu einer interdisziplinären Einheit
zusammenschmelzen. Ich darf Herrn Dr. EICHHORN fragen, wie er
die Dinge im Zusammenhang mit der Bettenzahl eines Krankenhauses
sieht.

Eichhorn: Nachdem was gestern und heute gesagt wurde und nach der
heute üblichen Praxis bietet sich an, operative und interne Intensivbehandlung ab 600–650 Betten zu trennen, wobei aber beide Einheiten räumlich
zusammengefaßt sein sollten. Bei Krankenhäusern, die darunter liegen, wäre
vom Bedarf und von der Bettenzahl her eine zentrale Intensivbehandlungseinheit für das ganze Krankenhaus angezeigt, wobei es vielleicht zweckmäßig wäre, diese zentrale Einheit mit der operativen Überwachung räumlich zu kombinieren. In noch kleineren Häusern wird man überhaupt mit
einer Überwachungseinheit auskommen, auf der gegebenenfalls auch
Intensivbehandlung durchgeführt werden kann bis zur Weiterleitung des
Patienten in ein größeres Krankenhaus.

Schölmerich: Es liegen mehrere Vorschläge zu diesem Problem vor.
Herr LAWIN hat in dem soeben erschienenen Buch über Intensivpflege
davon gesprochen, daß man die Trennung bei etwa 600 Betten machen
sollte. Gestern hat Herr POELZIG 400 Betten angegeben als ungefähre
Dimension für eine Trennung. Ich habe heute morgen dafür plädiert, daß
man vielleicht die Grenzen noch etwas niedriger zieht, wenn wir wirklich
mit 5% Bettenbedarf für die Innere Medizin und die Chirurgie rechnen
wollen. Damit hat man bei 300 Betten schon 12–15. Wenn man 8 Betten als
Optimum nimmt, dann liegt es nahe, zwei Bereiche vorzusehen. Das scheint
mir auch wegen der Kompetenz und Verantwortung einfacher zu sein, als
die Trennungszahl sehr hoch anzusetzen. Aber ich darf vielleicht auf die
Gefahr hin, Ihnen lästig zu fallen, doch noch einmal darauf hinweisen, daß
beim Internisten die Trennung zwischen Behandlung und Überwachung
besonders problematisch ist. Wir werden natürlich immer anstreben,
Intensivbehandlung und -überwachung zu kombinieren.

Holmdahl: Diese fließenden Übergänge machen es so wichtig, daß man
die verschiedenen Stationen, seien es nun internistische oder chirurgische

Überwachungsstationen, seien es gemeinsame Intensivbehandlungsstationen, an einem Punkt im Spital zusammenfaßt. Das erleichtert nicht nur die ärztliche Zusammenarbeit, sondern auch den Austausch voll ausgebildeter Schwestern. Bei diesen fließenden Übergängen spielt es keine Rolle, ob der Internist oder der Chirurg der Chef dieser Überwachungsstationen ist. Für die rein interdisziplinären Intensivbehandlungseinheiten ist vielleicht der interdisziplinäre Anaesthesiologe der beste Chef.

O.: Wir greifen dem Thema damit etwas vor. Zunächst müssen wir also feststellen, daß wir nicht zu einer verbindlichen Richtzahl des Bettenbedarfes kommen, das ist ja wohl das Ergebnis dieser Diskussion. Die Konsequenz daraus ist doch wohl, Intensivbehandlungseinheiten zu bauen, die baulich gesehen elastisch sind und die eine Ausweitung je nach dem Bedarf ermöglichen. Vielleicht können Sie, Herr Prof. Poelzig, abschließend zu diesem Kapitel etwas sagen.

Poelzig: Wir halten es für ganz besonders wichtig, daß wir baulich die Möglichkeiten haben, die Intensivpflegeeinheiten zu erweitern, wenn es sich herausstellen sollte, daß mehr Betten notwendig sind. Ich hatte in meinem Vortrag den Vorschlag gemacht, daß man eine Einheit, sozusagen für die Zwischenüberwachung, vorsehen sollte, die man noch nicht apparativ ausrüstet, um die Möglichkeit zu haben, Intensivbetten zuzuschalten. Hierbei spielt die so oft angesprochene Flexibilität eine große Rolle. Für uns Architekten ist die Flexibilität kein theoretischer Begriff, sondern wir bemühen uns, mit dieser Flexibilität möglichst viele räumliche Möglichkeiten für verschiedenes Krankengut zu schaffen. Sie sehen an den Ausführungen Ihrer Kollegen, wie fließend die Grenzen sind und wie außerordentlich schwierig es ist, gerade dem Architekten ein festgefügtes Programm zu geben.

O.: Wir müssen dieses Kapitel abschließen und kommen nun zur *Frage der ärztlichen Kompetenz und Verantwortung*, die Herr Prof. Holmdahl schon berührt hat. Ich möchte von vornherein feststellen, daß sich dieses Problem nur auf interdisziplinären Einheiten stellt. Es ist ganz klar, daß fachgebundene Einrichtungen von den jeweiligen Fachvertretern verantwortlich geleitet werden, und daß sich damit besondere oder etwa neue Probleme der ärztlichen Kompetenz und Verantwortung nicht stellen. Anders bei interdisziplinären Einrichtungen. Hier muß ein gewisses Neu- oder Umdenken erfolgen, und es wäre gut, wenn das frei von Emotionen und gewissen Rivalitätsgefühlen geschähe. Ich habe in meiner Eröffnungsansprache gesagt, daß die Intensivtherapie niemals die Domäne nur eines einzigen Faches sein kann. Herr Prof. Schölmerich hat heute das Wort „Monopol“ in dem gleichen Sinne benutzt; ich möchte das, was Herr Prof. Schölmerich gesagt hat, voll und ganz auch für mein Fachgebiet unterstreichen. Wir müssen auf den interdisziplinären Einheiten zu einer anderen Art der ärztlichen Zusammenarbeit kommen, als sie bisher üblich war. Bisher gab es einen verantwortlichen Arzt, der bedarfsweise aus seinem eigenen Ermessen heraus einen anderen Fachvertreter konsiliarisch zuzog; auf den interdisziplinären Einheiten handelt es sich aber um eine Gruppe von gleichzeitig am Patienten tätigen Ärzten. Es wäre besser, hier nicht von einem konsiliarischen, d. h. beratenden Arzt zu sprechen, sondern von einem mitbehandelnden Arzt. Ich möchte Herrn Ministerialrat WEISSAUER als Juristen die Frage stellen, ob man diesen Unterschied zwischen konsiliarisch tätigem und mitbehandelndem Arzt auch von seiner Sicht her konkretisieren kann.

Weißauer: Das Konsilium im strengen Wortsinne ist nur die Beratung zwischen Ärzten; so sieht es auch die Gebührenordnung. Der konsiliarisch zugezogene Arzt gibt also dem behandelnden Arzt einen Rat auf Grund einer Diagnose, die er am Krankenbett selbst zu stellen hat. Er hat aber mit der Behandlung des Kranken nichts zu tun. Dagegen bedeutet die Mitbehandlung eine gemeinsame Behandlung durch den primär behandelnden und den zugezogenen Arzt. Es handelt sich um einen Vorgang der Arbeitsteilung im Rahmen der fachlichen Zuständigkeitsbereiche. Jeder der an der gemeinsamen Behandlung beteiligten Ärzte trägt die volle Verantwortung für seinen Aufgabenbereich. Die gemeinsame Behandlung der Patienten auf der Intensivtherapieeinheit durch die Vertreter mehrerer Fachgebiete stellt sich sonach nicht als Konsilium sondern als eine Form der Mitbehandlung dar. Ich meine, daß dabei zwischen der Intensivbehandlung als solcher und der Behandlung des Grundleidens unterschieden werden muß. Letztere gehört zum Fachgebiet, für die erstere ist dagegen, so meine ich, primär der Leiter der Einheit zuständig.

O.: Wir Anaesthesisten haben seinerzeit die Erfahrung gemacht, daß es schwierig war, die Verantwortlichkeit im Operationssaal abzugrenzen. Auch damals wurde verschiedentlich der Standpunkt von medizinischer, aber auch von sehr kompetenter juristischer Seite geäußert, die ärztliche Verantwortung sei unteilbar, und der Operateur habe in jedem Falle auch die Verantwortung für das Betäubungsverfahren zu tragen, selbst wenn ein Fachanaesthesist zugezogen würde. Es hat sich im Laufe der Zeit gezeigt, daß dieser Standpunkt nicht haltbar war, auch vom juristischen her nicht haltbar ist. Heute ist es im Operationssaal selbstverständlich, daß zwischen Operateur und Anaesthesist diese Verantwortung geteilt ist. Es ist nicht einzusehen, warum das gleiche in der Intensivpflege nicht auch möglich sein könnte, völlig unabhängig davon, welche Fachgebiete hier miteinander zusammenarbeiten.

Holmdahl: Vielleicht sollte ich nicht in diese Diskussion eintreten. Für mich ist es selbstverständlich, daß derjenige, der die Kompetenz hat, auch die Verantwortung trägt. Aber das ist bei uns leichter zu diskutieren als hier. Bei uns spielt das Geld keine Rolle, weil wir in Schweden kein Liquidationsrecht haben; das ist also bei uns nur eine medizinische Frage. Dabei hat sich gezeigt, daß das Problem einfacher zu lösen ist, weil die Verantwortung auch gewisse Arbeit mit sich bringt und alle unsere Kollegen sehr willig sind, uns diese Arbeit zu überlassen.

O.: Herr Prof. Holmdahl ist damit auf eine zweifellos etwas heikle Frage eingegangen; Herr Dr. Eichhorn hat gestern morgen schon zum Ausdruck gebracht, daß dieses Problem kein Hinderungsgrund sein dürfe, die Organisation der Intensivpflege optimal zu gestalten.

Buding: Ich glaube, die Frage, wer die Verantwortung auf einer interdisziplinären Station trägt, dürfte auch von der Zusammensetzung des Krankengutes abhängen. Wir haben ein Krankenhaus mit 400 Betten, 100 chirurgische und 300 innere Betten. Von diesen 300 sind 100 Diabetiker. Wenn wir schwere Komafälle, Myokardinfarkte, Lebercirrhosen und Blutungen behandeln, ich glaube, der Chirurg oder der Anaesthesist wird sich wehren, auf dieser interdisziplinären Station die Leitung zu übernehmen, denn er ist mit der Behandlung des Diabetikers, der schweren Komafälle nicht vertraut, ebensowenig wie mit der Behandlung eines Myokardinfarktes.

O.: Das ist selbstverständlich; wir wollen zunächst erst einmal diskutieren, ob eine Teilung der Verantwortung möglich ist. Wer dann die Verantwortung übernimmt, ist eine zweite Frage. Wenn wir postulieren, daß jeder der mitbehandelnden Ärzte für den Teil der Behandlung, für den er fachlich zuständig ist, die Verantwortung übernimmt, dann ergibt sich schon von ganz alleine, daß bei einem Krankengut, das vorwiegend aus Diabetikern und sonstigen Patienten der Inneren Medizin besteht, der Internist die Verantwortung hat.

Broglie: Ich glaube, daß man nicht von vornherein sagen sollte, gerade auch bei der Verantwortlichkeit für die Organisation solcher interdisziplinären Einheiten, welches Fach das unbedingt machen soll. Man sollte nicht von vornherein ein Fachdenken einführen. Wer das im Einzelfalle macht, ist in erster Linie auch eine Frage der Persönlichkeit. Ich könnte mir vorstellen, daß an einem Krankenhaus ein besonders dynamischer Internist vor einem etwas lahmeren Anaesthesiologen ohne weiteres hier die Prädominanz haben wird und umgekehrt natürlich, so daß wir uns hier eigentlich nicht streiten sollten, wer das macht, sondern es sollte immer der Dynamischere und Bessere das machen. Als Internist muß ich für einige Aspekte der Inneren Medizin noch um Verständnis werben. Und zwar glaube ich, daß gerade an den mittleren und kleineren Krankenhäusern der Anaesthesist durch den Operationsbetrieb zeitlich so gebunden ist, daß er sich in den Vormittagsstunden nicht um die Intensivabteilung kümmern kann. Wer wird's dann machen? Es wird im Grunde genommen dann schweben, und machen wird's letzten Endes ein Medizinalassistent, der sehr wenig Erfahrung hat. Gerade dabei wird doch die Präsenz durch den Internisten besser sein können. Auch hat er eine bessere Austauschmöglichkeit mit seinem Assistentenstab, denn er wird in der Regel etwas mehr Assistentenpersonal haben als der Anaesthesist in einem kleinen Krankenhaus. Zweitens muß man berücksichtigen, daß im Durchschnitt der Internist in der Stationsführung, in der ganzen Organisation einer Station, traditionsgemäß die größere Erfahrung hat, und drittens glaube ich, daß gerade der Internist zur Koordination besonders geeignet ist, jedenfalls der Internist, den ich im Auge habe, ich möchte sagen, der Vollinternist, der Superspezialist, der zur Koordination der Querschnittsfächer der Subspezialisten besonders geeignet wäre.

O.: Sie werden verstehen, daß ich nicht in allem Ihre Meinung teilen kann. Man kann eine Intensivbehandlungseinheit nicht mit der linken Hand führen und nicht alleine mit einem Medizinalassistenten besetzen. Es bedarf dafür nicht nur einer sondern im allgemeinen mehrerer Assistentenstellen. Wer diese Planstellen bekommt, der Internist oder der Anaesthesist, das ist im Grunde genommen für den Krankenhausträger das gleiche. Daß kein Fach ein Monopol haben soll, das haben wir eben in Übereinstimmung mit Herrn Prof. Schölmerich festgestellt. Darin sind wir uns ja alle einig. Eins möchte ich noch erwähnen zugunsten der Anaesthesie. Der Anaesthesist hat Assistenten, die sich eine klinische Tätigkeit zu ihrer Lebensaufgabe stellen; sie bleiben im allgemeinen im Krankenhaus. Anaesthesisten, die sich von vornherein zum Ziel setzen, sich niederzulassen, sind relativ selten. Beim Internisten dürfte das nicht in dem Maße der Fall sein. Ein gewisser Prozentsatz wird doch das Ziel haben, sich niederzulassen, so daß nicht immer die ständige Tätigkeit auf einer Intensivbehandlungseinheit für ihn so besonders erstrebenswert ist.

Nachtwey: Ich möchte meinen, daß bei den großen Häusern das Problem recht einfach ist. Es wurde gesagt, daß zwei Intensivbehandlungseinheiten nebeneinander bestehen sollen. Es ist klar, daß sie möglichst eng aneinanderrücken sollen, schon damit sie sich in apparativer und personeller Hinsicht ergänzen können, und damit man evtl. auf einen gemeinsamen Techniker zurückgreifen kann. In den kleinen Häusern ist nunmehr beabsichtigt, das gesamte akute Patientengut, das sich in einer vital bedrohlichen Situation befindet, zusammenzufassen an einem Platz. Das würde, wie wir gehört haben, ungefähr zu 50% internistisches Krankengut sein. Ich möchte meinen, daß nichts logischer ist, als in diesem Bereich den Internisten und den Anaesthesisten gleichberechtigt nebeneinander zu stellen. Der Anaesthesist wird den Internisten im internistischen Bereich wesentlich ergänzen können, der Internist den Anaesthesisten ebensowohl im anderen Bereich. Ich glaube, daß es vor allen Dingen darum geht, organisatorische Maßnahmen zu treffen und neue Wege zu finden, um sie wirklich gleichberechtigt nebeneinander zu stellen. Und zwar muß auch das Wort „organisatorische Leitung" in diesem Falle durch zwei geteilt werden. Ich glaube, daß wir damit zu einer Lösung kommen.

O.: Wir müssen unterscheiden zwischen der Zuständigkeit für die Behandlung und für die administrative Leitung einer solchen Station. Ich glaube nicht, um auf diese Diskussionsbemerkung einzugehen, daß es gut wäre, die administrative Leitung einer Station auf zwei Personen zu verteilen. Eine Intensivbehandlungseinheit muß organisatorisch sehr straff geführt werden, und es ist sicher notwendig, diese Führung in eine Hand zu legen; in wessen Hand, das ist wieder eine andere Frage.

Lawin: Ich möchte noch etwas zu den Äußerungen von Herrn Prof. BROGLIE sagen. Wir sprechen hier nur über Intensivtherapie. Patienten werden hier behandelt, die akute Probleme von seiten der Atmung und des Kreislaufes bieten. Ich möchte die Internisten fragen: Wieviele Ihrer Fachvertreter haben täglichen Umgang und Erfahrung mit der künstlichen Beatmung? Wenn künstliche Beatmung durchgeführt wird, dann muß sie Tag und Nacht durchgeführt werden. Das erfordert kompetentes Pflegepersonal, das diese Geräte wartet und pflegt. Ich bin der Meinung, daß der Anaesthesist, der täglich im Operationssaal diese Methoden durchführt, sie auch auf der Station kompetent durchführen kann. Zugegebenermaßen gibt es einige Internisten in Deutschland, die Pionierarbeit auf diesem Gebiet geleistet haben und die über ausreichende Erfahrung verfügen. Aber das Gros der Internisten in der Gesamtzahl gesehen, wird diese Methoden nicht beherrschen. Viele in der Ausbildung befindliche Assistenten der inneren Abteilungen streben nach auswärts, um sich als Facharzt für Innere Medizin niederzulassen und werden nie Gelegenheit haben, diese Methoden anzuwenden.

O.: Wir sollten diese Diskussion jetzt abschließen mit einem Schlußwort von Herrn Prof. SCHÖLMERICH.

Schölmerich: Ich wollte darauf hinweisen, daß der Mann die Station führen sollte, der die größte Erfahrung hat und das meiste Interesse für diesen Bereich besitzt. Das kann durchaus ein Anaesthesist sein, es kann ein Chirurg sein, es kann ein Internist sein.

O.: Wir haben damit noch nicht die Frage diskutiert, ob die Patienten, die temporär auf die Intensivbehandlungseinheit gelegt werden, administrativ derjenigen Abteilung zugeordnet werden sollen, die diese Intensivbehandlungseinheit führt, oder ob sie Patienten der jeweiligen Klinik bleiben sollen. Hier sind während unserer Referate zwei verschiedene Meinungen geäußert worden. Herr Prof. HOLMDAHL hat zum Ausdruck gebracht, daß es vorteilhaft sei, die Patienten administrativ Patienten der jeweiligen Fachabteilung bleiben zu lassen. Von anderer Seite wurde die gegenteilige Meinung geäußert.

Holmdahl: Ich glaube, daß, wenn man wirklich mit Intensivbehandlung eine spezielle Form von Therapie versteht, es sich hierbei um eine Konsultationsstation handelt, und darum fordern wir die Mitarbeit der verschiedenen Kliniken. Sagen wir, wir haben eine oesophageale Blutung.

Ja, natürlich muß der Internist dort auch tätig werden, um die Grundprobleme zu diskutieren und die langfristige Behandlung festzulegen! Aber für die kurzfristigen, lebensrettenden Maßnahmen muß ein Sachverständiger zuständig sein. Das kann ein Internist sein, aber meistens ist es doch ein Anaesthesiologe. Auch die Ausbildung der Krankenschwestern in diesen speziellen Problemen muß in einer Hand liegen; hierin ist der Anaesthesiologe der natürliche Lehrer. In Schweden liegt in 56 Fällen von insgesamt jetzt 60 Intensivbehandlungseinheiten die administrative Leitung beim Anaesthesiologen, ohne daß dies zu irgendwelchen Schwierigkeiten geführt hätte. Ich persönlich habe in Uppsala einen sehr engen Kontakt mit dem Chefinternisten, mit dem ich täglich intermedizinische Probleme bespreche, ebenso wie mit dem Chirurgen. Es ist von großer Bedeutung, daß sich Chirurg und Internist dort täglich begegnen, und Probleme auf diese Weise koordiniert gelöst werden können.

O.: Ich darf vielleicht meine Frage noch einmal präzisieren: Mir kommt es darauf an, eine Antwort zu finden, soll der Patient, der von einer Fachabteilung auf eine interdisziplinäre Intensivbehandlungseinheit verlegt wird, administrativ Patient dieser Fachabteilung bleiben oder nicht?

Holmdahl: Ja.

Wiemers: Wir machen es so, daß dieser Patient auch administrativ völlig von der Intensivbehandlungseinheit, die Bettenstation des Anaesthesieinstitutes ist, übernommen wird, weil es sonst Schwierigkeiten bei Patienten gibt, die unmittelbar von außen zugewiesen werden und die einen erheblichen Prozentsatz ausmachen. Wir haben uns deshalb angewöhnt, daß wir sämtliche Patienten, die wir übernehmen, ganz gleich woher, bei uns als Aufnahme führen, daß wir aber der administrativen Vereinfachung halber die Intensivbehandlungsstation, obwohl sie als Bettenstation des Anaesthesieinstitutes völlig selbständig ist, administrativ als Bettenstation der chirurgischen Klinik führen. Das erspart uns eine eigene Verwaltungsstelle für die Aufnahme der Patienten, bringt aber auch die Konsequenz mit sich, daß wir über jeden dieser Patienten ein eigenes Krankenblatt anlegen, auch wenn er aus der Chirurgie zu uns verlegt wird und zur Chirurgie zurückkehrt. In jedem Falle wird bei der Rückverlegung oder auch bei der Entlassung nach Hause ein Arztbrief geschrieben, der an sämtliche interessierten Kollegen gegeben wird. Wir können bei einem Patienten, der von außen zu uns aufgenommen wird, zunächst gar nicht wissen, ob er bei seiner Entlassung aus der Intensivbehandlungseinheit zur chirurgischen Klinik weiterverlegt wird, ob wir ihn zu den Internisten oder zu den Neurologen verlegen werden, oder ob wir ihn auch, wie es bei Vergiftungen der Fall sein kann, direkt nach außen in die Weiterbehandlung seines Hausarztes entlassen werden.

O.: Beide Systeme haben sicher ihre Vor- und Nachteile. Das System, das Herr Prof. HOLMDAHL propagiert, hat den Vorteil, daß es psychologisch die

Dinge erleichtert. Der Patient bleibt Patient des Fachvertreters; dieser hat nicht das Gefühl, den Patienten aus seiner Klinik herauszuverlegen, ihn abzugeben. Auf der anderen Seite ist auch eine Rückverlegung des Patienten aus der Intensivbehandlungseinheit in diese Fachklinik vereinfacht.

Nachtrab: Ich möchte betonen, daß das Verhältnis Arzt – Patient erhalten bleiben muß, auch wenn der Patient von der Fachabteilung in die Intensivabteilung verlegt wird. Es wird Patienten geben, die an die Intensivabteilung abgegeben werden, weil bestimmte Behandlungsmaßnahmen technischer Art so im Vordergrund stehen, daß er praktisch ein Patient dieser Abteilung wird, und die Behandlung des Grundleidens zunächst zurücktritt. Es wird aber Patienten geben, bei denen die Behandlung des Grundleidens weiterläuft, und diese Behandlung muß in den Händen des ursprünglich behandelnden Arztes bleiben. Ich möchte auch betonen, daß man bei der Stationsleitung sehr wohl unterscheiden muß, ob man eine Gesamtleitung und Gesamtverantwortung meint. Dann, möchte ich meinen, gibt es keinen Arzt mehr, der in einer interdisziplinären Intensivbehandlungsabteilung eine solche Gesamtverantwortung übernehmen kann. Wenn ich aber von der administrativen Leitung einer solchen Abteilung spreche, dann muß man unbedingt einen Leiter haben, denn Ordnung muß sein. Der Dienstbetrieb muß geregelt werden, die Versorgung der Station muß organisiert werden, und diese Abteilung muß ganz besonders sorgfältig organisatorisch geführt werden, auch hinsichtlich der Bereitschaft in Fällen höchster Gefahr. Insofern möchte man immer einen leitenden Arzt haben. Das hat sich bei uns im großen 1000-Betten-Krankenhaus bewährt. Hier wird man immer zwei interdisziplinäre Abteilungen haben, eine konservative und eine operative für die verschiedenen Disziplinen, bei denen auf der einen Seite der Internist die Leitung hat; auf der anderen Seite hat sich bei uns zweifellos bewährt, daß der Anaesthesist diese Leitung hat.

Schölmerich: Wir haben dieselbe Regelung, wie Herr Wiemers soeben geschildert hat. Ich meine nur, daß es manchmal Komplikationen macht, wenn die einweisenden oder überweisenden Stationen Wert darauf legen, auf die Therapie größeren Einfluß zu nehmen. Es ist so, daß der Leiter der Intensivpflegestation sehr bald eine enorm große Erfahrung hat und sicher den vitalen Zustand sehr viel besser beurteilen und behandeln kann. Wir haben also den einweisenden Ärzten nur Konsiliarfunktionen zugemessen, aber nicht Entscheidungsfunktionen.

Wiemers: Ich glaube, daß die beiden Dinge sich absolut nicht ausschließen: Die administrative Übernahme und die Weiterbehandlung des Grundleidens durch den zuweisenden Kollegen. Es ist für uns eine Selbstverständlichkeit, ganz gleich ob der Patient von einer chirurgischen Station kommt, von einer internistischen Station oder aus der Frauenklinik, daß wir den betreffenden Stationsarzt, bei dem der Patient bisher gelegen hat, bitten, am Abend wieder nach dem Patienten zu schauen, daß wir ihn bitten, am nächsten Morgen zu kommen und mit uns zusammen den Therapieplan aufzustellen, daß wir ihn bitten, die speziellen von seinem Fachgebiet aus notwendigen Untersuchungen weiterzuführen, etwa gynäkologische Untersuchungen, Naht- oder Drainentfernungen, wenn es sich um chirurgische Dinge handelt, usw. Ich kann aus der Praxis sagen, daß wir noch nie auf diesem Gebiet Schwierigkeiten gehabt haben, weder mit unseren chirurgischen Kollegen, noch mit den Internisten, mit denen wir eng zusammenarbeiten, oder mit irgend welchen anderen Fachgebieten.

O.: Ehe wir dieses Thema der ärztlichen Kompetenz und Verantwortung abschließen, noch eine letzte Diskussionsbemerkung. Herr Dr. MELZER aus Ziegenhain möchte zum Vortrag von Herrn Ministerialrat WEISSAUER etwas sagen.

Melzer: Ich möchte aus eigener Erfahrung an einem kleinen Krankenhaus Ihnen doch etwas dazu sagen. Was mir auffällt ist, daß im Grunde die ganzen Diskussionen aus Erfahrungen an größeren Krankenhäusern ihre Ursachen und ihre Grundlagen haben. In einem kleinen Krankenhaus zwischen 200 und 400 Betten wird zwangsläufig das internistische Krankengut für Intensivbeobachtung und -therapie überwiegen. Insofern bin ich der Auffassung, daß hier tatsächlich eine andere Auswahl, ähnlich wie es von dem Berliner Kollegen mit seinen Diabetikern gebracht wurde, auch in diesen kleinen Krankenhäusern sehr häufig vorhanden sein wird. Das ist sehr wesentlich, denn einmal braucht man viel weniger Intensivbetten als die Prozentsätze, die bisher genannt worden sind, denn die Intensivfälle aus der Thorax- oder Neurochirurgie kommen gar nicht vor, da sie verlegt werden. Das wesentliche sind internistische Patienten, und so wird meiner Ansicht nach auch die Erfahrung des Internisten in einem kleinen Haus wesentlicher und zweckmäßiger auszunützen sein als die des Anaesthesisten.

Weißauer: Ich habe in meinem Referat deutlich unterschieden zwischen fachgebundenen und interdisziplinären Einheiten. Wenn natürlich die Sache so ist, daß sie alle schweren operativen Fälle verlegen und nur internistische Fälle behandeln, dann kommen sie faktisch zu einer fachgebundenen Einheit. Daß es dann zweckmäßig sein mag, den Internisten als Leiter zu bestellen, liegt auf der Hand. Das hat mit der grundsätzlichen Unterscheidung zwischen den beiden Gruppen wohl nichts zu tun.

O.: Wir kommen jetzt zu dem sehr wichtigen *Schwesternproblem*; es handelt sich hierbei um ein quantitatives und ein qualitatives Problem. Wollen wir uns zunächst der quantitativen Frage zuwenden. Hier sind sehr unterschiedliche Relationszahlen genannt worden. Es gibt Exponenten, die eine sehr hohe Personalforderung stellen und andere, die darin sehr viel genügsamer sind. Ein Exponent für recht hohe Personalforderungen sind Sie, Herr Prof. SCHÖLMERICH. Ich darf an die kleine Diskussion in der Literatur erinnern: Ihnen ist von Herrn Prof. SPANG, Stuttgart, vorgeworfen worden, wenn man Ihre Zahlen realisieren wolle, dann müßte man neben jeder Intensivbehandlungseinheit auch ein Schwesternwohnheim errichten. Darf ich Sie bitten, Ihre Vorstellungen hier kurz zu erläutern.

Schölmerich: Die Zahl der notwendigen Schwestern ist natürlich ein Problem des Krankengutes. Es ist mehrfach gesagt worden, daß, wenn Beatmungsfälle dabei sind, pro Beatmungsfall 4 Vollschwestern notwendig sind. Sie müssen 24 Std eine Schwester daneben haben, sonst funktioniert die ganze Sache nicht. Wenn wir in unserem Krankengut nicht selten 4–5 Beatmungsfälle haben, so ist ein Schlüssel von 2:1 sicher nicht zu hoch. Herr Spang hat andere Verhältnisse; er hat eine kardiologische Station, die darauf aus ist, Patienten in der Observation zu halten. Hier ist ein Schlüssel von 1:3 wahrscheinlich richtig, im Gegensatz zu dem von 2:1, den ich eben genannt habe. Man kann das nicht generalisieren und muß sicher von dem Krankengut ausgehen; danach richtet sich der notwendige Schlüssel.

Nachtrab: Wir haben im Augenblick in der Intensivabteilung auf 1,5 Betten eine Schwester. Wir sind der Meinung, daß das nicht ausreicht, und daß eine Relation von 1:1 anzustreben wäre unter der Voraussetzung, daß man diesen geprüften und noch zusätzlich ausgebildeten Schwestern Pflegehilfskräfte beigibt. Damit sollen die Schwestern von Arbeiten entlastet werden, für die man nicht 3 Jahre ausgebildet werden muß, ein Diplom erhält und dann noch eine ³⁄₄jährige Intensivpflege- und Anaesthesiehilfsausbildung macht. Man sollte vielleicht anstreben, auf 2 Schwestern eine Pflegehilfskraft zu bekommen, damit auch im turnusmäßigen Einsatz immer eine Pflegehilfskraft verfügbar ist. Sicher ist, daß die Besetzung, die wir jetzt im Augenblick haben, nicht ausreicht. Sie konnten es heute morgen im Vortrag von Herrn Lawin sehen an der Überstundenleistung, die erbracht wird. Dabei ist auch zu bedenken, daß Überstunden nur in einem begrenzten Ausmaß gefordert werden dürfen, denn die Überlastung des Personals ist kein unbedenklicher Zustand. Sie wissen, daß Zuverlässigkeit und Sorgfalt darunter leiden können, oder die „Betriebssicherheit“. Auch von daher ergeben sich, nicht nur aus der Fürsorgepflicht sondern auch aus ganz sachbezogenen Momenten, Besetzungsnotwendigkeiten, die die Voraussetzungen schaffen, daß keine Überstundenleistungen in einem unerträglichen Maß gefordert werden müssen.

Horatz: Wir sollten bei dieser Gelegenheit nicht nur den Schwestern-Betten-Schlüssel hier besprechen, sondern gleichzeitig auch die Diensteinteilung. Ich war erstaunt, gestern von Herrn Direktor Jung zu hören, daß ausgerechnet die Schwestern keinen Schichtdienst wünschten, sondern einen Überlappungsdienst, den ich für ausgesprochen schlecht halte. Wir haben uns in Hamburg lange genug Gedanken darüber gemacht und glauben, daß das einzige gute Ausnutzungsverhältnis der Schichtdienst ist.

Valerius: Ich bin aus meiner ganzen Entwicklung grundsätzlich früher ein Gegner des Schichtdienstes gewesen. In der Intensivtherapie ist aber keine andere Organisationsform möglich, wenn man für den Patienten eine kontinuierliche, optimale Überwachung und Versorgung ermöglichen will. Ebenso ist es auch nicht zumutbar, daß die Schwester 2 oder 3 Std aussetzt und sich nachher wieder voll konzentriert. Alleine durch den Schichtdienst hat man die Möglichkeit, der Schwester zusammenhängend einige freie Tage zu bieten, die zu diesem Ausgleich verhilft.

Kucher: Zur Frage des Schwesternschlüssels darf ich vielleicht folgenden Vorschlag machen: Herr Prof. SCHÖLMERICH hat ja schon erwähnt, daß der Schwesternschlüssel von der Art des Krankengutes bestimmt wird; das ist, glaube ich, das führende Moment überhaupt. Es ist doch ein Unterschied, ob ein Patient nur 24 Std oder z. B. 3–4 Wochen beatmet wird. Es ist ein Unterschied, ob ein komatöser Patient für 12 Std daliegt und wieder munter wird, oder ob er bedauerlicherweise wochen- und monatelang bewußtlos bleibt und alle Probleme und alle Aufgaben der Pflege beansprucht, und zwar in höchstem Maße. Das würde uns auch der Diskussion entheben über die Unterschiede zwischen Intensivobservation und Intensivbehandlung. Ein gutes Kriterium wäre nämlich die durchschnittliche Aufenthaltsdauer des Patienten als Grundlage für den Schlüssel von Ärzten und Schwestern. Hierdurch wäre sehr rasch auch eine Trennung in der Terminologie zu erreichen und eine echte Unterscheidung zu treffen zwischen Wachstation und Intensivbehandlungseinheit. Eine durchschnittliche Aufenthaltszeit von ein paar Tagen wird einen geringeren Schwesternschlüssel, eine durchschnittliche Aufenthaltsdauer von 14 Tagen bis 3 Wochen pro Patient einen höheren Schwesternschlüssel verlangen.

Wiemers: Ich möchte noch etwas sagen zum Problem der Hilfskräfte, das Herr Dr. NACHTRAB angesprochen hat. Ich stimme dem begrenzt zu, wenn es sich um Hilfskräfte handelt, die wirklich intelligent, arbeitswillig und vor allem längere Zeit der gleichen Abteilung zugeteilt sind und dort ständig arbeiten. Diese Kräfte kann man sehr wesentlich zur Entlastung der Schwestern einsetzen. Wenn es sich aber um Leute handelt, die nur kurzfristig kommen und dauernd wechseln, dann ist eine Entlastung auf diese Weise nur sehr zweifelhaft, z. B. wenn es sich dabei etwa um Studenten handelt, die von Fall zu Fall als Sitzwache bei den einzelnen Beatmungspatienten eingesetzt werden. Ich habe damit sehr schlechte Erfahrungen gemacht, weil diese Studenten bei uns zu rasch wechseln, und dann alles, was man in mühsamer Arbeit den Schwestern anerzogen hat, hinsichtlich Asepsis beim Absaugen z. B., in der Nacht zunichte gemacht wird durch einen einzigen Pfleger, der diese Dinge nicht einhält, weil er sie nicht genügend kennt, sie nicht genügend gelernt hat und ihre Bedeutung nicht richtig einschätzt. Darauf sollte man nicht die Organisation des Krankenhauses aufbauen, sondern darauf bestehen, daß die Intensivbehandlungspatienten und ganz besonders solche, die der Dauerbeatmung bedürfen, durch hochqualifizierte Schwestern Tag und Nacht unmittelbar betreut werden müssen. Das bedeutet, daß ein genügender Schwesternschlüssel vorhanden sein muß, den auch ich für Beatmungspatienten unbedingt mit 3:1 ansetze.

O.: Ich schlage vor, daß man als Standardrelationszahlen bei einem normalen Intensivbehandlungskrankengut, das nicht vorwiegend aus Beatmungspatienten besteht, einen Schlüssel von 1:1 zugrunde legen sollte und je nach dem Anteil der Beatmungspatienten in einer solchen Station diesen Anteil mit 3:1 bewertet. Bestehen dagegen Einwände? Wenn nicht, kommen wir nun zum qualitativen Problem. Die Deutsche Gesellschaft für Anaesthesie und Wiederbelebung hat eine Empfehlung zur Ausbildung von Anaesthesie- und Intensivpflegeschwestern formuliert. Uns ist bewußt, daß wir damit Neuland betreten haben, denn wir wissen alle, daß auf dem pflegerischen Sektor im Gegensatz zum ärztlichen Bereich bisher solche Spezialausbildungen nach dem staatlichen Krankenpflegeexamen nicht vorgesehen waren. Ich hätte nun gerne vorwiegend von den hier anwesenden Schwestern gehört, wie sie zu dieser Ausbildung stehen.

Brinkmann: Ich möchte hier fragen, wie stehen Sie zu einer gemeinsamen Ausbildung für alle Intensivpflegeabteilungen? Ich halte diese Ausbildung für unbedingt erforderlich und möchte zur Diskussion stellen, ob es richtig ist, daß man eine bestimmte Gruppe so herausstellt; es wurde heute morgen der Begriff „Elitebewußtsein" genannt, und ich glaube, darüber sollte man nachdenken in diesem Zusammenhang.

O.: Ich weiß nicht, ob ich Ihre Bemerkung so verstehen darf, daß Sie Bedenken haben, eine solche Ausbildung durchzuführen. Ich möchte nur ein Beispiel nennen: Uns allen ist der Begriff „Operationsschwester" geläufig, aber nirgendwo ist dieser Begriff definiert. Keiner kann sagen, was muß eine Operationsschwester können, wie lange muß sie im Operationsbetrieb tätig sein usw. Wir möchten gerne für unseren Bereich eine Regelung anstreben. Wir sind nicht in der Lage, für alle Fachbereiche so etwas zu tun, würden es aber begrüßen, wenn unsere Initiative auch von anderen Fachgesellschaften aufgenommen würde, um in ihrem Bereich ebenfalls derartige Empfehlungen anzustreben.

Wiemers: Wenn ich die Frage der Schwester richtig verstanden habe, so stehen zwei Fragen dahinter: Erstens, warum diese Koppelung zwischen Anaesthesie und Intensivbehandlung und zweitens, ob dabei auch die Bedürfnisse der anderen fachgebundenen Intensivbehandlungseinheiten berücksichtigt seien. Dazu möchte ich folgendes sagen: Wir haben das Problem der Koppelung lange besprochen, auch mit den Schwesternverbänden, und wir waren übereinstimmend mit den Schwestern der Meinung, daß die praktische Tätigkeit im Operationssaal gleichzeitig die beste Vorbereitung der Schwester für ihre Aufgaben auf der Intensivstation sei, ganz besonders auch, was die Beherrschung akutester Zwischenfälle angeht. Zweitens waren wir gemeinsam mit den Schwestern der Auffassung, daß eine Ausbildung dieser Art im Operationssaal und auf der Intensivstation zu gleichen Teilen der Schwester ein so breites Grundwissen, aber auch soviel praktische Erfahrungen und Kenntnisse vermittelt, daß es für sie dann keine Schwierigkeiten bedeuten würde, auch auf einer anderen fachgebundenen Intensivbehandlungseinheit, etwa der neurochirurgischen oder der medizinischen Klinik, vollwertig eingesetzt zu werden, und daß nicht allzu viele Ergänzungen von seiten dieses speziellen Fachgebietes noch notwendig seien.

Mayrhofer: Wir haben in Wien vor kurzem mit offiziellen Ausbildungskursen begonnen mit der ausdrücklichen Zustimmung unserer dafür zuständigen Magistratsabteilung. Wir haben einen einjährigen Kurs für Anaesthesieschwestern und einen einjährigen Kurs für Intensivpflegeschwestern eingerichtet. Der Unterricht ist kombiniert mit der gleichzeitigen praktischen Ausbildung dieser Schwesterngruppen. Wir akzeptieren also keine Schwestern von einem anderen Krankenhaus, die nur zu der theoretischen Schulung kommen, sondern sie sind während dieser Zeit auf zusätzlich geschaffenen Stellen des Universitätskrankenhauses tätig. Die theoretische und praktische Schulung erfolgt durch Ärzte des Anaesthesieinstitutes unter Hinzuziehung von Internisten, Pharmakologen, Chirurgen usw. 70 Std ist das Minimum der theoretischen Ausbildung für jede der beiden Gruppen. Mit anderen Worten: Wenn eine Schwester sowohl Anaesthesie- als auch Intensivpflegeschwester werden will, so müßte sie diese beiden Kurse, bei denen wohl manches gleich oder ähnlich ist, hintereinander absolvieren, und ich glaube, es ist damit eine gewisse Ähnlichkeit gegeben mit dem, was der Deutschen Gesellschaft für Anaesthesie vorschwebt, die für beide Gruppen zusammen 100 Std als Minimum fordert.

Poulsen: Ich habe früher über unsere Ausbildungskurse für Anaesthesieschwestern und Intensivschwestern gesprochen. Die Pläne dieser Kurse sind in dem Ihnen vorliegenden Buch „Probleme bei der Planung, Organisation und Funktion von Anaesthesieabteilungen" abgedruckt worden. Eine kleine Veränderung ist in den letzten Jahren eingetreten. Jetzt ist es so, daß unsere Kurse für Anaesthesieschwestern und Intensivpflegeschwestern mit einem gemeinsamen Grund- oder Basiskursus beginnen. Dieser Grundkursus dauert 6 Monate und besteht ausschließlich aus Physiologie, Anatomie usw. Danach werden die beiden Gruppen getrennt. Die Narkoseschwestern gehen durch einen Spezialkursus von 1 ½ Jahre, die Intensivschwestern durch einen Spezialkursus von 1 Jahr. Die Gesamtzeit für Intensivschwestern beträgt damit 1 ½ Jahre für einen Kursus. Die Zahl von Vorlesungsstunden ist von 60 auf 120 erhöht worden; das liegt z. T. daran, daß wir jetzt auch eine Coronar-Einheit in unsere Intensivabteilung eingebaut haben.

Nachtrab: Wir alle wissen, daß die Komplizierung der Medizin in Diagnostik und Therapie sich immer mehr auswirkt auf die Arbeit der

Schwester, und daß die Schwester immer intensiver und vertiefter ausgebildet werden muß, wenn sie zu einer mitdenkenden Mitarbeiterin des Arztes werden soll. Besonders deutlich tritt das in Erscheinung in der Intensivbehandlung und letzten Endes auch bei der Anaesthesieschwester. Wir haben deshalb schon, als wir den Anaesthesiedienst eingerichtet haben, von vornherein ½jährige Kurse durchgeführt, jetzt ¾jährige Kurse, die mit einer hauseigenen Prüfung abschließen und in einem praktischen Unterweisungsteil auf Intensivstationen und im Operationssaal bestehen sowie in einer theoretischen Unterweisung. Wir haben auch angefangen, solche Kurse für Operationsschwestern durchzuführen, weil wir der Meinung sind, daß es in bestimmten Spezialbereichen nicht mehr angeht, nur nach dem Anlernverfahren Schwestern auszubilden. Wir haben bemerkt, daß die Schwestern diese Ausbildung sehr gerne machen, daß diese Kurse sehr frequentiert werden, und daß tatsächlich mit viel Engagement und Interesse hier gearbeitet und gelernt wird.

Holmdahl: Wir müssen einsehen, daß sich auch der Schwesternbereich medizinisch spezialisiert hat. In Schweden ist die Grundausbildung in der Krankenpflege von 3 Jahren und 7 Monaten auf 2½ Jahre herabgesetzt worden. Danach können die Schwestern zwischen 7 verschiedenen Ausbildungsrichtungen von ½–1jähriger Dauer wählen. Ausbildungsrichtungen sind z. B. Operations-, Anaesthesie- und Intensivpflegeschwester. Die Schwestern können von einer in die andere Fachrichtung überwechseln, auch von der allgemein-chirurgischen oder intern-medizinischen Ausbildung in die Intensivpflege. Die Ausbildung besteht insgesamt aus 900 theoretischen Stunden.

O.: Damit wollen wir das Thema abschließen. Wir kommen nun zum Problem des *Hospitalismus*, und das wollen wir in engem Zusammenhang mit den baulichen Problemen besprechen. Hier möchte ich einige Fragen herausgreifen, weil wir das gesamte Gebiet unter gar keinen Umständen durchdiskutieren können. Zunächst einmal das Problem der Trennung von septischen und aseptischen Fällen im Zusammenhang mit den aufschlußreichen Äußerungen von Herrn Kanz, daß praktisch alle Beatmungsfälle als septische Fälle zu gelten haben. Darf ich die skandinavischen Herren fragen, wie wird es bei Ihnen gemacht? Trennen Sie septische und aseptische Fälle? Halten Sie das in der Praxis für realisierbar?

Poulsen: Natürlich, wenn es überhaupt realisierbar ist, dann trennen wir septische und aseptische Fälle in Dänemark.

Holmdahl: Um eine weitgehende Trennung zu ermöglichen, sehen wir jetzt auf unseren Intensivbehandlungseinheiten 40% Isolierzimmer mit vorgeschalteten Schleusen vor.

O.: Sie haben das Wort „Schleuse" angesprochen. Es ist überhaupt sehr viel von Schleusen die Rede gewesen, und ich weiß nicht, ob diese Schleusen tatsächlich im klinischen Betrieb ihren Zweck erfüllen; ob sie nicht eher hinderlich sind, in Wirklichkeit offen stehen und vom Personal nicht mehr als Schleusen benutzt werden. Wer hat Erfahrungen mit solch einem konsequenten Schleusensystem?

Horatz: Wir haben seit Januar einen Isolierbereich mit Schleusensystem für Herzoperierte und für spätere Organtransplantationen mit 4 Betten in unserer Intensivbehandlungsstation eingerichtet. Es stellt sich heraus, daß dies personell eine sehr große Belastung bedeutet, denn die in diesem Bereich tätigen Ärzte und Schwestern gehen uns für den normalen Tages- und Nachtdienst völlig verloren. Ich glaube daher nicht, daß es, wie Herr HOLMDAHL sagt, möglich wäre, septische Patienten einzeln durch Schleusensysteme zu isolieren. Besser wäre es, getrennte septische Stationen zu errichten. Allerdings kann ich mich nicht mit dem Gedanken vertraut machen, daß jeder tracheotomierte Patient septisch sein soll.

O.: Ich glaube auch, daß man sorgfältig prüfen muß, ob es sich lohnt, innerhalb einer Intensivbehandlungseinheit Barrieren zu errichten, die den klinischen Betrieb außerordentlich erschweren und vielleicht doch eher Nachteile als Vorteile bringen. Das führt mich zu der Frage nach der Bedeutung und dem Wert von UV-Strahlern.

Poulsen: Wir haben nur geringe Erfahrungen, aber die Erfahrungen, die wir haben, waren sehr pessimistisch. Es war unmöglich, mit Ultraviolettstrahlern in unserer Intensivabteilung etwas zu bewirken. Wir bekamen keine geringere Bakterienzahl, weil zuviel Arbeit über 24 Std in diesen Räumen gemacht wird.

Kanz: Es ist richtig, daß direkte UV-Strahlung natürlich in Räumen nicht angewandt werden kann, in denen dauernd Personal tätig ist. Die indirekte Strahlung könnte vielleicht eine gewisse Bedeutung besitzen, wenn man den Strahler nach oben richtet, aber viel Wert hat es auch nicht, und zwar deshalb, weil nur dort, wo wirklich der UV-Strahl hinkommt, eine Desinfektion der in der Luft schwebenden Teilchen erreicht wird. Das ist ein sehr wesentlicher Gesichtspunkt. Es hat gar keinen Zweck, zu bestrahlen, wenn man glaubt, im Schatten dieses Strahlenkegels Bakterien abtöten zu können. Aber eine Methode könnte man doch vielleicht anwenden in Ihrem Bereich, die UV-Schranke oder den UV-Vorhang, wie ihn die Amerikaner nennen. Das sind diese gut abgeschirmten UV-Lampen, die knapp über dem Türsturz hängen. Wir haben die UV-Wirkung in den letzten Jahren intensiv geprüft, und zwar in Kliniken durch wochenlanges Aufstellen von Luftplatten mit und ohne UV, aber auch experimentell, und ich muß doch sagen, Ultraviolett hat eine Wirkung, vor allem nachts im Operationssaal, wo keine Menschen sind. Dort besitzt die direkte UV-Strahlung eine sehr beachtliche Wirkung. An den Türen kann man sie den ganzen Tag brennen lassen, weil sie so abgeschirmt sind, daß niemand geblendet wird. Auch dort ist der Effekt nicht schlecht.

O.: Darf ich vielleicht noch eine Zusatzfrage stellen, Herr Dr. Kanz? Welche andere Form der Raumdesinfektion schlagen Sie für Intensivbehandlungseinheiten vor?

Kanz: Darf ich zurückgreifen auf eine Friedländer-Endemie, die vor etwa 16 Jahren auf der Thoraxstation der chirurgischen Klinik München ausgebrochen war, eine schwerste Endemie, die wir nur bekämpfen konnten durch Triäthylenglykol-Verdampfung. Das ist eine chemische Methode zur Luftdesinfektion, die sich sehr gut bewährt hat. Es hat sich damals gezeigt, daß bei vorübergehender Aussetzung dieser Glykol-Verdampfung die Endemie wieder aufflackerte. Wir haben das auch experimentell geprüft. Auch die Glykolverdampfung ist somit eine Möglichkeit. Wir können sie natürlich nicht auf der Station dauernd anwenden, das ist ausgeschlossen. Für Operationssäle ist es aber zweifellos eine Methode, die man zusätzlich einschalten kann, und wir empfehlen bei Operationen, wo wirklich höchste Luftreinheit gewünscht wird, während der Operation diese Glykolverdampfung und darüber hinaus nachts, wenn niemand im OP ist, eine direkte UV-Bestrahlung. Eine andere Methode sind diese elektrostatischen Felder, die an der Decke angebracht werden. Darüber gibt es keine Untersuchungen, die die Wirkung dieser Methode beweisen würden. Wir haben einmal in einem großen Krankenraum, in dem wir ultraviolette Strahlen experimentell überprüft und eine gute Wirkung erzielt haben, mit derselben Methode auch diese elektrostatische Decke geprüft und konnten keinen meßbaren Erfolg finden. Etwas wird schon durch dieses elektrostatische Feld gereinigt, aber sobald sich in einem Raum Menschen aufhalten, die eine Turbulenz in der Luft erzeugen, wirkt diese Methode nicht.

O.: Wir wissen alle von den Kinderkliniken her, daß die Infektionsrate dort um so höher ansteigt, je dichter die Belegung ist. Daraus ergibt sich die Frage, ob aus Gründen des Hospitalismus nicht die Intensivbehandlungseinheiten so ausgestaltet werden müßten, daß turnusmäßig immer ein Raum unbelegt ist, um ihn zu desinfizieren. Frau Dr. Ibe hat uns heute morgen gesagt, daß jeder Raum ihrer Einheit 1–2mal in der Woche desinfiziert würde. Ich muß annehmen, daß der Raum zu diesem Zweck von Patienten entleert wird, aus dem Betrieb herausgezogen wird; das bedeutet aber einen Mehrbedarf an Raum. Ich glaube, daß dies immer noch die sicherste Methode ist, um eine allzu große Keimverbreitung zu verhindern.

Mayrhofer: Ich könnte dazu einen kleinen Beitrag aus unserer eigenen Erfahrung liefern. Auf der kombinierten operativen und Intensivbehandlungsstation der 2. Chirurgischen Klinik, die seit Weihnachten vorigen Jahres in Betrieb ist, sind nach einer ersten Zusammenstellung bis Ende August rund 300 Patienten auf der postoperativen Hälfte durchgegangen und im gleichen Zeitraum etwa 100 Patienten auf der Intensivbehandlungshälfte, von denen rund 60 tracheotomiert oder zumindest Dauerbeatmungsfälle waren. Räumlich bedingt, waren wir zu einer gewissen Überlappung des ärztlichen und des Schwesternpersonals auf den beiden Hälften dieser Station gezwungen. Trotzdem hat es während dieser ersten 9 Monate Betriebszeit bei diesem relativ großen Patientendurchgang erfreulicherweise keine echte Querinfektion gegeben. Allerdings ist es möglich gewesen, jeweils einen dieser 4 Bettenräume von Zeit zu Zeit komplett leer zu machen, UV zu bestrahlen und auf diese Weise eine Raumdesinfektion durchzuführen. Ich glaube, daß das eine große Rolle gespielt hat.

O.: Im engen Zusammenhang damit steht die Frage der *Klimatisierung*. Es ist schon in London bei dem von Herrn Prof. POULSEN geleiteten Symposion festgestellt worden, daß die Klimatisierung ein Stiefkind geblieben ist. Dort sind bestimmte Standards aufgestellt worden, die, so glaube ich, bei den meisten unserer deutschen Einrichtungen nicht realisiert sind. Darf ich vielleicht hierzu unsere Architekten bitten, uns zu sagen, welche Forderungen man an die Klimaanlage in der Intensivbehandlungseinheit zu stellen hat.

Sahl: In dieser Frage sind wir noch sehr im Zweifel. Ich wüßte nicht, daß wir schon in irgend einer Weise Boden unter den Füßen haben. Wir kennen nicht die Auswirkungen der Klimatisierung im Hinblick auf die Hygiene über längere Zeit. Wir wissen nicht, wie wir die Klimatisierung im Hinblick auf die Unterteilung lösen sollen.

O.: Es ist überhaupt die Frage, wie desinfiziert man die Klimaanlage, denn es besteht ja die große Gefahr, daß alleine schon durch die Klimaanlage eine Keimverschleppung in den Räumen stattfindet. Die Forderung, jeden Raum durch ein eigenes Aggregat klimatisieren zu lassen, halte ich für ganz besonders wichtig.

Wiemers: Wir müssen sagen, daß sich bei uns die Klimaanlage außerordentlich bewährt hat, vor allen Dingen an heißen Sommertagen. Wir haben sicher nicht zuletzt auf Grund der Klimatisierung viel weniger mit schwierigen Hyperthermien zu tun. Ich glaube nicht, daß es unbedingt notwendig ist, auf einer Intensivbehandlungseinheit einen eigenen Raum für Hypothermien einzurichten, der auf 8 oder 10 Grad heruntergekühlt werden kann. Das erfordert einen außerordentlich technischen Aufwand und bringt wahrscheinlich letzten Endes nicht mehr als eine kühle Decke oder ein aufgelegter Eisbeutel. Aber die allgemeine Raumklimatisierung, die auch an heißen Sommertagen die Temperatur nicht über 24 Grad ansteigen läßt, ist außerordentlich wertvoll. Außerdem glauben wir, daß auf Grund dieser Klimaanlage bei uns die Luft keimfrei ist. Wir haben im großen Umfang bakteriologische Untersuchungen auf unserer Station durchgeführt und praktisch keine Keime in der Luft nachweisen können, obwohl sämtliche tracheotomierte Patienten vom Ende der ersten Woche ab 1–5 verschiedene Keimarten aufwiesen.

O.: Daß klimatisiert wird, steht wohl außer Frage. Es geht mehr um das wie. Daß unsere Klimaanlagen technisch den Erfordernissen noch nicht

15*

ganz gerecht werden, das, glaube ich, dürfte feststehen. Damit sind wir schon bei *baulichen Fragen* angelangt. Hier möchte ich besonders einen Punkt zur Diskussion stellen, den Platzbedarf pro Bett. Es sind 20–25 m² pro Bett gefordert worden. Wie stehen Sie dazu?

Poelzig: Ich hoffe, in meinem Vortrag gezeigt zu haben, daß die bisherigen Ansätze pro Bett viel zu gering sind. Man hat um die Betten herum nicht genügend Bewegungsfreiheit gehabt und die Betten viel zu eng gestellt. Ich bin ebenfalls der Meinung, daß wir bei den meisten Intensivpflegeeinheiten, die vor einigen Jahren gebaut worden sind, Nebenräume viel zu stiefmütterlich behandelt haben. Wenn man vielleicht auch nicht allgemein zu der Maximalziffer von 50 m² pro Bett kommen soll, wie wir sie gefordert haben, so glaube ich, daß wir keinesfalls mit den bisherigen Formen auskommen, die berühmten 20 m² je Bett, 10 m² für den Bettenraum als solchen, wie auch 10 m² für die Nebenräume.

Holmdahl: Ich möchte ein System empfehlen, um die Behörden zu überzeugen, daß man genügend Pflegeraum haben muß. Unser Architekt für das akademische Krankenhaus in Uppsala hat zusammen mit der Anaesthesie-Abteilung in einem großen Saal 20 verschiedene Intensivpflegesituationen konstruiert. Dann hat man diese Modelle in verschiedenen Richtungen ausgemessen und daraus den Platzbedarf pro Bett errechnet. Diese Untersuchungen haben ergeben, daß wir mindestens 20 m² für ein Einzelzimmer haben müssen und 14 m² bei offener Bettenaufstellung. Dazu kommen 50 bis 100 % dieser berechneten Fläche für Nebenräume.

Poulsen: Ich möchte das, was Herr Prof. Holmdahl gesagt hat, absolut unterstützen. Zu diesen 20 m² Bodenfläche je Bett in Isolierräumen muß man ein Areal pro Schleuse und vielleicht auch für einen Spülraum addieren. Das sind insgesamt 24 m² für einen Isolierraum, und damit kommen wir zu den Zahlen, die ich von meinem Heimatland her mitbringe. Unsere Architekten, die mit der Planung neuer Krankenhäuser in Dänemark beschäftigt sind, haben eine Berechnung gemacht, die besagt, daß für gewöhnliche Krankenabteilungen 36 m² Bruttoareal pro Bett anzusetzen sind, für eigentliche Intensivtherapieabteilungen aber dreimal so viel.

O.: Das sind natürlich beängstigend maximale Forderungen. Ich glaube, wir sollten bei unseren 20–25 m² pro Bett bleiben, um unsere Krankenhausträger nicht allzu sehr zu erschrecken, allerdings unter der Voraussetzung, daß für die Nebenräume noch einmal die gleiche Gesamtfläche zur Verfügung steht. – Wir kommen nun zum Problem der *apparativen Überwachung*. Dieses Problem ist von technischer Seite erörtert worden. Die medizinischen Belange sind vielleicht etwas zu kurz gekommen. Ich darf daher Herrn Priv.-Doz. Dr. Bachmann bitten, hierzu kurz Stellung zu nehmen.

Bachmann: Ich möchte eine grundsätzliche Frage an die Diskussionsrunde stellen: Glauben Sie, daß die heutigen Anforderungen der Überwachung auf dem internen Sektor von der Intensivpflegeeinheit räumlich, personell und apparativ getrennt werden können? Befinden wir uns vielleicht nicht in einem Übergangsstadium zu einem modernen Krankenhaus, das alle technischen Erfordernisse an jedes Bett heranbringt? Hier sind dann Methoden zu entwickeln, die es in Amerika bereits gibt, z. B. die frequenz-modulierte Telemetrie und ähnliches. Herr Prof. SCHÖLMERICH hat ja heute morgen das Problem der medizinischen oder diagnostischen Hochrechnung mit Computern angesprochen. Ich glaube, daß das Probleme sind, die die Intensivbehandlung weit übersteigen; deshalb die Frage an die Architekten: Sollte man hier nicht weiterschauend planen, um zumindest ein Minimal-programm der Überwachung an jedes Patientenbett zu bringen?

O.: Das geht allerdings schon etwas über unser Thema hinaus. In der Vergangenheit sind zweifellos Übertreibungen in der Ausstattung mit Überwachungsgeräten vorgekommen, die bis zur Überwachung des Patienten durch Fernsehkameras gingen. Es ist aber niemandem damit ge-dient, weder dem Krankenhausträger noch dem Arzt, auch nicht der Indu-strie, wenn man hier Vorstellungen konserviert, die sich als sinnlos er-wiesen haben. Es wäre daher gut, kurz einen Blick in die Zukunft zu werfen. In welcher Richtung werden wir weiterkommen? Wird tatsächlich in Zukunft die Telemetrie an Bedeutung gewinnen? Hat es für die Industrie Zweck, in dieser Richtung zu arbeiten?

v. Loewenich: Ich möchte die Frage stellen, was die Telemetrie bei einem ortsfesten Patienten bringt, bei dem man ebenso gut Kabel verwen-den kann?

O.: Ich bin der gleichen Meinung und habe die Frage gestellt, um eine Fehlentwicklung auf diesem Gebiet zu vermeiden.

Kronschwitz: Wir haben eigene Untersuchungen mit der Telemetrie durchgeführt, und zwar bei bettlägerigen Patienten, deren überwachender Arzt einen Sender bzw. Empfänger mit sich führte. Wir wollten das Problem prüfen, während unserer Tätigkeit auf anderen Stationen beson-ders gefährdete Patienten durch Abfragen zu überwachen. Das hat sich nicht bewährt, insbesondere weil wir auf diese Entfernung einen sehr viel größeren apparativen Aufwand brauchen. Außerdem haben wir Schwierig-keiten bei der heutigen Konstruktion unserer Krankenhausbauten, die alle in Stahlbeton errichtet werden. Damit erhalten wir eine Käfigform inner-halb der einzelnen Etagen. Wenn wir z. B. eine Überwachungsstation in der 2. Etage haben und wir befinden uns im 8. Stock, so gibt es große Schwie-rigkeiten, unsere Signale dort zu empfangen. Die Telemetrie hat sich also auch bei der Übermittlung von Werten zu einem mobilen, überwachenden Arzt nicht oder noch nicht bewährt. – Ich möchte aber noch ein anderes Problem anschneiden: Es ist gestern gesagt worden, hinsichtlich der Geräte sei in der Industrie glücklicherweise eine gewisse Standardisierung erreicht worden. Ich möchte dem strikt widersprechen! Das ist eben nicht der Fall. Wir sollten anstreben, daß sich die Industrie zusammensetzt, um sich in puncto Abnahmekabel, Wandanschlüsse usw. auf einheitliche Formen zu einigen, ähnlich wie dies auf dem Gebiet der Narkosegeräte bereits geschieht. Wenn wir Geräte verschiedener Firmen benutzen, müssen zu jedem Gerät eigene Anschluß- und Netzkabel zusätzlich gekauft werden, und das ist sicherlich herausgeworfenes Geld.

O.: Das ist ein sehr konstruktiver und nützlicher Vorschlag. Zum Thema „bauliche Konzeption und apparative Ausstattung" bitte ich nun Herrn Sahl um ein abschließendes Wort.

Sahl: Bei den Vorträgen ist doch folgendes deutlich geworden: In der bisherigen Entwicklung von Intensivbehandlungseinheiten haben wir an Raum gespart, z. T. unter der falschen Vorstellung, Kosten einzusparen. Wir haben diese Einheiten in Betrieb genommen mit einer ganzen Reihe teurer Einrichtungen und Geräte, die z. T. nicht unbedingt benötigt wurden. Daraus ergibt sich eine gewisse Richtlinie für die weitere Entwicklung: *Wir sollten in Zukunft in der Raumvorgabe großzügiger und in der Erstausstattung vorsichtiger sein!*

Opderbecke: Mit dieser Feststellung wollen wir die Diskussion abschließen. Damit sind wir zugleich am Ende unseres Symposions angelangt. Abschließend möchte ich allen, die zum Zustandekommen unserer Tagung beigetragen haben, vielmals danken.

Ich glaube, ein solcher Meinungs- und Erfahrungsaustausch zwischen den verschiedenen Bereichen des Krankenhauswesens ist für alle beteiligten Berufsgruppen nützlich gewesen. Wir Ärzte jedenfalls sollten m. E. häufiger ein solches gemeinsames Gespräch suchen und uns vielleicht ein wenig mehr als bisher auch mit der Organisation, dem „Management" der modernen Krankenhausmedizin befassen. Denn die besten ärztlichen Fähigkeiten und Kenntnisse nutzen wenig, wenn die organisatorischen Voraussetzungen fehlen, sie am Krankenbett zur Anwendung zu bringen.